# 中国著名中西医专家
# 裴正学健康微博

第三辑

裴正学　著
夏小军　主审

邱玉梅　冯小荣　冯雪芹　李　松　何红珍　党芸芝　魏文婷　黄邦荣　整理

甘肃科学技术出版社

图书在版编目(CIP)数据

中国著名中西医专家裴正学健康微博. 第3辑 / 裴正学著. -- 兰州 : 甘肃科学技术出版社, 2015.12
(2021.8 重印)
ISBN 978-7-5424-2271-2

Ⅰ. ①中… Ⅱ. ①裴… Ⅲ. ①疾病－防治 Ⅳ. ①R4

中国版本图书馆CIP数据核字(2015)第289101号

**中国著名中西医专家裴正学健康微博(第3辑)**

裴正学著

责任编辑 李叶维 左文绚
封面设计 黄 伟

出 版 甘肃科学技术出版社
社 址 兰州市读者大道568号 730030
网 址 www.gskejipress.com
电 话 0931-8120133(编辑部) 0931-8773237(发行部)
京东官方旗舰店 https://mall. jd. com/index-655807.html

发 行 甘肃科学技术出版社 印 刷 三河市华东印刷有限公司
开 本 787毫米×1092毫米 1/16 印 张 28.25 插 页 2 字 数 370千
版 次 2016年1月第1版
印 次 2021年8月第2次印刷
印 数 1001~1750
书 号 ISBN 978-7-5424-2271-2 定 价 78.00元

# 序

时间过得真快，裴正学老先生和他的学生伏案一年倾心汇集网友问答编成的《中国著名中西医专家裴正学健康微博 第三辑》即将付梓。先生再次请我作序，我被先生严谨的治学和锲而不舍的精神所感动，便欣然接受。

我惊喜地发现本书内容与以往出版的《中国著名中西医专家裴正学健康微博》相比，在受众数量、网友地域和问答内容等方面都有了重要转变。老先生微博粉丝量已达20万人，发问的网友也由省内及临近省份扩展至全国各地，这说明老先生的微博问答在国内的影响越来越大，也表明甘肃的名老中医在全国舆论界已经占有了一席之地。且业内提问者的人数较去年明显增加，涉及问题也由一般病、常见病延伸至医学理论最新看点。无论是临床疾病的讲解和治疗，还是医学理论最新观点探讨，老先生都能深入浅出、娓娓道来，使问者心悦诚服、观者受益匪浅。无论是在微博问答还是在临床中，老先生都坚持按“西医诊断、中医辨证，中药为主，西药为辅”的方针，用中西医结合方法，讲解医学困惑、解除患者病痛、服务人类健康，在医患之间、医者之间架起了一座座沟通和信任的桥梁。

裴老先生是我国著名的中西医专家，他出身中医世家，于20世纪

60年代初毕业于西安医科大学，50余年来他用中西医结合的方法诊断疾病，在中医辨证中融入西医诊断，既增加了中医辨证的准确性，又大大提高了临床疗效。令人钦佩的是，先生数十载如一日刻苦钻研，在古稀之年仍身体力行，孜孜不倦，用满腹经纶为人民健康事业默默贡献，诠释着大医精诚的高尚情操，这样的临床专家在我省乃至全国都是难得的。该书解答既涉及中、西医理论的阐述，又包括内、外、妇、儿、内分泌、神经、精神领域等问题，可见老先生医学功底之扎实和深厚，是一个真正汇通中西医学的全科医生。目前，国家卫生计生委计划在全国着手培养一批功底扎实的全科医生，我认为裴老在这方面堪为年轻人之表率。愿裴老健康长寿，为我省中西医结合事业继续发出更多的光和热。是以为序。

刘维忠

于甘肃省卫生厅

2015年12月12日

# 前言

继《中国著名中西医专家裴正学健康微博 第一辑》发行后，第二辑问世已有一年多的时间了，该书出版后引起了广大读者的好评。读者在网上或直接来信表达对这本书的好感，认为该书解答了人民群众在生活中切身急需了解的问题，建议这样的书应该继续编写下去。鉴于此，我们对后来的健康微博问答资料继续进行整理，截至去年12月，我们又积攒了问答三千余条，共计三十余万字，对其进行了整理，编辑成《中国著名中西医专家裴正学健康微博 第三辑》。

本辑的内容和上辑比较起来，涉猎问题范围更广，涉猎疾病防治更细。原因是我们的微博影响范围越来越大，由过去的本省扩展到全国各地，以及港、澳。网友中业内人员比例增加，这说明我们的微博在国内已具有了一席之地，无怪乎我们的听众已达20万之多。此时此刻，我深感甘肃卫生厅刘维忠厅长号召甘肃省医生建立自己的微博的决策之正确！我们按照他的指示这样做了，在网上和患者交朋友，和同道交朋友，相互加强了交流，由此既便利患者的疾病防治，又繁荣了医学信息的交流，从而使我省卫生科技事业更加繁荣。

本书仍然由我对网友的问题逐个口述回答，我的学生冯小荣、冯雪芹、李松等同志在电脑旁轮流接班进行打印，特别是冯小荣硕士将



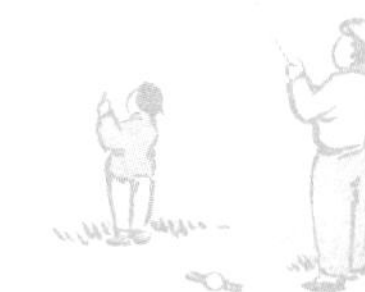

打印后的材料进行系统整理、编辑付梓。甘肃省医学科学研究院夏小军院长作为全书的主审对全稿进行了仔细的审阅。甘肃省卫生厅刘维忠厅长在百忙中为本书赐序,使这本通俗读物蓬荜生辉,仅此表示衷心的感谢。

裴正学

甘肃省医学科学研究院

2015年12月6日

# 目　录



注：患者提出的问题较多，为使读者方便阅读，将目录简捷表示，内容突出，可能与正文里标题不对应，敬请谅解。



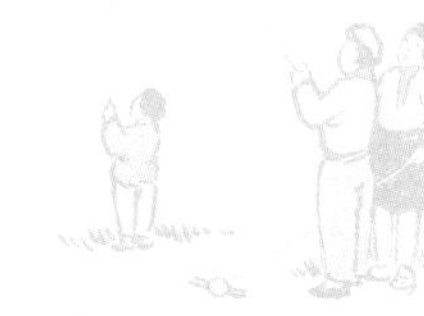

2013 年 12 月 20 日



2013 年 12 月 23 日



2013 年 12 月 25 日



2013 年 12 月 30 日



2014 年 1 月 2 日



2014 年 1 月 3 日



2014 年 1 月 6 日



2014 年 1 月 8 日

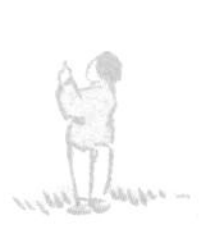

2014 年 1 月 20 日



2014 年 1 月 21 日



2014 年 2 月 22 日

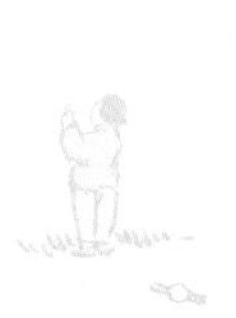

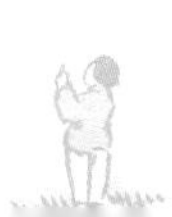
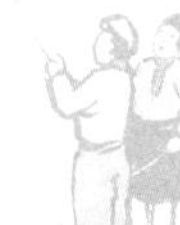

2014 年 3 月 20 日



2014 年 3 月 21 日



2014 年 3 月 24 日



2014 年 3 月 26 日



2014 年 3 月 27 日



2014 年 3 月 31 日

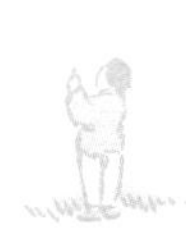
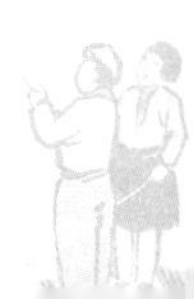

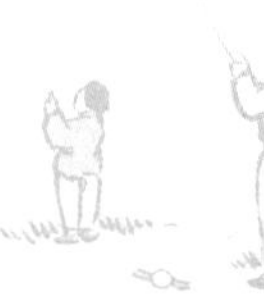

2014 年 5 月 21 日



2014 年 5 月 22 号



2014 年 5 月 23 日



2014 年 5 月 26 日



2014 年 5 月 28 日



2014 年 5 月 29 日



2014 年 5 月 30 日

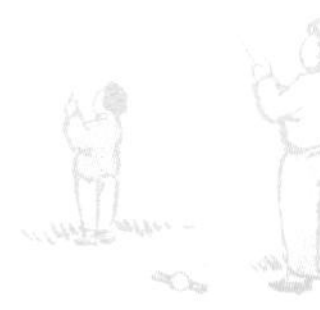

2014 年 6 月 13 日



2014 年 6 月 16 日



2014 年 6 月 18 日



2014 年 6 月 29 日



2014 年 6 月 20 日

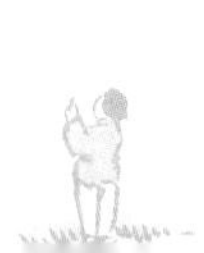
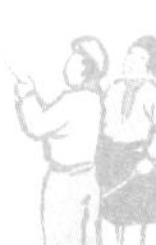

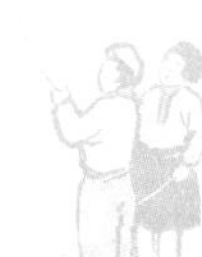

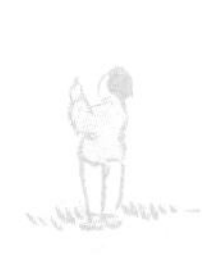
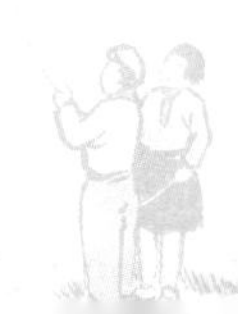

2014 年 9 月 5 日



2014 年 9 月 9 日



2014 年 9 月 10 日



2014 年 9 月 12 日



2014 年 9 月 15 日

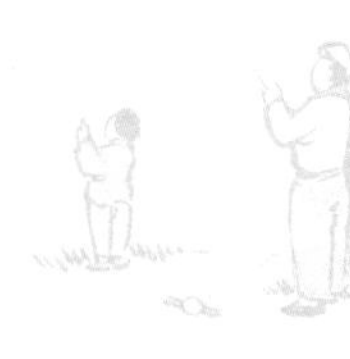

2014 年 10 月 30 日



2014 年 10 月 31 日



2014 年 11 月 3 日



2014 年 11 月 5 日



2014 年 11 月 6 日



2014 年 11 月 7 日



2014 年 11 月 10 日



2014 年 11 月 12 日



2014 年 11 月 13 日

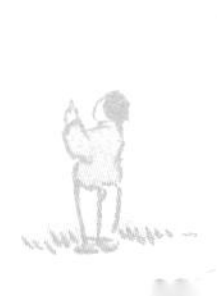

2014 年 11 月 27 日



2014 年 11 月 28 日

# 2013年12月2日

**1. fengxiaoxia:女性，12岁，得了阑尾炎，吃中药能治好吗？要不要做手术？**

答：阑尾炎如果没有化脓穿孔，是可以采用中医中药治疗的，单纯的阑尾炎中药疗效很好。

**2. 海江：我有一个同学，她一直胃不好，吃了不易消化的食物胃就感觉很不舒服，有时便秘，这种情况已经有好几年了，不知道该怎么办，请问用中药怎么调理？**

答：估计你同学患有慢性胃炎合并胃肠功能紊乱，通常把这叫作胃肠综合征，中医治疗此病疗效显著，例如香砂六君丸、半夏泻心汤、麻子仁丸加减进退都有疗效。

**3. 小棉袄jing：我妈妈47岁，得了扩张型心肌病，有心包积液，咳嗽，咳白沫痰，胃胀，小便不利，每天靠利尿药排尿，没有浮肿，请您建议一下该怎么治疗？**

答：扩张性心肌病经常合并心衰，利尿药可以减轻心脏的前负荷，是治疗此病的首选药物。如果有大量心包积液，全身浮肿应该属于心包填塞症状，对洋地黄类的强心剂不甚敏感。中药苓桂术甘汤、真武汤、生脉散、己椒苈黄丸加减治疗则疗效确切。

**4. 天下无贼：我在最近一次例假期间，每天下午眼睛浮肿，第二天早上就好了，请问这是什么原因引起的，跟肾脏有没有关系？**

答：这是月经周期引起的内分泌紊乱，中医调经的办法就能治疗这种浮肿，用桃红四物汤、丹栀逍遥散、桂枝茯苓丸辨证论治、加减进退有效。

# 2013年12月3日

1. 滕飞：患者女，29岁，怀孕5个月，经检查输尿管中段结石，上段扩张，肾盂积水，肾功能及妇科没有问题，发作时疼痛很明显，用黄体酮胶囊和654-2对症处理，现在怀孕了，初次怀孕，保胎心切，想咨询下裴老如何解决这一问题？

答：如果结石引起的疼痛非常厉害则可以采用体外碎石，为了使胎儿安全，必须反复提示碎石医生，以确保胎儿安全。凡是能排石的药物均对胎儿不利，不予考虑。

2. 玲：去医院将孩子腐牙中间磨空了，担心补牙又会很快腐烂，这样对以后长新牙有没有影响？

答：出牙是有时间性的，7~9岁的儿童正值换牙时间，一旦牙齿换新后便是终身牙齿，腐败坏死的牙应该拔除，包括牙根。现在镶牙的技术越来越先进，可以换牙。

3. 袁龙：我妈妈是冠心病，做了冠状动脉造影，有一支血管堵塞90%，装了一个支架，现在又出现了发病时候的症状，特别是早上五点左右就发病，心前区痛。中医对此病有没有什么好的办法？

答：中医有很好的办法，采用活血化瘀的方法治疗冠心病是中医的强项，对于不适合介入治疗的患者，则更显得选择中医治疗的必要性。

4. 木子：我女儿年龄不足3岁，前几天小脸蛋两边对称的长了七八颗小痘痘，这两天一边嘴巴烂了，身上总是时不时的长些小疹子，去医院给开了些软膏，没起什么作用，孩子一痒就用手去挠。请问这是什么原因，该怎么办？

答：孩子皮肤可能出现了过敏，涂抹一点皮炎平软膏、氟轻松软膏之类试试。

**5. 扣子对：婆婆血压是150/80mmHg，吃什么药可以降压？饮食应该注意点什么呢？**

答：降压药很多，有β受体阻断剂—普萘洛尔，钙离子通道阻滞剂—硝苯地平，血管紧张素转化酶抑制剂—卡托普利、依那普利，血管紧张素II受体拮抗剂—缬沙坦、氯沙坦，以及最早使用的血管扩张剂利血平、降压灵，还有利尿剂氢氯噻嗪等。中医中药也有很多降血压的药方，但必须辨证施治。关于高血压患者的饮食应以低盐低脂、清淡为主。

## 2013年12月6日

**1. zhaojunping：我是乙型肝炎（小三阳）患者，近日感觉左侧肋部下不舒，胃有烧灼感，有时反酸、腹胀，在您跟前看病时由于紧张就忘说了，请问我是不是还有其他疾病，我该做哪些检查，就能诊断清楚？**

答：肝病日久就会影响胃肠功能，《金匮要略》中说："见肝之病，知肝传脾，当先实脾"，这里所说的脾就是胃肠。你应该去做腹部B超、肝功，必要时再做个胃镜。

**2. 清真月盛斋羊肉片天天团购：我左小腿内侧皮下有个小疙瘩，活动受限，按痛明显，经常低热，最高37.8℃，一旦感觉头痛、关节痛，就会发冷发热，测体温上升到37.3℃左右，身高175cm，体重93kg，上楼经常喘息。麻烦您分析一下这是怎么回事？**

答：你有发冷发热及喘息，这是慢性感染的症状。如果你是女的要考虑妇科炎症；如果你是男的要排除风湿、类风湿，要查查风湿三项，有条件还要查降钙素。

**3. 袁龙：冠心病在什么样的情况下需要做心脏搭桥手术，这个心脏搭桥手术能维持多长时间？如果原来放支架的血管又出现堵塞，是不是只能做搭桥手术了？**

答：只有急性冠脉综合征才需要介入，所谓急性冠脉综合征就是不稳定性心绞痛、ST段弓背向上的急性心梗和ST段不弓背向上的急性心梗。美国心血管学会推出了FFP（心肌最大供血量），此标准为判断可否介入之金标准。心脏搭桥手术能维持多少年不是一句话能肯定的，与多因素相关，譬如个体的一般状况、动脉硬化的发展速度、术后抗血小板凝聚的持续、患者的工作性质……

**4. FENGCUNCUN：小女孩1岁1个月，不明原因耳聋，郑州儿童医院建议带助听器或是做人工耳蜗，请问这种病能通过中医治疗吗？**

答：首先应该搞清楚是什么原因引起的耳聋，若不清楚，说明诊断不确切，诊断不确切就带助听器或是做人工耳蜗都缺乏可靠性。

**5. 荧芙朵：请问黑豆馏油软膏在哪里有卖？肺癌病人化疗后可否服用阿胶？如果可以，有什么需要注意的吗？**

答：黑豆馏油软膏你可去一般药店购买。肺癌病人化疗后可服的药物很多，如生脉散、独参汤、补中益气丸、归脾汤、补血汤等，疗效都很好，单独的阿胶并不适合肺癌化疗后服用。

# 2013年12月9日

**1. 流浪：女性，20岁，老是掉头发，每次洗发都会掉很多，还长了很多白头发，请问该怎么办？应该吃什么药？**

答：白发是先天遗传因素所致，掉发是后天因素形成。后者可治疗，中医辨证施治效果最好；前者至今尚无好的治疗方法，不必乱吃药。

**2. 刘阔：我近两年经常咳嗽，有喘息症状，无痰，感冒时加重。请问是慢性支气管炎吗？平时该注意什么？应该吃什么药？能治愈吗？**

答：从21世纪以来，人们对慢性支气管炎的概念发生了改变，其中有一个根本的内容过去曾被忽略，那就是由于慢性咽炎、慢性鼻炎的存在所形成的上气道咳嗽综合征、咳嗽变异性哮喘、鼻后滴流综合征等，它们涵盖了原有"慢性支气管炎"三分之二以上的内涵。你急需检查有无慢性咽炎、慢性鼻炎，才能确定诊断，诊断明确后才能谈治疗。

# 2013年12月11日

**1. 王晓东：肛周脓肿必须手术治疗吗？中医有什么好的治疗方法？**

答：如果成熟必须切开引流，否则任其脓肿破溃就可能形成肛瘘。如果没有成熟则可通过西医消炎治疗及运用中医中药清热解毒、托里透脓之法进行治疗。

2. 彭惠玲：平时稍微多吃一点或者吃不易消化的食物就胃胀，不能吃生冷辛辣食物，请问这是不是脾胃虚弱、消化不良？应该怎么治疗？

答：脾胃虚弱的中医标准是颜面萎黄、食欲不振、体乏无力、少气懒言。1/2以上的患者有胃脘胀痛，不知道你是否属于这个范畴，如果具有上述特点，建议常服香砂六君子丸。

3. 清真月盛斋羊肉片天天团购：我爷爷肺结核病故，现在我弟肾结核合并肾功能衰竭，因为担心传染，我去市结核医院做皮试和肺部CT没查出任何毛病，请问查降钙素是怎么回事？

答：确切点说应该叫作降钙素原，如果阳性说明有细菌感染，对结核杆菌来说也可能是阳性，但是并无特殊诊断意义。

4. 影子：男性，36岁，手指关节偶尔疼痛。医院化验风湿四项，其中c反应蛋白：8.5，请问这属于风湿吗？

答：手指关节疼痛是类风关的常见证候，也是最先出现的证候，开始时类风湿因子都可能是阴性，CRP是反应性炎性疾患的非特异性指标，它只能说明患者有反应性炎症，但不能定性。

5. 旺德福：女性，32岁，尿频、腹胀、多梦、白带发黄，看了中医大夫说是脾肾阳虚，吃了多半年补肾健脾的中药，不服中药时吃金匮肾气丸和健脾丸，停药后容易反复出现尿频的症状，请问这是怎么回事？

答：有没有尿急、尿痛，如果有则属于湿热下注，偶尔有黄带也说明了这一问题；单纯的尿频，如伴腰痛、眩晕、耳鸣等则可诊断为肾阳虚；如伴腹胀、颜面萎黄、食欲不振、体乏无力等则可诊断为脾肾阳虚。中医的辨证是很严格的，不能眉毛胡子一把抓，把湿热下注辨成了脾肾阳虚就会导致治疗上出现错误。

6. 呵呵：黑豆馏油软膏是纯中药的吗？含不含激素？

答：黑豆馏油软膏好就好在一个“馏”字，它不是黑豆炸的油，是将黑豆置于100℃以上的高温下，处在半燃烧状态，其挥发物预冷凝结而成。只此一样，即为治疗湿疹之上品，再无其他任何物质。

**7. 梦痴评论：男性，40岁，无耳膜20年，做人工耳蜗可以恢复听力吗?**

答：这样的患者做人工耳蜗是非常适宜的，不做人工耳蜗的话做鼓膜移植或修补术也应该会见效。

**8. 赵颖芝：孩子5岁，晨起口臭，舌苔白，上颚发白，挑食，大便颜色有点深，偶尔会有不消化的食物在里面。请问应该怎么调理或吃什么药比较好?**

答：如果上颚发白，应该考虑有无霉菌感染，建议你找专科医生看看。若排除霉菌感染，剩下就是消化不良的问题了，建议服多酶片、酵母片试试。如果还不行可请中医辨证施治，疗效最好。

**9. 小九：颅内器质性病变是什么表现呢? 在头皮表面能摸到包块是不是属于这个病变范畴呢?**

答：这必须做头颅CT，或者MRI、PET-CT检查才能诊断。

**10. 素颜：上周上呼吸道感染，这几天症状缓解，但嗓子痒、干咳，有什么办法?**

答：你肯定有慢性咽炎，要知道慢性咽炎是上呼吸道的门户，必须将慢性咽炎彻底清除，服用养阴清肺丸可试试，如果疗效欠佳，建议找专科医生治疗。

**11. 马文娅：我姨夫由于胃癌做了全胃切除术，现在正处于化疗阶段，他听说有可以安装假胃的，想咨询一下这个可行性怎样? 吃哪些东西比较好?**

答：没有安装假胃的，胃的功能包括三方面：消化、吸收、传递，以上功能有数不清的内分泌因子参与，这些活化因子共同组成了胃、肠、胰的强大功能，因此胃可以大部分切除，但是不能用其他器官完全替代它。胃癌术后患者应该严格控制饮食，禁食肉、蛋、奶，应以清淡为主。

**12. 月：5周岁左右的儿童，最近老摇头，这个要紧么？**

答：这叫小儿多动症，是一种常见的病症，主要由植物神经功能紊乱所致，也有治疗办法，治疗此病中医疗效较西医强，但必须辨证施治。

**13. 爱在左情在右：我左耳后面有3个疙瘩，好了又患，反反复复。右边也有一两个，这是怎么回事？**

答：你这种情况多考虑耳后淋巴结炎，应该检查你的内耳、中耳及咽喉部位有无炎性疾患。

## 2013年12月16日

**1. 爱美丽：我今年24岁，大三阳十多年，治疗应该选择中医还是西医？**

答：在乙型肝炎的治疗上凭心而论，中医优于西医，西医在病毒抑制上有恩替卡韦、拉米夫定、阿德福韦酯等有效药物，中医则在整体调节肝功能、肝硬化进程的阻断方面发挥独特的优势。

**2. 运泽的爸爸：小孩子不小心被开水烫伤，需怎样进行处理？**

答：不知你的烫伤属几度？面积有多大？如果是Ⅰ度，面积不大于1%，则可敷紫草油；若面积非常小，或者是一两个小水泡，则可用龙胆紫外敷，面积若是比这还大，应该去医院烫伤专科就诊。

**3. 额眉派：女，20岁，今年7月份不明原因面部出现大量红疹伴有脓液，遇冷热空气则瘙痒，用了很多种去痘化妆品，不见**

**好转。请问有什么治疗良方？**

答：痤疮加过敏伴有湿疹，内服中药最有效，但必须通过辨证论治。

**4. 王秀珍：哺乳四个月期间乳房一直有结块，按摩、中药通乳多次，但一直不能彻底消块，我可以喝些散结的药吗？**

答：可以，建议买一个质量较高的吸奶器，每天将残奶吸尽，若局部还伴有疼痛，可按乳腺炎论治。

**5. LMw：男性，33岁，双眼外侧老是有白色分泌物，像奶白色的，吃了辣椒和刺激的食物则多点，这种情况大概有10年左右了，请问这是怎么回事？**

答：说明局部有炎症，一个是外用眼药水，角膜或眼睑的炎症大多有过敏倾向，用一些可的松类的眼药水疗效很好，中医辨证论治疗效也较确切。

**6. 杨学芳：我姐怀孕两次都自然流产了，也没接触过有害物质，在家休养，可最终还是流了，西医上检查一切都正常，请问一般会是什么原因？**

答：流产的原因有：①内分泌紊乱，雌性激素水平偏低；②卵泡成熟受阻；③体内有其他器质性病变；④妊娠休息、保养不妥。

**7. 落幕后繁华：前胸后背出现了很多片状红物，表面有白皮，不小心碰到会掉落，这是不是银屑病，怎么治疗效果比较好？**

答：这很像银屑病，银屑病特点：①白屑；②白屑底部有钉板；③揭去钉板有出血；④痒。

**8. 忆忆：女性，28岁，未婚，无性生活。近三四年一直月经不调，大半年才来一次月经，且量不多。做B超和内分泌水平检查，医生说是雄性激素过高，属于多囊卵巢综合征，给我开了黄体酮，说长期不来月经可能会有子宫内膜病变，请问这是怎么回**

事?

答:多囊卵巢综合征不但会引起月经周期紊乱,一部分还会引起闭经,出现多毛、肥胖、甚至满月脸、水牛背,这样的患者光用雌激素和孕激素治疗是不行的,中医采用活血化瘀、调节冲任的方法,能使一小部分患者恢复正常,甚至妊娠生子。

9. 武汉110402腾妈:面色萎黄,多梦,冬天手脚冰凉。中医说是气虚,但我没有食欲不振,体乏无力等症状,就是例假时间长达十几天才彻底干净,总是滴滴答答,吃了一段时间中药没什么好转,我这是什么情况呢?

答:你这是脾胃气虚,月经多是"气不统血",中医辨证论治,则应以益气补血为法,必要时给予活血化瘀、收敛止血。

## 2013年12月18日

1. 欢迎:男性,28岁,得了白癜风,吃了一段时间的甲泼尼龙片和复方紫灵胶囊,现在想要孩子,医院检查说谷丙转氨酶偏高,这样能要孩子吗?

答:想要小孩,甲泼尼龙就不能再吃了,白癜风对小孩是没有影响的,等生完孩子之后可以继续治疗白癜风,因为此病是一种慢性迁延性具有遗传倾向的皮肤病,要治愈很困难,需要很长的过程。

2. 曹海舟:宝宝不足2个月,左右腿粗细不一致,直径相差1cm。去医院检查,医生说骨头、发育没问题。当时生宝宝的时候,羊水先破,后来打催生针,一直折腾了二三十个小时,在产房经过3个多小时才出来。这是因为挤压导致的吗?对以后有没有影响呢?

答：你说的这种情况经常有，由于妊娠期胎儿的位置、孕妇的习惯姿势、工作性质等不同，从而影响胎儿宫内发育，但是出生后在漫长的发育过程中，逐渐可以得到矫正，请你放心，好好喂养，随着孩子长大会越来越好，当然部分具有器质性疾患的婴儿是例外情况。

**3. 天空：我儿子9岁经常尿床，请问是什么原因？**

答：这样的情况常见，中医中药辨证施治，可以让大部分患儿产生效果，只有一小部分患儿垂体后叶抗利尿激素分泌紊乱引起的尿床治疗尚属不易。

**4. 放飞梦想：感冒发热后，腹胀、不想吃饭、口干，晚上睡觉有虚汗，舌苔粘腻，请问应该吃什么药？**

答：发烧时交感神经功能占优势，也叫作交感神经紧张性增强，发烧后则有一段副交感神经紧张性增强的过程，这时候胃肠平滑肌处在不同程度的紧张状态，从而出现腹胀、嗳气等症状。一般口服香砂养胃丸、香砂六君丸均可见效，当然严重的患者必须去消化科就诊。

**5. 飘扬过海：男，24岁，小腹痛半年，尿痛、尿等待，检查有直径0.8cm前列腺囊肿，还有前列腺炎，手脚冰凉、易出汗，双眼红肿，还有飞蚊症，多梦、爱发脾气，有的医生辨证是血瘀，有的医生说我是血虚和肝火旺，肾阳虚。请问您认为我属于那种情况？**

答：你这是典型的前列腺炎，前列腺炎最糟糕的一点就是它能合并严重的全身植物神经功能紊乱，因为前列腺素的增加影响了全身的植物神经系统，前列腺素最早在前列腺中发现，其实在全身各器官都能产生，原位的前列腺素增加，登高一呼则八方响应，就影响了全身的功能，建议你尽快治好前列腺炎，植物神经功能紊乱也就迎刃而解了。

**6. 杜海平：女，25岁，得了甲亢，该如何治疗？**

答：现在原发性甲亢很少，70%~80%都是在亚甲炎的基础上产生的，所以首先要治好亚甲炎，这种病的治疗通常以口服强的松类为治疗办法，若出现甲亢，就要立即停服，停药后容易引起反跳，所以治疗本病一定要有丰富经验的医生才能掌握。

**7. 叛徒：女，50岁，右腿和右脚麻木、疼痛，腰右侧也疼，去医院检查说是腰椎间盘突出，中药能调理好吗？应该怎么治疗？**

答：椎突是常见病、多发病，近几年来这种病的发病在逐年增加，它的治疗方法应以中药辨证、理疗、针灸、推拿、按摩等为主，病情严重者可考虑手术。

**8. 三关锁钥：患上了干眼症，眼睛干涩，请问这种病怎么治？具体吃些什么药好呢？**

答：你说的干眼症还不是很确切，如果是干燥综合征，则应有眼干、鼻干和咽干，大部分患者会合并关节疼痛和口腔溃疡。如果单纯地眼干首先考虑沙眼，先翻开眼皮看看，我在临床见到了许多患者眼干眼疼，裂隙灯、检眼镜都检查过，就是没有翻开眼皮看看，结果会把一个常见的沙眼漏诊，这反映了当前过分依赖器械形成“灯下黑“的局面。

**9. 文苑：便秘该怎么办，平时青菜水果吃的也挺多的，就是不好转。想做艾灸，选哪些穴位比较好呢？**

答：艾灸不是治疗便秘的最好选择，有人见效有人不见效，不见效者居多数，首选穴位是足三里，建议口服麻子仁丸。

**10. 让我在你怀里躲风：女，28岁，肛门疼痛、肿、胀痒，感觉潮湿，严重时影响工作和睡眠，以前也有过这些症状医生说是湿疹，希望您能给些建议。**

答：你可能有痔疮，这种病最容易感染，也容易合并湿疹，给你说个处方你去坐浴试试：芒硝30g ，硼砂20g ，明矾10g，加开水2000ml，先熏待温后坐浴30分钟即可。

**11. zhaojunping：我是肝病病人，近日双侧乳房有小硬块，乳头痒，请问您这是什么原因？**

答：肝病经常有乳头胀痛等合并症，尤其是男性，这种合并症就更多一些，原因是肝脏的灭活作用减低，通常情况下，所谓灭活对男人而言就是肝脏灭活雌性激素，对女人而言则是灭活雄性激素，这种灭活功能受到影响后，患者就会出现上述表现，与此同时出现的还可能有蜘蛛痣、肝掌等。

**12. 冬的记忆：女，10岁，腿疼，膝盖也疼，请问这是怎么回事？**

答：10岁的小孩腿疼尤其是膝关节疼痛，应该首先考虑风湿关，也就是通常所说的风湿性关节炎，应该检查抗“O”、CRP，待确定诊断后再进行治疗。

**13. 小诺：女，19岁，已经有三个月没来月经了，请问月经不调中药怎么调理？**

答：调经是中医的强项，如果没有器质性病变，单纯的月经不调中医有100%的把握，是可以治好的，但必须辨证论治，建议你找有经验的中医治疗。

## 2013年12月20日

**1. 鹏：男，43岁，痛风多年，时有发生，从脚开始痛，有时上肢和胸骨也痛，疼痛呈游走性，每次吃芬必得才能缓解。请问游走痛也属痛风吗？有什么治疗方法？**

答：属于痛风。上肢的疼痛和下肢的疼痛都是痛风，从进化论的观点来说，上肢和下肢是一样的，由于人的直立行走，则形成了下肢的痛风比上肢痛风多见的现象。

**2. 小雨：我母亲患有淋巴瘤，脸部溃烂，有什么好的治疗办法？**

答：在脸上的淋巴瘤大多数属非霍中的NKT，即T细胞淋巴瘤。它本身是不会溃烂的，由于反复放疗导致面部皮肤受损，所以这种溃烂属于放射病，中医中药对此有较好的办法，但是需要辨证论治。

**3. 杨文素：男性，患银屑病半年，吃了西药就会见好，停药就又复发，主要长在外耳、头皮、眉毛、鼻子，请问有什么好方法吗？**

答：银屑病是不好治疗的，但中医中药辨证施治有部分病人可以治愈，建议你找有经验的老中医看看。

**4. 梅子：请问尿毒症病人，做血液透析半年了，病人还能用中药治疗吗？**

答：已经透析了的病人，吃中药效果不大。

**5. 好人有好报：我患乙肝（小三阳）16年，查肝胆B超显示肝弥漫性改变，肝功、血常规正常，肝纤四项正常，病毒低复制，最近脖颈处出现了蜘蛛痣样东西，请问我是不是到了肝硬化期？**

答：慢性肝炎要诊断肝硬化：①脾脏肿大；②白球比例倒置；③门静脉口径超过1.4cm，如果你这些指标正常，就不必过分操心，否则会影响你的免疫力，增加疾病进程。

**6. 魂：女，37岁，半年前因胸腔积液发病入院，检查已是肺癌中晚期，化疗后改吃特罗凯半年，现在腹胀，再次检查发现淋巴结多处转移，腹膜、胸膜、肠系膜、盆腔淋巴结都转移，想转中医治疗，请问化疗期能吃中药吗？**

答：对于肺癌中晚期患者，中医可以进行对症治疗，从而提高患者的生存质量和生存时间。

# 2013年12月23日

**1. wxh：我爱人一直干咳、咳痰、痰少白稀，一般在秋冬，能咳嗽一个多月，西医检查一切正常，中药西药都吃过，效果不太好。请问这是怎么回事，吃中药可以治好吗？**

答：这样的病人多半合并慢性咽炎或者慢性鼻炎，经常在秋冬发病，中医认为秋主燥，燥入肺经，冬主寒，寒则收引，西医则认为秋冬最易产生上呼吸道感染，慢性咽炎和鼻炎作为病原微生物的原发地，向下容易蔓延，现代医学称之为鼻后滴流综合征或上气道咳嗽综合征，或咳嗽变异性哮喘。治疗以中医中药为最好，如能辨证施治当然会更好。如果症状轻微，建议养阴清肺丸、百合固金丸择其一试试。

**2. 超声描述：肝切面形态正常，体积不大，肝内回声前半部密度增强，后半部稍稀疏衰减，分布均匀，肝内管道结构尚能显示。于肝左叶内可见一肿块图像，大小约1.7x1.5cm，形状呈圆形，内部无回声暗区，周边清楚壁薄，后方回声增强。这样的脂肪肝属于重度吗？**

答：你这属于轻度脂肪肝，圆形肿块有两种可能：如果为均匀低回声暗区，则属肝囊肿，如果不均匀，则考虑血管瘤。

**3. 张慧娟：女生，24岁，体检乙肝2对半显示：第二项和第五项都呈阳性，谷丙和门冬转氨酶偏高，请问有什么方法或者食疗可以解决这个问题？**

答：我估计你是乙肝小三阳，因为各地方做两对半的检验报告顺序不甚一样，只有e抗原阳性者属大三阳，光食疗是不行的，因为乙肝属于慢性进行性病变，不进行系统治疗，即使是小三阳，也会在一生的某个时期复发，所有乙肝患者都需系统治疗，直到表面抗原转阴，当然这是一个极其缓慢的过程。

4. 魂：9个月前因胸腔积液入院，检查发现已患肺腺癌中晚期，经化疗病情得到控制后改服靶向药半月，之后出现腹水，B超显示多发淋巴结转移，腹膜、胸膜、肠系膜、盆腔处淋巴结都有转移，现在胸前区、后背及腹部疼痛，能用热敷方法减轻疼痛吗？化疗期间能服中药吗？

答：热敷是不管用的，这样的患者必须进行三级止痛，最大限度地减少病人的痛苦，中医中药对大部分患者都有止痛效果，但必须辨证施治。

5. 随风的叶：我儿子8岁，最近左脚肿痛，在市中心医院确诊足舟骨坏死，医生让减少左脚负重活动，请问泡脚能改善血液循环帮助其恢复吗？

答：8岁小儿舟骨坏死应该以保守治疗为主，中医活血化瘀、祛风胜湿、止疼消肿等方法通过辨证施治有很好的疗效，小儿的自复能力较强，但一部分患者仍需手术治疗，这要看具体情况。

6. SLY：我爸50岁，得了股骨头坏死，发现时已是中晚期，现在已经进行了两次介入手术，没有换髋骨，感觉效果不大，中医可以治疗吗？

答：这样的股骨头坏死应该将髋关节置换作为首选，现在的关节置换发展较快，关节材料越来越好，置换后功能可完全恢复。

7. 一心向善：我奶奶80岁，晚上睡觉小腿抽筋，吃了不少钙片，但都不见效。肠胃消化不好，请问该怎么调理呢？

答：抽筋首先考虑缺钙，补钙不一定短期内有效，因为耄耋老人对钙的吸收利用均不理想，首先应该调理胃肠，选择较好的钙剂，如乐力钙、朗迪钙等，同时还应该补充维生素AD，多晒太阳，帮助钙的吸收和利用。

**8. 莞尔：心悸、胸闷、头昏、浑身无力，这是什么症状，跟感冒有没有关系？**

答：感冒可以产生这些症状，尤其形成气管炎的感冒。但是如果有心脏疾病的患者，即使没有感冒也会产生上述症状，这就需要看具体情况了。

**9. 夏沙：我嫂子乳房疼痛已经两个月了，摸起来有硬块，去医院就诊，医生说是乳腺增生，中药可以治疗吗？**

答：乳腺增生实际上就是慢性乳腺炎，有轻有重，一部分患者没有症状，一部分患者则疼痛较明显，中医对此病有很好的疗效，但通过辨证论治则疗效更佳。

**10. 林胜男：男，37岁，患有乙型肝炎大三阳，近期检查：乙肝表面抗原、乙肝e抗体和乙肝核心抗体都是阳性，乙肝表面抗体和乙肝e抗原是阴性，想要一个孩子，请问这种病会不会给孩子遗传，我应该怎么预防？**

答：你可以正常夫妻生活，怀孕后，等妊娠7个月时，开始三阻断治疗，生下的孩子95%都是无病的，当然三阻断要在医生指导下进行。

**11. 玉丽：我婆婆70多岁，糖尿病18年，最近感觉胸闷憋气，去医院检查说是心脏病。一直输液但效果不是很好。听说吃“消渴安胶囊”可以根治糖尿病，是真的吗？她这种状况该怎么治疗？**

答：目前没有任何药物可以根治糖尿病，你婆婆现在的症状估计是合并了冠心病，因为糖尿病—动脉硬化—冠心病这是一个发展的必经过程，应该到医院找专科医生治疗。

# 2013年12月25日

**1. 小九：女性，37岁，近来刷牙老出血，有时牙齿酸痛，牙齿变黄，这种情况是体内有某种疾病的表现吗？**

答：首先要考虑你是否有牙龈炎；其次是否有维生素C缺乏；再次你血小板数量是否偏低，建议先去口腔专科看看。

**2. 听夜：我爷爷七十多岁，最近两年总是手脚麻木，是怎么回事？怎样才能改善呢？**

答：首先要考虑有无高血压、动脉硬化，其次要考虑有无周围神经炎，再次还要排除糖尿病，首先去心脑血管科看看。

**3. 孙璠瑜：男性，47岁，有脂肪肝，血脂与血色素高，易出汗，舌苔黄厚还有裂痕。这是怎么回事？该怎么调理？**

答：你这是高脂血症、动脉硬化，70%动脉硬化合并高血压，30%不合并高血压，你所有症状都可以用动脉硬化来解释，首先要降血脂，这样就会延缓动脉硬化的发展，还应该注意饮食，以清淡为主，现有症状可以找中医辨证施治疗效较好。

**4. 玲：吃天王补心丸后对献血有没有影响，大约几天药性就可以消退？**

答：无明显影响，天王补心丸是中草药混合制剂，不能直接进入血循环。

**5. 芊斤竹翠：刚出生十多天的婴儿，喉咙里面有痰，该怎么治疗？吃什么药好呢？**

答：如不严重，尽量不用药物治疗，如有上呼吸道感染，还是需要用药的。

# 2013年12月30日

**1. 流云：请问椎间盘突出和膨出，该怎么治疗，到哪里能得到正规的治疗？**

答：椎突和膨出，是同一疾病不同程度的不同表现。轻度椎突，睡木板床是最有效的治疗方法，脱衣平卧，每日坚持16小时以上，3~6月为一疗程，大部分患者可见效，突出和膨出的髓核也可得到缓解；对于大部分患者，中度以上之本病，按摩推拉及理疗均可；重度之本病者，只有极少数是手术适应证。至于到哪里治疗，建议去当地正规公立医院就医，不要轻信广告宣传！

**2. 高原：今年10月份胆囊及胃痛剧烈，曾到临洮县人民医院及兰大二院住院治疗，检查显示肝右叶有点囊肿、胃窦部有糜烂。此后吃中药调理，效果不理想。右胁及胃部疼痛，请问应该怎么治疗？**

答：一少部分胆囊炎，B超上不一定能看出，从你所说的疼痛部位看，不能排除胆囊炎之可能。当然，胃部的病变是肯定的，二者同时存在，则疼痛症状较为明显。若诊断不清，治疗效果就不理想。

**3. 李新：我父亲是冠心病，心前区偶有不适，发作时间不定。服复方丹参片两年余，请问能长期服用丹参片吗？**

答：复方丹参片，以丹参、降香为主要组成成分，长期服用对人体无损。

**4. 小雪：我妈妈51岁，患慢性肝炎急性发作（重症肝炎），总胆红素470，凝血差，做人工肝后，经用药总胆红素降到320，病毒复制很活跃，请问中医能否把病情稳下来？**

答：重症肝炎，死亡率非常高，达70%以上，对于此病，要进行综合性的抢救措施，要在专业急救设备下进行。





**5. 逗逗：男性，38岁，最近体检发现肌酐处于临界，素食几天后去复查还是临界，尿素氮、尿检正常，无特殊不舒，平时血脂有点偏高，请问这个有问题吗？需要做进一步检查吗？平时应该注意什么？**

答：总的来说，你没有什么大问题。肌酐和尿素氮统称为非蛋白氮，是人体蛋白质代谢的产物，肌酐来自自身肌肉活动的消耗，尿素氮来自食物消耗，肌酐值偏高，说明你的运动量很大，一般运动员在参加比赛的几天，肌酐也可以上升到临界值，甚至偏高。至于你说的血脂偏高，不知是血脂中的哪项，如果较正常值偏高不多，可先考虑从饮食和运动方面调节，升高明显的话，则须就医服药。

## 2014年1月2日

**1. 阿峰：本人因上呼吸道感染，输了两天青霉素液体，感觉没有多大作用，请问是继续输液还是换家医院调整用药呢？**

答：上呼吸道感染有三种情况：第一，有细菌感染；第二，有病毒感染；第三，有混合感染。青霉素只适合细菌感染。因此，你需要查清楚自己属于哪种病原菌感染。

**2. 芳芳：女性，25岁，患有甲减4年，刚开始服用治疗甲减的药物时，感觉病情有所加重。去医院查过甲功后，自己就把药停了，至今一直未服。最近感觉总是爱生气，请问应该如何调理，怎么治疗？对生育会有影响吗？**

答：甲减，经常是亚甲炎的后遗症，有一小部分是原发的，须抓紧治疗，否则会变成桥本氏病。桥本氏病很难治愈，不但对生育有影响，而且很可能会变成终身疾病，常用的治疗药物是优甲乐。中医中药对此病有很好的疗效，但需辨证治疗。

**3. 傅红玉：小孩5岁，老是流鼻涕，请问应该怎么治疗？**

答：小孩流鼻涕，如果不是感冒，那就是植物神经系统有些轻度紊乱。若无其他症状就不必管它。

**4. 东来东往：我今年26岁，曾得过阴道炎，经治疗后症状好转。现在同房后的15天左右阴道又感觉痒，随后几天白带增多，像豆腐渣一样，用药后再同房也是这种情况，我应该怎么治疗？**

答：这是霉菌性阴道炎，还不能完全排除滴虫性阴道炎，要连续治疗，直到完全治愈，才可同房。霉菌性阴道炎，不管西医还是中医都有很多治疗方法。

**5. 假亦真时真亦假：前列腺炎需要检查那些项目，有什么症状？**

答：前列腺炎的症状有尿频、尿急、排尿不舒。一部分病人有会阴部的疼痛，疼痛可放射至股部和大腿内侧。需要检查尿常规，尿中的卵磷脂，若为阳性方可确诊。如果为阴性还不能确诊。当然，通过B超、CT、核磁检查，观察形态对确诊此病也有帮助，过去的老办法是肛肠指诊，同样能起到诊断效果。

**6. 吾：我爷爷今年65岁，患有坐骨神经痛两年多，去年不太严重，去医院开了点止痛药疼痛减轻。今年开始越来越严重，期间找中医看过，喝了些汤药，疼痛没有好转。请问您有什么治疗方法没？**

答：坐骨神经痛，经常是由腰椎间盘突出导致，因此，不能光治疗坐骨神经痛，还要治疗腰突。

**7. 逗逗评：本人体重85kg，身高1.77m，平时运动量不大，肌酐临界。甘油三酯也在3.0左右，无其他异样感觉。请问我的肾**

功能是否正常？需要做进一步检查吗？





答：显然你的体重指数已超过正常范围，血脂也偏高，属于肥胖。首先需要清淡饮食，加强体育锻炼，以减轻体重、降低血脂。等体重、血脂降至正常后，再去医院检查肾功能。

8. 红色康乃馨：我胸口总感觉不舒服，有时感觉有点痛，总觉得气不够用，中医说是中气不足，西医说是心肌缺血，请问心肌缺血吃什么药好？

答：心肌缺血，属冠心病范畴，要及早全面系统治疗，不要想着光吃一种药，因为这里涉及高血压、高血黏、高血脂等病理上急需解决的问题。

9. 霍艳红：我严重失眠，每天就睡一两个小时，请问应该怎么办？

答：失眠这个问题是非常复杂的，有很多种原因。高血压能引起失眠，低血压也能引起失眠，贫血能引起失眠，血色素过高也能引起失眠。总之，人体任何部位的器质性病变，在某个阶段都可能引起失眠，建议您去正规医院全面检查，这样更妥当一些。

## 2014年1月3日

1. 雪舞樱芬：我老公今年35岁，每天早上都要上两次厕所。以前小便一天两次，现在只要吃一些辣子和油多的食物如火锅等就要多上几次厕所，他的肚子也经常不舒服。请问这是怎么回事？

答：这是胃肠道植物神经功能紊乱，过去称过敏性结肠炎。若里急后重感不明显可服理中丸、连理丸试试。

2. 太阳：80多岁的老人记忆力不好，有时糊涂有时清醒，请

**问吃点啥药能好些，食疗有帮助吗?**

答：80岁的人记忆力不好，多半是由于脑动脉硬化、脑萎缩引起。而此病首先表现在记忆力上，接下来是认知障碍，再后来是思维和语言障碍。其中有一部分会合并血管型痴呆，还有一部分会合并老年性痴呆。食疗是一个很重要的方法，在饮食上要清淡，肉蛋奶类食物，应不吃或少吃。另外根据病情可长期服用降脂药，抗血小板凝聚药，及降压药等。

**3. 百里兰：我今年31岁，未婚，2012年之前有过手淫的习惯，身体偏胖，有抽烟饮酒史，但无瘾，最近和女友行房事时发现自己有阳痿并早泄的情况。断断续续服用过同仁堂的“五子衍宗丸”，症状没有得到改善，请您赐个方子。**

答：有长期手淫习惯的男孩容易出现阳痿早泄，尤其是未婚青年发生性关系。一旦心情紧张，这种情况最容易发生。不要害怕，心要放宽，大部分患者等到正式结婚后，这种情况就会消失。中医中药对此症有很好的疗效，建议去正规中医院就诊。

**4. LV：男，24岁，小便快结束时如淘米水样，晨勃时有时无。中医诊断“乳糜尿”，吃了些汤药后症状好转。但吃些肉或肥甘厚腻的食物就会复发。昨天做前列腺液检查：白细胞3.8，卵磷脂小体2+，其他未见异常。大夫说我这不是乳糜尿，而是前列腺炎，请问我该怎么办?**

答：乳糜尿是淋巴管破裂，淋巴液自尿中溢出，绝大部分患者来自丝虫病，丝虫病发病于江西、浙江一带，北方很少见到。你的尿常规里卵磷脂++，白细胞3.8，可诊断为前列腺炎，中医谓之淋证。中医西医都有好办法，你可去专科门诊或找有经验的中医就诊。

**5. 好好爱你们：宝宝马上1岁3个月了，不爱吃饭，去医院检查说缺钙、铁、锌，还有些贫血，吃了半个月药还是不怎么吃饭，**

**请问有什么效果比较好的药吗？**





答：1岁左右的宝宝，如无其他症状，光是不想吃饭。可给食母生、多酶片，中药保和丸等。

## 2014年1月6日

**1. 婷：我一直以来肠胃不太好，吃油腻的东西就会拉肚子。此前我在哺乳期时，吃猪脚炖花生，几乎每次吃完都会腹泻，有时还会胃痛，请问该怎么调理？**

答：你的胃肠功能较差，尤其在哺乳期就显得更差了，目前不宜吃猪蹄汤，当以清淡饮食为主。对于正常机体来说，乳汁一般是够用的，如果不够再做调理。

**2. 李新：男，40岁，感冒后咳嗽、咽痛、胸痛，用桑菊饮加味3剂后症状改善，现咽部不舒，有点痒，咳嗽时咽部和胸部疼痛，请问该怎样用药呢？**

答：估计你有慢性咽炎，慢性咽炎经常合并上气道咳嗽综合征，建议服用养阴清肺丸、百合固金丸试试。

**3. 橄榄树：我妈妈今年58岁，前一段时间老是感觉腹部疼痛，去医院检查说是有胃溃疡。服药一段时间还是不见好，有时还会感觉有腹胀、打嗝，胃痛的感觉。这种症状早晨会好一点，特别是一到下午吃晚饭的时间感觉特别明显，请问该怎么治疗？**

答：你妈妈不光是有慢性胃炎或胃溃疡，同时还合并胃肠功能紊乱，临床上叫胃肠综合征，要胃肠同治。目前还没有治疗此病的中成药，只有通过辨证论治才能开出好的方药治疗此病。

**4. 章学辉：我岳母去医院检查出有胰腺癌，4级，转移不明显，请问有没有好的后期治疗方法和用药？**

答：胰腺癌是非常严重的疾患，没有任何一个单方、验方可以解决这一问题，西医的手术、放化疗疗效都不理想，相对而言中医的辨证论治在改善生存质量和延长生存时间上还有显著的疗效！

**5. 老郭：我母亲去年做过子宫切除术，检查出还得了糜烂性胃炎，最近老是两胁胀痛、打嗝、眼睛干涩、头昏、头痛，有时心慌，排便不畅，请问吃什么药好一点呢？**

答：你母亲除了有糜烂性胃炎之外，还合并有胆汁返流，建议服用西药甲氰咪胍、奥美拉唑、雷尼替丁；中成药可用舒肝丸、逍遥丸、柴芍六君丸，当然，服用中成药只有小的疗效，辨证论治服用些汤药则效果更好。

**6. SHENMO：请问对于肝癌晚期患者应如何治疗效果较好？**

答：肝癌晚期原则上说没有什么好办法，化疗、放疗、介入、靶向治疗、中药治疗，疗效均不理想，肝移植对于晚期肝癌亦无效。肝移植到目前为止，我国已进行了25216例，但对晚期肝癌并非适应症。

**7. 多样来：我母亲今年64岁，患有高血压10年，常年服用珍菊降压片、曲克芦丁、三维亚油酸胶丸。西药对胃刺激大，请问有什么办法可以不吃药或少吃药来稳定血压？**

答：建议找中医辨证施治，通过多次就诊后，形成一个对你母亲比较适合的方药，继而配制成丸药，代替西药长期服用。

**8. 芊斤竹翠：一个月大的婴儿，儿科医生听诊后确定有痰，没给开药，让多喝水，请问可以雾化治疗吗？**

答：1个月的小孩原则上尽量少用药物治疗，随着孩子的发育，轻微不舒服的症状自然会消失。

**9. 深海：我今年23岁，属于肾素高型高血压，我想问一下中药可以治愈吗？**

答：所有的高血压，都属于肾素高型。治疗高血压的方法很多，而且都有效，但须长期服药，大多数人要终身服药，只有服药才能缓解高血压、动脉硬化的并发症，如心、脑、肾疾患。

10. 兰色：我妈妈最近总觉得有人要害她，还说听到别人议论要怎么害她，可我问人家他们都说没这回事，而且每天晚上都没怎么睡觉，疑神疑鬼的，是不是精神上的问题？

答：你妈妈得了抑郁症，抑郁症的患者可以产生幻听、幻觉、幻视等症状，应该去精神科门诊，或者请中医辨证施治。

11. 张瑶：我妈妈经常牙疼，牙龈还经常肿，请问有什么好办法可以治疗吗？

答：牙痛的种类很多，牙根炎、牙周炎、牙龈炎都能引起牙龈肿痛，你应该去口腔科治疗。

12. 假亦真时真亦假：本人阴囊有潮湿感，转氨酶高，这是不是前列腺炎的表现？

答：前列腺炎应该有不同程度的排尿障碍，经常发生于中年男性，最近青年人得此病者日渐增多。阴囊潮湿不一定都是前列腺炎，很多人都存在轻度的阴囊潮湿。你的转氨酶高要重点检查肝功能。

## 2014年1月8日

1. 安小艺：我妈妈慢性咽炎已经将近一年了，中药西药都吃了不少，有刺激性和油腻的食物都不敢吃，请问关于慢性咽炎的治疗您有什么好的建议吗？

答：慢性咽炎，古人有“见咽三分敏”的说法。也就是说慢性咽炎大多数属变态反应性疾病，病程长不易治愈。市售之中成药有百合固金丸、养阴清肺丸等可试试。

**2. 裘依：25岁，这几年常看书或电脑。在电脑前坐一会儿，眼睛和颈部、肩周酸痛。四五年前开始有这种症状，去湖北，可能是当地气候较湿润的原因，颈部酸疼更加严重了，若颈部保暖得当就舒服些。到镇医院去看，医生说肩周疼痛可以通过热敷加锻炼来缓解，请问我这种情况应该怎么办？**

答：长期电脑旁工作可导致颈椎病、肩周炎、肘关节炎、视力障碍等，因此在电脑旁工作的同志应在工作间歇进行头和肢体的健康锻炼，在户外进行远视锻炼，这样可在一定程度上消除上述弊端。

**3. 郭：我孩子八个月，最近老是鼻塞，每天早上双眼都被眼屎糊住了，是什么原因呢？该怎么治疗？**

答：八个月的孩子眼睑分泌物多说明：一是过敏；二是炎症。可用有消炎和去敏作用的眼药水滴眼。

**4. 不是因为寂寞才想你：我妈妈患了胃溃疡，还有胃黏膜腐烂的症状，也看了好多医生，症状没见好转，请问这个病很难治吗？有什么好的药物可以治疗？**

答：慢性胃炎和胃溃疡、胃黏膜糜烂经常合并出现，这样的患者发病很多，尤其我国城乡居民中已成为常见病、多发病。西医有很多药物如甲氰咪胍、奥美拉唑等。中医中药辨证论治疗效极佳，大部分患者都能获得痊愈。

**5. 尚明：我妹妹31岁，胃癌晚期，已扩散，不具备手术条件，请问用什么药可以调养？**

答：这是一个非常复杂的问题，必须医患面对面通过辨证论治才能开出一个很好的方药。不要小看这些问题，一部分晚期胃癌患者，通过中医辨证施治大多数都能改善生存质量，延长生存期。

**6. 90後–不许轻易哭：男性，22岁，化疗期间感冒了，至今没完全好，有天早上便干带血。昨天因为疼没上厕所。今天一上厕所，肛门又破了，大便稍微有点干。需要吃药吗?**

答：化疗患者由于免疫功能下降、植物神经功能紊乱可能产生一系列毒副作用，你所说的感冒症状、黑便、大便干燥均属于此类。大便颜色变黑有可能是上消化道渗血所致。肛门出血如果是鲜红色有可能是肛裂，不要紧，每次大便完后，可用1%的高锰酸钾清洗，防止感染。为了减轻化疗的毒副作用，我研制的裴氏升血颗粒配合放化疗通常有很好的临床疗效。

**7. 一个人的人生感想：女，24岁，最近进餐若吃到带皮的肉类，夜间就会出现咳嗽，并有白色泡沫痰，胃痛，严重时，会呕吐大量痰液，这样吐一会后，胃部才舒服一些。请您帮我解答一下这是什么原因?**

答：这是一种过敏反应，植物神经最敏感的部位在胃肠，还有一个敏感部位就是咽喉，俗话说的“见咽三分敏”就是这个意思，胃肠的过敏反应有恶心呕吐、肠鸣泄泻、中医将此称为胃气上逆，也就是脾气不升，胃气不降。

**8. 巨大胰腺假性囊肿：患有巨大胰腺假性囊肿1年半，期间没什么难受的症状就一直没去做手术。今年工作也忙，经常喝饮料，无意中发现消瘦，查空腹血糖15mmol/L。医生开了二甲双胍，目前空腹、餐后血糖都正常。像我这种情况一辈子都要吃药吗?**

答：胰腺假性囊肿是胰腺慢性炎症的产物，说明你曾经患过慢性胰腺炎，胰腺炎个体差异很大，大部分胰腺炎都有左上腹部的疼痛，有些甚至是剧痛，一小部分慢性胰腺炎疼痛不明显，但病理过程在体内悄悄进行，结果就形成假性囊肿。如无症状，可不予处理，终生清淡饮食以防止局部炎症复发。糖尿病和胰腺假性囊肿有关，要积极处理，二甲双胍是目前口服糖尿病药物中疗效最好的药物，得到国内外糖尿病专家的共识，你可以继续服用。

**9. xiao：请问早泄有没有什么好的治疗方法？**

答：早泄是涉及诸多病因的证候。医患必须面对面，通过望闻问切掌握具体的资料，然后进辨证施治。

**10. 东来东往：患有霉菌性阴道炎，请问用硝酸咪康唑栓（达克宁）这个药疗效好吗？是先放一个疗程，在月经过后再用一个疗程吗？口服的药物有哪些？如何知道病情完全好了呢？男的要怎么治疗呢，能给些建议吗？**

答：霉菌性阴道炎，达克宁可以用，但不是最好的办法。还是那句老话，要认真面对。中药要进行辨证论治，西药要有专科医师指导。霉菌性尿道炎在男人很少见到，不能说女人有男人就有，如无症状可暂时不治，如果有尿频、尿痛，有前列腺感染症状，就要及时进行系统检查，确定诊断后再进行治疗。

## 2014年1月9日

**1. 痛苦的人：舌苔白厚，牙龈发炎、口腔溃烂，多处淋巴肿胀疼痛，出现皮下出血点和皮疹，肌肉跳动，脱发严重，头昏沉重，关节作响及疼痛，肌肉有不寻常的虫爬感及疼痛。胃肠胀气并有腹泻、咽喉炎。自觉盗汗，全身极度乏力，嗜睡。人也迅速消瘦，心律失常，手脚发麻。请问这是什么怪病啊？**

答：如果一个人，具有上述的所有症状，则首先考虑自免病，所谓自免病，经常有多脏器的功能损害，而关节、肌肉的损害是最常见的。除此还有口腔溃疡、手脚麻木等症状。应该检查自免抗体、血沉、C-反应蛋白、降钙素原、IL-6等，以进行确诊。



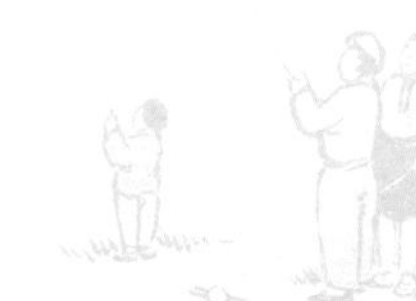

**2. 芊斤竹翠：一个月的婴儿消化不良，打嗝，吐奶，排气很臭。大便不正常，4~5天一次，如糨糊状，请问这怎么治？**

答：婴幼儿消化不良是常见病、多发病，大部分是喂养不善，奶粉选择不良，可去当地医院小儿科专科诊治。

**3. 金島：男性，30岁，此前检查肝功能，结果提示：总胆红素：22μmol/L，直接胆红素4.2μmol/L，其他都在正常范围。身体也没有不舒服的症状。请问这个结果说明了什么问题？平时注应该意什么？**

答：这在统计学上，没有显著性差异，因此它属正常范围，按正常生活规律，无需注意什么。

**4. 万生武：我今年40岁，有胃溃疡、慢性萎缩性胃炎伴肠化增生，请问要紧吗？**

答：要紧，要赶紧治疗。已经合并肠化，说明已向癌症迈出了第一步，如再合并不典型增生，就迈出了第二步，叫作癌前病变。要抓紧治疗，不能掉以轻心。

**5. 怀念小时候：我儿子一岁，之前给小孩喂了2个饺子，小孩有点积食了，上吐下泻的。去医院，医生帮小孩止住了吐，但是小孩现在还是腹泻，请问该怎么办？**

答：这是小儿急性消化不良，住院输液治疗后，遗留症状为厌食、腹胀、腹泻等，可采用中药调理，保和丸、藿香正气水均可酌情使用。

**6. 王燕玲：我宝宝现在八个月，脾胃虚弱，从四个月时就经常消化不好，到现在都不敢给宝宝吃荤，连蛋黄都不敢给宝宝吃，吃多了就消化不好。去医院吃过治疗消化不良的药了，吃了症状就好。过些日子就又消化不良，还经常感冒，请问该怎么办？**

答：建议去中医门诊，中医通过健脾益气、疏肝和胃、消食化积等方法，可使脾胃功能恢复。

7. 丫头：我27岁，未婚，睡眠一直不好，经常失眠。夜间睡不着时总爱想一些伤心的事情，而且怕冷，尤其最近天冷了。白带增多，但没有异味，颜色透明，小腹有些不舒服。精神状态也不好，面色晦暗。请问这是怎么回事，服用什么药才能改善？

答：27岁的大龄未婚女性，月经不调、白带增多，这样的患者，往往妇科有炎症。月经不调，形成内分泌紊乱，导致植物神经功能紊乱，从而产生失眠。单纯的镇静药、安眠药不能解决根本问题，中医的活血化瘀、调节冲任、安神养心，通过辨证论治，会产生较好的疗效。

8. zah_200：我妹妹因生孩子造成肺部大面积感染，兼肺动脉高压和右心室增大，住院一个多月，肺部感染还是不好，抗生素已经用到最高级，现在还在咯血，请问有什么好的治疗方案吗？

答：有咯血，就要排除结核、支气管扩张、肺癌，排除了以上三种疾病，单纯的肺部感染引起的肺动脉高压（肺心病），其治疗方法主要是消炎，现在的致病菌，有许多具有抗药性，要通过药敏试验，选择准确合理的抗生素，盲目的乱用抗生素，是当前医界普遍存在的缺陷。

9. 迢迢美菊：我女儿刚20岁，身高162cm，体重41kg。经常感冒，偏瘦，脸色差。前几天因为感冒发烧五天，检查血常规显示：白细胞数目15×10⁹/L，服用清开灵和酚氨咖敏片后烧仍然没有退下去。请问有什么药可以治疗？

答：经常感冒叫作习惯性感冒，这是由于她的免疫系统功能低下，建议平素去医院注射胸腺五肽5~10支，隔日一支。

10. 晴旭：30岁，2013年8月份因鼻塞，检查发现鼻咽右侧壁有血管瘤，去长沙湘雅二医院进行治疗，注射了平阳霉素，第一次没有消除，时隔两个月又去注射了一次平阳霉素。医生告知，如果没有消除，那就要反复注射，直到消除为止，听到这话，我有些恐慌，特请教您，恳请指点方向。

答：血管瘤注射平阳霉素，不一定能消除。平阳霉素是国产的博来霉素，它是细胞毒类药物，对癌症有效，也就是对癌性分裂的细胞能够阻止它的继续分裂。对正常细胞有无作用，医界对此尚无研究。

## 2014年1月13日

1. qwertyuiopS：我是一名50岁的农村妇女，今年七月份下肢浮肿，大夫让我吃济生肾气丸，吃了一个半月，浮肿基本消退，过了两个月小腿又开始浮肿，抬腿走路觉得小腿特沉重，请问该怎么办？

答：双下肢浮肿经常见于慢性心衰，老年人多见，主要是冠心病、肺心病，你50岁，除心脏外还应检查尿常规中有无蛋白、潜血以排除肾脏疾患。

2. wanfeng：女，43岁，三个月之前发现左胸痛，伴后背酸痛，嘴唇遇冷或活动之后就严重发青，后来疼痛部位增多，以左胸厉害，很难受，夜里出汗。最近咳嗽不止。期间做胸透，心电图，心脏彩超，平板试验，都没有明确诊断。之前吃过血塞通、敏使朗、益心康，几乎都没有改善症状。请问这是什么病？

答：左胸痛首先应考虑冠心病，冠心病不一定心电图有改变，因为心电图不能显示某一个瞬间的变化，除冠心病外有一部分高血压患者也可出现类似心绞痛的症状。呼吸道引起的胸痛应该有明显的呼吸道刺激症状，其次也有少数患者属肋间神经痛。

**3. 苗晶：想问一下我上次来例假到今天才过了15天，今天又出鲜红色血，是月经不规律还是其他情况？**

答：15天月经又至是排卵期出血，也是月经不调的一种表现。中药辨证论治有很好的疗效。

**4. 李民：我朋友33岁，每年冬天感冒咳嗽，感冒好了但咳嗽的症状还会持续很长时间，每年都有一次。请问该怎么治？**

答：慢性咽炎、慢性鼻炎的患者容易感冒，感冒痊愈后剩余的咳嗽症状叫作上气道咳嗽综合征，中医中药有很好的疗效。

**5. 爱爱：我妈妈今年四十几岁，小腿特别胀，不抽筋，特别是晚上，有时胀的不能睡觉，不知道怎么回事，请问您有什么办法可以治疗？**

答：小腿胀缺钙、缺乏维生素$B_1$、$B_2$都能引起，最常见的还是风湿性多肌痛。

**6. 杰峰：我61岁，不知怎么回事一年四季经常感冒，别人小感冒我就要大感冒，人家没感冒我就要小感冒，吃药打针有时候还要住院，麻烦问一下，我应该怎么办？**

答：说明你的免疫系统功能低下，或者你有慢性咽炎或慢性鼻炎，建议你注射一段时间胸腺五肽。

**7. 明艳：我儿子四个月，从两个多月开始咳嗽，去医院说是肺炎。看了好久一直在输液。上海儿童医院说是过敏体质，我想知道像这种情况应该怎么办呢？**

答：小儿感染肺炎是常见疾病，应该一次彻底治愈，不能说体温消退，肺部啰音消失就停止治疗，还有一些预防感冒的疫苗、药物，如胸腺肽等。

**8. 晴旭：针对鼻咽部血管瘤，该如何治疗？**

答：血管瘤实际上是一种血管的变态，也叫血管痣，如无功能障碍，可不予管它。激光、射频、X刀、γ刀均可用于本病的治疗，中医中药也有很多治疗血管瘤的验方。





9. 杨明：我20岁，2009年做了个心电图，提示窦性心动过速，左室高电压，非特异性ST-T改变这三个问题，我这是什么情况，需要吃什么药吗？

答：这三个表现可以出现在冠心病、风心病、肺心病，也可以出现在心脏植物神经功能紊乱。

10. 金島：男，55岁，检查出有内痔，偶有血便，肠胃功能不太好，平时乏力，请问服用些什么药较好？抽烟对痔疮影响大吗？

答：抽烟对痔疮有很大影响，必须戒烟！对于内痔的治疗，首选手术治疗，中医的内痔结扎术、枯痔丁均可选择。

11. 开心龙：变应性皮肤血管炎能根治吗？

答：变应性皮炎是可以治愈的，但有反复发作的特点，因此必须坚持长时间治疗，方可产生理想的效果。

12. 王飞：女性，今年30岁，头疼十多年了，每次受点风就感觉头疼。现在来例假期间有针刺样的跳痛感，晚上睡眠不好，手脚发凉，请问这是什么病？

答：这是典型的神经性头疼，中药辨证论治较传统的麦角新碱疗效要好。

13. 丫丫：我朋友孕25周，做三维彩超时发现胎儿右肾盂分离10mm，这个问题严重不，会有什么影响？

答：不严重，因为小儿的发育在继续进行中，还有10多周的时间，届时有可能转好。妊娠期不要轻易做B超，对胎儿没有好处。

14. 李政彬：我是一名大二的学生，我的眼睛最近不知道怎么了，感觉眨眼时疼痛，还有点干涩。痛得很厉害，但不肿，以左眼的眼角疼痛为主。前段时间有点感冒，不过没有吃药就好了。请问我这是什么病？

答：首先看看眼皮有无沙眼，普通的眼药水大部分都能治疗沙眼，试试看。

**15. 梁鸿利：阴囊有潮湿感，还经常发凉，睾丸还会流出白色液体，请问吃中药可以治好吗？**

答：阴囊所在部位是全身保暖最好的部位，阴囊潮湿是大部分男性都有的表现，不必大惊小怪，如果每天都有遗精现象，那就需要积极治疗了。

**16. 唐莹莹：我的脸上过敏了，脱皮很严重，现在脸上都是褶子，请问我该怎么办？**

答：面部过敏大部分是化妆品引起的，一部分痤疮，也能引起过敏。过敏的表现因人而异，但基本上都有湿疹样特点，通常涂抹氟轻松之类有效，中药则需要辨证施治。

**17. 深圳–曦城：我是一名年轻小伙子，最近跟女朋友同房，发现自己性欲不强，而且在性生活时，未勃起就发生射精现象，请问我该怎么治疗？**

答：你这是阳痿早泄，应积极进行治疗，中医疗效较西医疗效可靠持久。

**18. OZJ：我上次月经是2013年12月4日来的，经期过后有同房，后测早孕试纸呈阳性，请问1月12日去做B超能看出胎儿是正常妊娠还是异位妊娠吗？**

答：你不必那样着急看B超，45天之内是看不到真像的，只要HCG阳性就耐心呵护等待。

## 2014年1月15日

**1. 旧时光：我2013年8月份做了腋臭手术，两个月前发现右**





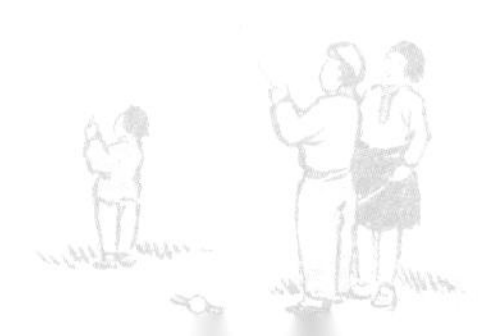

侧腋窝处形成了一个面积很小的疙瘩，没有疼痛感，担心会越长越大，请问我应该怎么治疗？

答：你说的“疙瘩”具体多大、软硬程度如何、是否可以移动？在原手术基础上容易出现的良性肿物，应该是淋巴结。

2. 晴天：男孩，10岁，阴颈很短很小，做过两次包皮手术，这种情况怎么办呢？

答：有些小孩生殖系统发育较慢，有些则发育较快，不用着急，任其发展。阴茎小不一定功能不好；阴茎大不一定功能好，生长和发育是两个不同的性质。

3. 相依：最近早上起床后总是感觉口干舌燥，不知道什么原因，请帮我分析一下？

答：要分析这个问题，必须要知道全身其他方面的表现。如果单纯考虑这个问题，从西医观点看，你这是植物神经功能紊乱，交感神经兴奋。从中医观点看为阴虚火旺，火旺伤阴。

4. 渐行渐远：中医说多囊患者怀孕之后是不是真的不能做B超，而且容易流产？我怀孕三个月一次没做，结果胎儿停止发育流产了，去医院西医告诉我怀孕50天就应该做。请问这是什么原因？

答：你所说的多囊，是不是多囊卵巢。若是这样的患者是不容易怀孕的，即使怀孕了，也会由于雄性激素水平较高，雌激素的相对不足，使胚胎停止发育或流产。

5. 裴云飞：我的胳膊骨折术后4年，做了手术的铁钉一直没有取，请问会不会有影响？

答：你是什么样的骨折？是粉碎性骨折还是一般骨折？取不取这要由专科医生根据情况而定。

6. 成亭亭：我妈妈老是头痛，而且头痛的时候头晕眼花。各项检查都正常。请问这是什么原因？

答：头痛头晕是一种常见症状，血压高、血压低、贫血均可引起，除此之外，身体各部位器质性病变，在某个阶段都有上述症状，因此要按照具体情况具体分析。

**7. 荧芙朵：女性，老年人，双肾积水，尿少，眼睑浮肿，这种情况是不是很严重？需要做哪些检查？中医治疗效果好吗？**

答：要做全面检查，第一要看腹腔尤其是盆腔，有无肿块，肿块压迫输尿管、膀胱，可以出现双侧肾积水。还要看看小便中有无蛋白、潜血、脓球、白球。此外输尿管与膀胱的炎症也可引起肾盂积水。

**8. 81289957576：我患有胆结石，连续服用了八十多天中药加西药。结石排掉了，现在还有打嗝的症状。请问这是什么原因？**

答：打嗝是胃气上逆，胆道疾患是引起胃气上逆的重要原因之一。说明结石消掉了，但炎症仍然存在。中医中药用疏肝和胃、降逆平冲的方法疗效好。

**9. 如果爱下去：女性，28岁，半年前检查出有盆腔炎，输过消炎药，症状无好转。总感觉小腹不适，会有轻微的刺痛，持续时间短。请问中医对治疗盆腔炎有好的疗效吗？**

答：中医治疗盆腔炎是强项，采用清热解毒、泻火祛湿、活血化瘀的方法疗效很好。西医只重视消炎，不重视活血化瘀，疗效往往欠佳。因为盆腔炎大多数除了有炎症，还有瘀血。

**10. 刺痛：我22岁，未婚，月经量少，颜色暗黑，平时分泌物比较多，呈淡黄色，有异味，月经快来的前几天会有很多的白色透明分泌物，这种情况已经持续好几年了。请问我这种情况应该如何治疗？**

答：说明你妇科有炎症，轻则附件炎，重则盆腔炎，中医除了清热解毒、泻火祛湿，还有活血化瘀，疗效很好。西医只重视消炎，没有活血化瘀的理念，因此疗效往往欠佳。



**11. 仰望天空：我母亲今年58岁，腹泻，一天拉十次左右。现在疲乏无力，请问有什么好的药物和治疗方法吗？**

答：有下面几种情况，一是过敏性结肠炎；二是胃肠综合征；三是慢性特异性肠炎（痢疾、结核）；四是溃疡性结肠炎；五是克隆恩病。你提供的资料不够全面，暂且只能这样回答。

**12.碧玉妆树：患者30多岁，胃下垂。如果不做胃镜，请问如何判断自己是浅表性胃炎还是萎缩性胃炎？**

答：严格地说不做胃镜是不能判断的。当然医生的经验多了，根据临床的细微表现，可以做大体估计。总体而言，轻者是浅表性胃炎，重者是萎缩性胃炎。当然有些浅表性胃炎未必症状很轻，有些萎缩性胃炎未必很重，这其中存在个体差异。

**13.打工仔心声：我爸爸患了慢性乙型肝炎，正在医院住院治疗，请问此病可以治愈吗？出院后还应注意些什么？**

答：慢性乙型肝炎是可以治愈的。但因疗程很长，患者需长期坚持。我的看法这种病并不适合住院治疗，在家中反而有利于长期服药和饮食调节。

**14.韩光评论：听说翻白草泡水喝可以降血糖，请问这属实吗？**

答：翻白草是蔷薇科植物，具有清热解毒、活血化瘀的作用，并非治疗糖尿病之主药。从药性看，在治糖尿病的复方中有采用此药，但能不能单独承担治疗糖尿病的重任，国内尚无研究成果。

**15.正在逝去的青春：我的十个指甲中有五个指甲表面都像是被硬物戳过，有小洞。尤其以两个大拇指最为严重，且指甲还凹陷进去，靠近指甲边缘的皮肤变硬，剪掉还会继续长。请问这是怎么回事？**

答：你这是霉菌感染，建议服斯皮仁诺100mg，一日两次，服用5天。

**16. 马文壮：请问治疗耳鸣有什么好办法吗？**

答：耳鸣很难治，疗效一般不明显，当然这还要看是什么原因引起的。如果是单纯性耳鸣，大多数是卡他性或者是流感病毒感染所致。这样的耳鸣比较好治。

**17. 李政彬：去医院检查出有麦粒肿，医生给开了氧氟沙星滴眼液，和氧氟沙星眼膏，可是用了几天了一直都没有消肿。请问应该怎么办？**

答：麦粒肿是眼睫毛的毛囊炎，严重的会形成疖肿，必要时要切开。大多数吃一些消炎药，炎症消退后自然消失。

**18.风月宝鉴：听说癌症是P53号基因表失功能导致变异细胞疯长导致的，这个说法属实吗？**

答：P53是一种抑癌因子，现有的抑癌因子有数百种，这只是其中的一个，也不能说所有的癌症都是因为它的突变而产生的。

## 2014年1月16日

**1. DOVE：我朋友，女性，年龄不大，工作也不累，一直情绪不好。最近总会觉得心脏有像被捏了一把，像从高空坠落的那种感觉，特别难受，过一阵就好了。请问需要去医院吗？**

答：需要去医院，最近冠心病发病年龄向年轻化转移，据国内一项报告统计，最小的冠心病患者只有6岁。你说的症状很像冠心病，首先要排除它。然后再考虑是低血糖、低血压或植物神经功能紊乱等情况所致。

**2. chao：我是产后宫颈糜烂（轻度），但是在产前没有妇科炎症。产后42天检查出有此病，后因哺乳只给了外用的药，用了之**

**后也没有效果。去复查还是没有好，医生说这种病根治不了，请问我该怎么办？**

答：宫颈糜烂是常见病，多发病。最常见于妇科的感染，妊娠期、围产期、经期新发的宫颈糜烂较多，是因为这三个时期机体的免疫功能随着内分泌功能和植物神经功能的紊乱而出现波动，从而增加了宫颈感染的机会。

**3. 何赫：23岁，身高170cm，体重才50kg，这健康吗？平常也没什么病，几年都没有感冒过，有咽炎，但很少复发。不抽烟也很少喝酒，请问我是不是消化不好？**

答：你的标准体重应该是60kg左右，你太瘦了，建议做系统检查，如没其他器质性病变则考虑消化系统有无病变。当然，最多见的是消化系统的功能紊乱，从而产生消化、吸收之障碍，导致体重不足。但也有一部分消瘦属先天性的。

**4. 幸运珍惜：我今年27岁，最近四五年皮肤一直不好。抹些护肤品，脸就泛红、痒、脱皮。手上长湿疹，涂药打针都没什么疗效，另外手指甲有点凹陷，饮食一直很清淡。请问我该怎么治疗？**

答：你是过敏体质，这样的人除了患皮肤湿疹久治不愈外，皮肤对很多东西都过敏，平常你应该禁食海鲜、菌类（蘑菇、木耳），少食肉类，下决心治好湿疹。中医中药对湿疹的疗效是非常好的，你可以找中医治疗，黄芪、破故纸、白蒺藜煎水当茶喝，能增加皮肤抗菌性，减少皮肤过敏，你也可以试试。

**5.风一样的男子：我儿子四岁，一到冬季就容易咳嗽，最近咳嗽两三天了，吃药也不见好，就怕咳嗽后会发热，请问怎么治疗？**

答：小儿经常咳嗽大多数有扁桃腺炎或慢性鼻炎，着重治疗这两种病，才是治本之法。

**6. 雪舞樱芬：我宝宝现在两个月大，昨天早上出现咳嗽打喷嚏的症状，感觉有痰但看不清楚颜色，舌苔白色，不想吃奶。村里医生开了小儿三九颗粒、蛇胆川贝、头孢克洛。可是今天晚上还是咳嗽，睡觉伴有明显呼噜声，不知道是不是气管炎？需要去儿童医院看看吗？**

答：两个月的婴儿上呼吸道感染较多见，这样的小孩不要随便买药去吃，应及时去医院诊治。

**7. 面朝大海春暖花开：我爱人经常感冒，抵抗力特别差，而且经常头痛，晚上睡觉汗也很多，请问有什么中药能治好吗？**

答：建议注射胸腺五肽，该药在增加机体免疫功能方面目前首屈一指，用过的人都说效果很好，所谓效果就是预防感冒。

**8. 李民：我朋友是上气道咳嗽综合征，请问有什么好的中药治这种病？**

答：这种病的最好治法就是中药辨证施治，两种中成药也有效果，百合固金丸、养阴清肺丸。

**9.梁鸿利：请问肚子晚上咕咕叫，胃也不舒服，这是怎么回事？**

答：肚子晚上咕咕叫是肠鸣音亢进，你有慢性胃炎合并胃肠综合征，要到医院消化科进行系统治疗。

**10.寒冰：我父亲今年57岁，前一段时间由于急性胆囊炎住院，后来检查出来还有结石，当时没有及时做手术，现在想做手术但是一直有炎症，在医院又住了半个月，还是每天消炎。上周末做的B超，说是胆囊壁增厚还是不能手术，现在还在住院，麻烦问一下这种情况怎么治疗才好？**

答：我建议你请中医看看，胆囊炎、胆结石不一定要做手术，中医治疗此病疗效确切，恢复快，省事省钱，直径在1.5cm以内结石都可以排除，当然时间要长一些。

11.冰冰：我今年27岁，女性。只要一吹冷风，眼睛周围和脖子上就会起一些像水泡一样的红包，有时候衣服穿的单薄了，腿上也会起红包，很痒。遇暖时，就自己消退了。请问这是什么病？怎么治疗？

答：你所说的红包可能是荨麻疹，这是一种常见的皮肤过敏性疾病，建议先服服抗组织胺、抗儿茶酚胺类药物，如马来酸氯苯那敏、赛庚啶等。

## 2014年1月17日

1. 泪舞：我今年28岁，女，总是感觉胸口骨头疼痛，时轻时重，弯腰一会儿再起身时最痛。有腰椎间盘突出，小孩还在吃奶。请问是什么原因？去医院需要看什么科？

答：可能有下列情况：一是颈椎病；二是肋间神经痛；三是低血压引起的心肌缺血。应该首先去风湿科排除前两种，然后再去心血管科，排除第三种情况。

## 2014年1月20日

1.OZJ：计算怀孕天数是末次月经哪天算？还是同房那天算？还有我现在怀孕了总是感觉有时肚子饿胀，胃不舒服，吃得不多又易饿，总之很难受，以前怀第一胎没这么难受的。请问这是怎么回事？

答：怀孕一般从末次月经算起，45天时尿中HCG阳性，50天B超就能看出来。这就是妊娠反应，俗称胎气。其实是指植物神经功能紊乱，以胃肠道植物神经紊乱为主。

**2.忆忆：女性，28岁，未婚，嘴角长有胡须，比较明显，请问如果刮掉或是拔掉会有什么后果吗？怎样能让它不那么明显？**

答：不要刮不要拔，如果月经周期正常，婚后随着雌性激素自然增长，胡须就会减少。

**3.你智商低點你：我23岁，男性，老是腰痛，最近检查出有椎间盘突出症，请问有什么好的方法治疗吗？**

答：椎突就能引起腰痛。如果没有下肢放射性疼痛的症状，就说明没有合并坐骨神经痛。你的椎突属于轻度，可用睡木板床的方法治愈，每24小时脱衣平卧16小时以上。坚持3个月以上，可见疗效。

**4.渐行渐远：多囊卵巢流产之后，若要第二胎还会发生流产吗？请问应该怎么办？**

答：多囊卵巢中医中药是可以治愈的，坚持服药B超显示阴性就可以怀孕。这样的患者容易流产，因此在妊娠后应进行中药保胎，如保产无忧方、泰山磐石散等。

**5.正在逝去的青春：我朋友大拇指前端长了很厚的肉茧，剥了继续长，越长越厚，初期不痒，后来发展到两个拇指都长而且痒，越剥越厚越剥越痒，剥了的地方都是红色，去了很多医院说是真菌感染或湿疹，涂过卤米素乳膏，现在涂氟米松软膏，涂了能够稍微缓解痒的症状，请问该怎么办？**

答：你朋友这是手癣，中医叫鹅掌风，建议口服斯皮仁诺100mg，一日两次，服用5天为一疗程。

**6.贾军强：我今年25岁，咽喉感觉有异物、总是干咳，这种症状持续好几年了。前些年去医院检查说是慢性咽炎，后来间断吃了一段时间西药，没有什么效果，后来也就没管过。请问中医可以治疗吗？**

答：慢性咽炎有三种合并症。一是上气道咳嗽综合征；二是鼻后滴流综合征；三是咳嗽变异型哮喘。三种合并症都能引起咳嗽，中医对此病具有很好的疗效，相对而言，西医的消炎药则疗效欠佳。

**7.富贵一族：我姐姐40岁，最近生病了，发病时牙关紧闭，不能言语，已在床上或者地上转圈圈，天水市中医院医生说是抑郁症，舌苔整体淡白，整个舌面上有红点分布，请问有什么好的治疗方法吗?**

答：这不是抑郁症，是癫痫。属于癫痫中精神性发作，首先通过CT或核磁看颅脑有无器质性病变，然后服用中药，进行辨证施治，适当的加一点丙戊酸钠之类，则疗效更好。

**8.冯峰华：请问大的输尿管结石，靠吃药能治好吗?**

答：输尿管结石西医可用碎石法，中医中药对于小的结石（直径在1cm之内）都能排出。碎石后，输尿管残留损伤容易使结石再生，如果碎石加中药则这种损伤和结石再生会大大减少。

**9.漂叶：我妈今年47岁，月经不规律，近一月来失眠。每天睡一个小时左右，平日比较焦虑，未见其他症状。服用了一些中成药及西药，未见改善，请问这种情况可以用酸枣仁打粉配百合睡前冲服来改善吗?**

答：你母亲这是更年期综合征，原因是雌性激素减少，内分泌紊乱。单纯的镇静药酸枣仁、柏子仁之类无效，必须以活血化瘀，调节冲任，加之重镇、养血安神，坚持服用一段时间中药可逐步减轻这些症状。

**10.开心龙：变应性皮肤血管炎中医可以治疗吗?**

答：中药有效，采用活血化瘀、祛风除湿止痒之法，加减进退则能见效。

**11.zhaojunping：我是乙肝大三阳，正在服用治疗大三阳的中**

**药汤剂，如果期间感冒了吃感冒药或者输液对乙肝会有影响吗？现在感冒我都不敢吃药。**

答：肝病治疗期间如有感冒可在服用治肝药的同时积极治疗感冒。此种情况时感冒了，输液疗效最佳，必须采用消炎药，以三代头孢最佳。因为肝炎患者的感冒，很快就形成感染，主要是上呼吸道的感染。

**12.渐行渐远：我结婚一年，一直未怀孕。今年吃中药治疗半年以后怀孕了，可是到三个月的时候出现流血的症状，随后就流产。去医院医生说胎儿五十天时就停止发育，请问我以后还会怀孕吗？**

答：正常生活，怀孕后可服中药保胎，如泰山磐石散、保产无忧方等，如能辨证施治则更好。

**13.盼盼：我儿子今年三岁，额头上长了一块白色、像癣样的东西，刚开始看医生说是癣。用硝酸咪康唑乳膏抹了有一个月也没有效果，反而面积变大了。后来又去看，医生说这是白色糠疹，不用管会自行消退的。请问这是什么病？**

答：用康唑类无效说明不是癣，检查一下是否是白癜风。

**14.深海：有人说鬼针草泡水可降血压，请问高血压患者可以经常泡水喝吗？**

答：鬼针草为菊科植物，具清热解毒、活血消肿之作用，至于能否治疗高血压尚无大量研究。

**15.盐菜妈妈：我爸今年53岁，前两年在成都诊断有心肌缺血。最近因为天气变化，颈椎与脖子的后脑勺有发热感，同时还伴有头晕、胸闷等症状，平躺休息一会儿，症状会减轻。请问应该怎么治疗？需要注意哪些？**

答：你这是动脉硬化。冠状动脉、颈动脉硬化就会引起头痛，颈项不舒。查一下血脂，估计有高血脂症，应该从降压、降脂等方面着手治疗，清淡饮食，加强运动。

**16.余生唯爱–迹米：请问30多岁的年轻人出现牙龈萎缩等症状，中医可以治疗吗？**

答：那叫萎缩性牙龈炎，中医对于此病疗效好。

**17.秋霞：请问慢性咽炎中医有好办法治疗吗？**

答：治疗慢性咽炎是中医的强项，因为这属于慢性增生样改变，并无致病菌的活跃，因此吃消炎药物无效。

**18.半人形小狐狸：我平常走路快，上个两三层楼梯就喘不过气来，心脏有时也觉得像是揪着一样，很沉重，手脚冰凉，脚爱出汗，请问这是怎么回事？**

答：我不知道你的年龄，首先考虑心脏病。中年以上则考虑冠心病；中年以下则考虑风心病；另外还有肺心病、先天性心脏病、贫血性心脏病、尿酸性心脏病等。

**19.约定：我结婚半年，还未怀孕，请问应该怎么办？**

答：结婚半年不怀孕不应该惊慌，不要有心理负担。如果是两年未孕就有问题了。

## 2014年1月21日

**1.曾经的故事：请问病毒性肝炎吃什么药？**

答：病毒性肝炎有：A、B、C、D、E、G六型。各型都有各自的特点，讲起来话长。现将常见的三种说一下，A即甲型肝炎，即急性黄疸型传染性肝炎，虽有传染性，但有免疫性、自愈性，中医效果很好，基本上都能治愈；B即乙型肝炎，病程较长，有慢性化特点，针对病毒治疗的有核苷类似物，干扰素等；C即丙型肝炎，慢性化特点更著，针对病毒治疗，有特异性药物的如：派罗欣，佩乐能等。

**2.刘彦斌：我患有颈椎病，脖子和肩周疼得很厉害，无法专心工作。有朋友推荐让我打封闭针，疼痛就能缓解，请问我应该怎么办？**

答：不要打封闭针，封闭针只有暂时止疼作用。服用中药加理疗按摩应作为此病之首选。

**3.生命天使：我爸今年60岁，2013年8月份曾因小脑出血住院。出院后至今，平躺无症状，一活动就头晕，现在正服用硝苯地平控释片，血压140/100mmHg。自发病以来一直口干，情绪不稳，请问该怎么调理？**

答：治疗高血压的药物很多，如果硝苯地平疗效不满意，可以换其他药物，如β受体阻断剂、心得安、倍他乐克等；血管紧张素Ⅱ转化酶抑制剂、卡托普利；血管紧张素Ⅱ受体拮抗剂，氯沙坦、缬沙坦，必要时还可以服用利尿剂，如螺内酯等。

**4. da-la-di-da：我今年27岁，从小舌头就有好多裂纹，现如今舌裂的更厉害。平时爱生闷气、心情压抑，吃过中药没有效果，请问像我这种情况还能治好吗？**

答：舌裂是阴虚的表现，阴虚火旺伤阴，舌体伤阴则显干裂，就像河滩的淤泥一样，在阳光暴晒下水分蒸发泥面就出现干裂，你应该多喝水、多活动，中药六味地黄丸、知柏地黄丸、杞菊地黄丸、麦味地黄丸长期服用有效。

**5.李方媛：请问牛皮癣可以根治吗？**

答：你说的牛皮癣是中医的牛皮癣还是西医的牛皮癣，中医所谓的牛皮癣就是银屑病，西医所谓的牛皮癣是神经性皮炎，二者的治法不同，请详述。

**6.爱美丽：我家宝宝4个月，不怎么吃奶，奶水太多我用手挤过，也用吸奶器吸过，导致现在不够吃。吃了三副中药催乳也没**

效果，还喝了很多猪蹄汤、骨头汤也不行。大夫说让小孩多吃奶多刺激，可是宝宝不饿时不吃，请问有什么好的方法可以让我尽快下奶吗？吃西药有效果吗？

答：目前西药还没有有效的下奶药，可以用中药木通（小于6g）、王不留行、炖猪蹄试试。

7. 蓝天：我小外甥6个多月大时出现抽风、手脚紧握的症状。有时候一天犯几次，去医院做过多项检查，医生说是癫痫，需要长期口服抗癫痫药，请问这些药对婴幼儿有影响没？

答：抗癫痫药对于婴儿是有影响的，首先应该看看颅内有无器质性病变，如果没有器质性病变，则可选用中药，中药辨证论治对婴幼儿癫痫非常有效。

8.罗莉：我妈妈去年做了左乳腺癌切除术，现在术后一年多，伤口还是感觉疼痛，期间一直在服用抗癌药。从今年九月份开始，胃也间断的疼痛，请问有什么好的方法治疗？

答：抗癌药物不能常吃，估计你吃的是内分泌药物（三苯氧胺、托瑞米芬、来曲唑等），伤口的疼痛不一定是癌症复发，找中医看看，采用活血化瘀、软坚散结的方法有可能好转。

9.那些年的回忆：男宝宝，1岁2个月，晚上一直睡不安稳，经常睡着睡着就大哭起来，抱着哄哄就睡着了，请问这是怎么回事？

答：这样的孩子很多，老百姓叫“夜哭郎”。其实是孩子的植物神经系统不是很稳定，有几味中药很有效，甘草10g，浮小麦30g，大枣4枚，蝉蜕6g，吴茱萸6g，水煎服，可以放糖。随着孩子的年龄增大，这种症状就会消失。

10.赵娟：我爸爸去年4月份时突然胃痛，在医院查出有胃炎，吃了半年的中药和西药，症状好多了，这几天又开始痛了，请问应该怎么治疗？

答：上腹部的疼痛不仅仅是胃痛，胆囊、胰腺、肝病均可引起上腹部疼痛。即便是胃痛，也有胃溃疡、萎缩性胃炎、十二指肠球炎、胃黏膜脱垂、十二指肠憩室等。因此，上腹部的疼痛需要很精确地辨证，一句话是说不清楚的，光做胃镜是不行的。

## 2014年2月22日

**1. 浮生若梦：小孩发烧之后全身出现散在红点，伴瘙痒，请问这个要不要紧，该怎么处理？**

答：这有两个可能，一种可能是药物过敏产生的皮疹，一种可能是幼儿急疹或风疹，前者的特点是烧退而疹出，处理需进行辨证施治。

**2. 杨国科：病人去年三月份做了肺癌手术，她还有肺纤维化，现在呼吸困难，一直吸氧。请问有什么办法可以治疗？**

答：有肺间质纤维化就说明病人在患肺癌前有慢性气管炎、肺气肿、肺心病的病史，得了肺癌犹如雪上加霜。做了肺叶切除并不能改善肺功能，这样的患者，中医辨证施治，可以有较好的疗效。

**3.嫣尘：肺癌脑转移，化疗后效果不好，请问喝中药能延长生存时间吗？**

答：肺癌脑转化疗、放疗、X刀、伽马刀等疗效均不理想，这是肺癌晚期的临危改变，有一部分病人通过降低颅内压（甘露醇、地塞米松）配合服用中药可产生一定疗效，有一部分病人可以延长生存时间。

**4. 玲：朋友怀孕时吃了很多药，末次月经是1月4号，1月21日因感冒连续输液4天，药物有头孢，奥硝唑等，还吃了感冒清**

热颗粒、银黄颗粒，请问该怎么办？

答：末次月经后不足半月，虽然用了一些西药，对胎儿影响不大，不必过分担心，好好呵护，争取正常分娩。

5. 华丽转身：女，48岁，脱发、斑秃、舌大有齿痕，吃胱氨酸斑秃丸两个月无效，看中医说是气血、心血不足，开了药方吃了也没有效果，请问该吃些什么药？

答：斑秃是可以治愈的，中医中药疗效非常理想，但必须坚持服药，要有耐心，服了一个月药不一定就立竿见影，当然要请有经验的中医，辨证施治。

6. 静飞儿：请问精神分裂症的后遗神经性头痛能治好吗？我的症状很严重，劳累或坚持正常工作八小时后都会不舒服，请问我的病能治好吗？

答：可以治好，这是精神分裂症的后遗症，治疗头痛的同时不能忘记精神分裂症的特殊病史。

7. 随缘：患有颈椎病，去医院就诊，骨科医生说必须推拿按摩，吃药没用，请问是这样吗？

答：这个话缺乏准确性，颈椎病有脊髓型、神经根型、血管型、椎板型等，各型各有特点，每型都有适合的治疗方法，推拿按摩只适合椎板型和神经根型，对其他型疗效并不佳。

8. 不知不觉论：请问皮肤晚上感觉很痒，白天没什么感觉？可以用什么药？

答：你先买点抗过敏的西药试试，如马来酸氯苯那敏、赛庚啶。中药防风通圣丸也有同样效果。

9. 走自己的路：我一个朋友，他母亲60多岁，得了白血病，请问该怎么治疗？

答：60多岁的白血病患者，由于对化疗药物缺乏耐受性，往往需要中西医结合治疗，白血病有急淋、急单、急粒，不知你说的患者属于哪一种类型的白血病。

**10.王森：老人腿部骨刺能够治愈吗？请问该用那些药物或方法？**

答：骨刺其实就是骨质增生，有骨质增生的同时通常合并脱钙，随着骨质增生，骨刺的部位不同可以产生不同的症状，中医中药通过辨证施治能使这些症状不同程度的减轻，其机理不是让骨刺消失，而是让局部的肌肉和神经的适应性增强，从而减少疼痛不适。

**11.润：我妹妹42岁，自去年下半年右侧耳朵正上方（太阳穴偏后一点）位置经常性出现针刺样疼痛，疼痛感有时是几秒，有时持续1~2分钟，以前有过头部闷痛的症状。在医院做CT检查无异常。请问该怎么办？**

答：你这是偏头痛，也就是神经性头痛。中医将头痛分为以下几类：前额属于阳明，后额属于太阳，颠顶属于厥阴，双侧属于少阳。中医治疗头痛效果很好，通过辨证论治充分体现了治疗头痛的灵活性，较之于西医的止痛药有很大的优越性。

**12.鸿：最近不知为什么双眼大小变得不一样，这是什么情况，是不是生病了？**

答：有下列三种情况：一是重症肌无力，一侧眼睑下垂；二是甲亢，一侧眼裂增大；三是沙眼，两侧的严重程度不等。你最好找眼科及相关科室做全面检查。

**13.老人：我家宝宝七个月，2014年1月6日因发烧住院，打了噻吗灵后还是反复发烧，后来改打罗氏芬，退了烧，长了疹子，疹子消散后出院。过了两天又拉肚子又吐，经过治疗腹泻，现在晚上睡觉出汗多，请问应该怎么治疗？**

答：你孩子发烧，很可能是上感，上感可引起呼吸道感染，也可引起胃肠植物神经功能的紊乱，你所用的罗氏芬等均为头孢类的商品名，主要有消炎作用，炎症消退后，大病去了但留下了一些植物神经功能的不平衡如出汗。治疗这种病，中医的办法比西医多，你可找中医辨证施治。

**14.曹雪：我有一个叔叔今年40岁，得了鼻炎，吃了一个月的药都不见改善，鼻塞，特别难受，偶伴发冷，您有什么办法或药方吗？**

答：通常的鼻炎大多具有过敏性，也叫过敏性鼻炎，中医中药治疗过敏性鼻炎堪称一绝，但必须通过辨证施治，才能有效。

**15.朵妈：我父亲曾经吃过一段时间中药来调解支气管炎，伤了肠胃，之后吃一点凉东西就腹痛、腹泻，请问裴老有什么好的方法可以调理一下吗？**

答：治疗慢性气管炎的正确方药大多数并不伤及脾胃，因为脾胃属土，培土可以生金，你当前的证候应该继续用培土生金法，应该肺脾同治。

**16.碧玉妆树：男孩7岁，从去年6月起有时会出现心跳加速的情况，过上几十分钟自行消退。有一次大夫听诊时心率130次/分，可去做心电图时又成了90次/分。心跳加速时孩子有些难受。不知道这是什么病，如何检查诊治？**

答：这是窦性心动过速，是小儿植物神经紊乱阵发性的交感神经兴奋所致，西药心得安可以治疗心跳加快，中药甘麦大枣汤，水煎服，对此有预防作用。

**17.上善若水–厚德载物：我妈妈47岁，年轻时月经半月一次，今年检查有子宫肌瘤，医生说注意复查，目前不用手术，请问这是怎么回事？**

答：47岁的妇女患子宫肌瘤如果月经量不是太多，经来腹痛不是太严重，就不必去管它，如果月经不来就更好，更年期停经后随着子宫的萎缩，子宫肌瘤也不可能加重，皮之不存，毛将焉附？

**18.张小芳：整个手都痒，现在只是手心痒，这是不是手气，应该怎么治疗？**

答：你说的是手癣吧，中医称之为鹅掌风，告诉你一个单验方：花椒、川楝皮、苦槿皮，三个药等分研末，过箩，加酒精三倍，浸泡三日后外敷。

**19.爱文618：我最近胃镜查出胃窦慢性萎缩性胃炎中度伴急性活动，肠化（++），幽门螺杆菌（+），该吃点什么中成药？**

答：胃窦炎合并肠上皮化生，Hp阳性，要抓紧治疗。否则会出现不典型增生，日久会成为癌前病变，那时就不是一方一药的问题，应该找中医系统辨证治疗。

**20.桃子：我现在耳朵总是嗡嗡响，手心爱出汗，这是为什么？**

答：耳朵嗡嗡响叫作耳鸣，如果是双侧耳鸣，中医属于肾虚证候，手心爱出汗说明属于肾阴虚兼有阳虚，从肾论治是治疗耳鸣的根本大法，方药的进退加减必须通过辨证论治才能确定。

**21.Syy：眼球瞳孔边缘长了一小块息肉，旁边还有几根明显的红血丝，请问这可能是什么原因造成的？**

答：这是翼状胬肉，中医叫胬肉攀睛，西医的办法就是手术，此病之轻者口服中药有效。

**22.Syy：手指甲上出现很深的横形凹陷，是机体缺某种微量元素吗？**

答：指甲的变化和缺钙有关，和钙代谢最密切的就是维生素D。

**23.Victor：我老婆怀孕七周，今天早晨突然有点出血，做B超看不见孕囊，这是怎么回事？**

答：没有看到孕囊说明胚胎发育不良，继续保胎。如无效说明胚胎停止发育，胚胎停止发育的原因很多，和精子、卵子的质量有很大关系，也与抗精子抗体的存在等有关。

**24.王洋：我母亲无三高，心率较慢，60次/分，去年突发心脏骤停，持续时间大约半分多钟，住院检查未见异常。这类症状已发生过两次，隔一两年发作一次，请您给些建议和分析。**

答：你所谓的三高是否是高血糖、高血压、高血脂？没有三高，心率慢、血压低同样能引起心肌缺血，也会产生和冠心病相同的症状。

**25.许甜：我爸爸咽喉疼痛，小便色黄，这是怎么回事？**

答：说明你爸爸有慢性咽炎，小便黄不能说明问题，有时喝水少也会发黄，这是正常现象。

**26.荷花送香：我儿子十八个月，前段时间感冒好后，晚上睡觉喉咙经常性发出噜噜声，饭后若有哭闹或咳嗽时会吐，看了很多医生，还未见效，请问裴老这些症状是什么原因造成的？**

答：你所说的这两种症状都是咽峡炎（扁桃腺炎），应该先将扁桃腺炎治好。

**27.黄灿标：女，37岁，得了多囊卵巢，一直西医治疗，怀孕两次胚胎都停止发育，请问多囊卵巢中医辨证治疗理想，还是西医雌激素治疗理想？**

答：多囊卵巢一般不容易怀孕，一旦怀孕也容易流产，中医治疗多囊卵巢是强项，要不间断的服药，怀孕后再进行保胎治疗。

**28.jhjhjhhj：胸骨痛是怎么回事，吃了止痛药后出现了头晕。**

答：你说的是胸骨自发性痛还是胸骨压痛，后者是急性白血病的常见症状，前者在肋软骨炎常见，个别胸腺瘤的患者会有胸骨痛，但这种病例很少见。

**29.祝福：我母亲不明原因从前天开始双手出现乌黑，就像有瘀血一样，用热水加酒精泡过之后稍微有一点好转，我想请问这**

**是什么原因导致的，严重吗？**

答：有可能是肢端青紫症，这种病常见于年轻妇女，双手手指遇冷或发生局部的血管痉挛，就会产生此症，严重的叫作雷诺氏病，属于自身免疫性疾病，通常用激素治疗有效（强的松）。

**30.雅依：请问更年期月经量多且时间长是怎么回事，应该用哪些中药调理呢？**

答：更年期月经量多称之为功能性子宫出血，查一查有无子宫肌瘤，如无则属于中医气不统血之证，张锡纯的理冲汤、固冲汤通过辨证施治有明显的疗效。

**31.婷：小孩2岁半，几乎每个月都会感冒咳嗽，请问吃些什么药可以增强体质？**

答：应该详细检查咽部，大多数有慢性咽炎或咽峡炎，这两种疾患都能引起上呼吸道感染，治疗时应该先考虑这些因素，这样治疗才能有效。

**32.May：男，24岁，医院检查患了肺部感染，经过长达一年的治疗，现在又诊断为肺结核，消炎药输多了，现在肝功受损，该怎么治疗呢？**

答：肝功受损，不利于抗结核药物的长期服用，首先确诊有无肺结核，最近我发现县级以下的卫生机构对结核的诊断还存在混乱，观片水平不够高，把一般的慢性气管炎或慢性感染误诊为肺结核，抗结核药物的应用使很多患者肝功受损，如果你方便的话拿着片子到我的门诊进一步确诊，我给你选择一个合适的治疗方案。

**33.李方嫒评论：女，身上一块一块的圆形的红斑，请问裴老这是怎么回事？**

答：你说的那是体癣，由霉菌引起，既不是银屑病也不是牛皮癣，建议口服斯皮仁诺100mg，一日两次，共服用五天。

**34.黄灿标：女，37岁，怀孕2次胚胎都不发育，医生说有子宫粘连。请问裴老这种病中医治疗还是西医治疗好，需要检查什么？**

答：胚胎不发育的原因很多，子宫粘连其实是次要的原因，最主要的还是精子与卵子的质量问题，和男女双方的健康状况及生殖器官的炎症有关，还要排除有无器质性病变，还和双方有无抗精子抗体等因素均有关，应该做系统检查。

**35.琳子：吃了一点辣椒后脸上又红又肿，眼皮也肿了，身上皮肤有点痒，是不是跟饮食有关系？**

答：你这是过敏体质,这样的体质和遗传有关，生活中容易产生过敏的有海鲜、菌类植物、肉蛋奶类及辛辣刺激食品，你禁食这些易引起过敏的食物。

**36.韩福祥：请问高分化腺癌（肺癌）放化疗后转移到了颈部淋巴结，化疗可以进行吗？**

答：高分化腺癌对放化疗不敏感，反而能促进癌症的转移，高分化癌发展较慢，存活时间较长，有一位农民患者得了高分化肺腺癌，没有手术，也没有放化疗，就是吃了些中药 ，活了20多年仍然健在。

**37.王风好：今年25岁，经常掉发，睡觉不是太好，这与什么有关系呢，需要药物治疗吗？**

答：发为血之余，说明血虚，睡眠不好也说明血虚，说明你有心血虚指征，有形之血难以骤生，无形之气须当急补，治疗方法就是益气补血，代表方药是归脾汤，建议服用归脾丸。

**38.原宪：我闺女14周岁，满脸都是青春痘，额头也是，请问怎样可以消除或减少？**

答：这是痤疮，14岁的孩子有痤疮不要害怕，这是内分泌正在调整时期，过一段时期，内分泌调整顺了，痤疮就会自动消失。

**39.小明论：打呼噜严重，应该怎么办？**

答：打呼噜严重这叫鼾病，省级以上的三甲医院多半都成立了鼾病科，说明此病的发病增多，与肥胖、高血压、动脉硬化有关，与慢性支气管炎、肺气肿也有关。应该做系统检查，不能一概而论。

**40.假亦真时真亦假：我最近化验了谷氨酸氨基转氨酶为58，其他都正常，请问吃什么药好？**

答：谷丙转氨酶的升高说明肝功有问题，但因你是轻度增高，如无全身肝病证候，可暂时观察不用药。

**41.da-la-di-da：我从十几岁开始每天晚上做梦，严重时失眠，请问您有什么好的办法吗？**

答：失眠种类很多，应该说全身各系统的病变都能引起失眠，必须检查清楚，才能给予恰当的治疗。

**42.chao：哺乳期得了宫颈糜烂，如何进行治疗呢？**

答：宫颈糜烂是常见病、多发病，最常见于妇科的感染，妊娠期、围产期、经期新发的宫颈糜烂较多，是因为这三个时期机体的免疫功能随着内分泌功能和植物神经功能的紊乱而出现波动，从而增加了宫颈感染的机会。应该用中药治疗，中医中药在治疗方面有丰富的经验，要根据辨证论治来决定，不是单方能解决的。

**43.刘瑞潇：我得了咽炎，平时喉咙上经常有一些小黄疙瘩，有时吃点消炎药，也不太在意。最近发烧严重了，不但两边有一些小疙瘩，中间也有，成了一大块，吃了左氧氟沙星和阿莫西林嗓子不疼了，但是疙瘩还没有消下去，该怎么办呢？**

答：慢性咽炎经常合并滤泡增生容易招致感冒引起发烧，单纯的消炎药只能使炎症缓解，不能根治，建议你服养阴清肺丸、黄连解毒丸、百合固金丸等试试。

**44.飘扬过海：龟头疼痛，有珍珠状丘疹，用什么中药治疗比**

较好？

答：你这有可能是生殖器疱疹，属于性病范畴，要认真治疗，夫妻分床，否则会传染给对方。

45.轨迹：女，27岁，我是一名地贫基因携带者，从未有过不适症状，去年一次体检才发现的，现在打算要小孩，会有影响吗？需要注意什么？

答：地中海贫血是一种遗传性的溶血性贫血，由于遗传基因的缺陷，使红细胞中的某种珠蛋白缺乏，从而使红细胞容易崩溃，目前还没有什么很好的治疗方法，干细胞移植、脾切除等疗效均不确切，很难治，但病情的轻重有很大的个体差异，有一部分轻症病人可以生育，传宗接代。

46.周珍珍：我结婚2年，一直未孕，以前怀过，流产了，现在一直怀不上，这种情况要检查那些项目？

答：第一，检查盆腔有无炎症，双侧输卵管有无闭塞；第二，要检查性激素全套，观察激素水平；第三，检查男子的精子常规；第四，男女双方有无抗精子抗体。

## 2014年2月23日

1.海绵宝宝的快乐：我妈妈53岁，时常感觉心慌，难受，做了心电图，结果是窦性心律，轻微电轴左偏，她还有高血压，高血脂。请问她是什么问题？

答：你妈妈的情况比较清楚，高血压、动脉硬化已经影响到冠状动脉的供血，其实你妈妈已经属于早期冠心病了，应该积极治疗，将疾病遏制在萌芽状态。

2.退避山野：我妹妹患了类风湿病已经几年了，现在活动不

**便，特请指导更好的治疗办法？**

答：类风湿的最后结局就是关节畸形，活动障碍，类风湿因子、C反应蛋白、血沉、白总分等均可反映该病有无活动，如有活动，应积极治疗，可以使关节变形和疼痛缓解，达到理想的治疗效果。

**3.百晓生：我母亲58岁，患了老年性飞蚊症，其中左眼比较严重，这个病该如何治疗呢？**

答：飞蚊症一般是玻璃体内有浮尘物所致，大多数是游离的血管残端，一般不影响视力，无需治疗，个别患者合并眼底病变，那就是另外的问题了。

**4.裘依：我朋友他老婆怀孕快5个月了，现在家庭经济状况出了问题，能不能安全的打掉，有什么安全的办法？会不会影响以后怀孕？**

答：3个月以内叫人流，3个月以后可以引产，就现在的医疗水平而言，应该是很安全的，不影响以后生育。

**5.我是谁：我是一个被脱发困扰的高校女教师，脱发从16岁开始持续20年了，以前一头秀发现在头顶几乎能看见头皮，头有点油，头发干枯，脱发主要在头顶部，发际线也逐步地退后了。不知道能不能治愈？**

答：你的脱发属于脂溢性脱发，虽然难治，应该说可以治愈。中医中药有很多的治疗方剂，但必须辨证论治，坚持长期服药。

**6.王森：骨刺在膝关节处会否导致残疾，如果在脖子也就是颈椎处有骨刺，可否手术呢？**

答：所谓的骨刺，其实是骨质增生的一种表现，经常是退行性骨关节炎的表现之一，推拿、按摩、针灸、理疗有一定的疗效，中医中药也有较好的疗效，中药治疗的目的是改善机体局部的适应性，而不是将骨刺消除。膝关节处是骨刺最易发生的部位，仍然符合上述观点，个别严重病例可考虑手术（关节腔置换术）。



**7.宝贝小牛牛：我月经量很少，颜色偏深，每次头两天稍微多点，后面两三天就一丁点，去医院检查了妇科都正常的，这段时间还满脸痘痘，请问吃什么可以调理一下？**

答：首先应该知道你的年龄，如果是青春期就叫作青春期综合征，如果是更年期则叫作围绝经期综合征，雌性激素偏少，雄性激素相对偏多，则出现痤疮，中西医结合治疗效果良好，可去专科就诊。

**8.幸福洋溢：眼睛玻璃体混浊不手术中医可以治疗吗？**

答：中药有很多这方面的处方，如：丹栀逍遥散、桂枝茯苓丸、杞菊地黄汤、明目地黄丸加减进退有效。

**9.鹏：我表哥患牛皮癣多年，多方医治无果，请问中医有何良方？能否根治？**

答：中医治疗牛皮癣有很多优势，一部分患者可以完全治愈。

**10.max：请问37岁女性多发子宫肌瘤打算做腹腔镜手术，但妇科大夫说：一是不能保正清除干净；二是有可能复发；三是肌瘤最大的近8厘米若不做有可能变性。请问中药能否控制肌瘤？可否术后服用中药防止发展？**

答：多发性子宫肌瘤如无特殊症状，则应采用中医治疗，中医通过活血化瘀、软坚散结、调节冲任等方法，可以使小的肌瘤消散、大的肌瘤缩小，如果有大出血或严重的痛经，则应采取手术，必要时子宫全切。

**11.摸着石头不过河：我是窦性心动过缓，左心室肥大，伴复极化异常，异常ECG，这该怎么治呢？**

答：要排除病窦综合征，一般心电图不能确诊此病，要进行动态观察，如果是单纯的窦性心动过缓，中医疗效特佳，基本上都能治愈，西医治疗快心率是其强项，治疗慢心率疗效则次于中医。

**12. 我行我素：我发现自己的白眼珠很雾，发黄，是不是有病啊？该怎么办？**

答：应该检查肝功、血常规，排除血液病（包括溶贫）及肝胆疾患。

**13. 海：产后受风引起的偏头痛该怎么治疗？**

答：你这是偏头痛，也就是神经性头痛。中医将头痛分为以下几类：前额属于阳明，后额属于太阳，颠顶属于厥阴，两侧属于少阳，中医疗效很好，通过辨证论治充分体现了治疗头痛的灵活性，较之于西医的止痛药有很大的优势。

**14. 我行我素：我老公30多岁，经常抽烟喝酒导致现在每天早上起床，喉咙里的痰很多又咳不出来，还伴随干呕，这是不是慢性咽炎，有什么好的治疗办法？**

答：抽烟喝酒的人，慢性咽炎的发病率较常人高出一倍，根据你描述的症状，有可能是慢性咽炎，当然也不能排除上呼吸道其他部位轻度感染的可能性，慢性咽炎中医中药有很好的治疗方法，如养阴清肺汤、百合固金汤、桑菊饮、银翘散、黄连解毒汤等，通过辨证论治都有很好的疗效。

**15.敬慈：湿疹，可用防风通圣丸吗？**

答：湿疹，尤其是慢性湿疹，应该说防风通圣散是首选方剂，如果能配合辨证加减，则不失之为治疗该病的理想药。

**16. 相依：最近早上起床后总是感觉口干舌燥，请问是什么原因？**

答：要分析这个问题，必须要知道全身其他方面的变化，如果单纯考虑这个问题，从西医观点看你这是植物神经功能紊乱，交感神经兴奋，从中医观点看为阴虚火旺，火旺伤阴。

**17. 真心：我的脖颈最近老疼、有时抬头就觉得挺沉、左右转脖颈有时有嘎嘎声，我这是不是颈椎病，有什么方法治疗？**

答：你可能是落枕，该病属于一过性颈部肌肉劳损，颈椎病则是以颈椎增生，颈椎椎间盘膨出、突出为主的一组进行性改变，也可以合并肌肉劳损，与落枕不同。落枕通过按摩、推拿，短期内就能治好。

**18. 微风影影：姑父62岁，年前11月底，因腹胀、腹痛，乏力、纳差，入院检查为：一是原发性肝癌，腹腔积液；二是慢性胆囊炎。病人不愿做手术，住院10天后回家调养，吃当地中医开的药后，腹部肿胀减轻，但肝区疼痛还是很重，尤其下午疼痛明显，这种病怎样治疗？**

答：原发性肝癌，若病灶在5cm内者属小肝癌，手术治疗疗效很好。若肿块巨大者则属巨块型肝癌。介入、手术疗效均不理想。中医中药可在减少疼痛、延长生存期方面有效。

**19. 叶子：食管炎吃什么药效果最好？**

答：食管炎大多数由胆汁返流形成，胆汁反流性食管炎经常合并胆汁反流性胃炎，一半以上的患者都有胆囊炎和胆道疾患。市售成药如柴胡疏肝丸、越鞠丸、橘皮竹茹丸、香砂养胃丸、丹栀逍遥散、旋覆代赭丸、丁香柿蒂丸均有不同程度的疗效，可以试试。

**20. 寒冰：我父亲年前做了胆囊切除手术，术后病理报告为：残留上皮CKP（阳性+），组织细胞CD68（阳性+），KI-67阳性细胞40%。请问这个结果反映了什么？现在怎么治疗比较好？**

答：你所谓的组织细胞反映了你的免疫现状，残留细胞是炎性残留细胞还是癌性或癌前病变的残留细胞，你没有说清楚，术前的诊断需要你继续提供，否则无法判断。

**21. 微风影影：有位亲戚体软无力，经医院检查是甲状腺功能减退，输液一周后没有什么大的改善，请问中医治疗这种病怎么样？**

答：甲减的主要症候有乏力、浮肿、脱发等，优甲乐是常规药物。中医中药有很多治疗甲减的有效方剂，必须辨证论治才能药中病的。

**22. 踏雪无痕：我妈妈现年69岁，患皮肤扁平苔癣已经7年多了，时好时坏，痒且溃疡面流血，主要是脚和小腿处，一直西医治疗，请问有没有好的中药方子可治愈此病？**

答：扁平苔癣是难治病，一般病人首发于口腔黏膜，曾经认为是长在口腔黏膜的霉菌病，所以20世纪60年代以前此病叫作扁平苔癣，后来确切认知此病并非霉菌感染，改为扁平苔藓，其病因仍不确切，一部分学者认为属自身免疫性质，我治疗此病采用泻黄散、导赤散、黄连解毒汤、真武汤辨证加减有效。

**23. 曾经的故事：乙型病毒性肝炎吃什么中药？有什么症状？**

答：乙肝，中药疗效极好，但需辨证论治，如果大三阳的患者还要配合核苷类似物（拉米夫定、阿德福韦酯、恩替卡韦等）。

**24. 心随吾动：我37岁，患子宫肌瘤10年，直径4cm左右，不愿手术治疗，月经量大，能不能采取吃中药保守治疗？**

答：直径4cm的子宫肌瘤不算太大，仍然可以采用中药治疗，可以使肌瘤缩小，月经量变少，痛经症状减轻。

**25. 不知不觉：皮肤痒，特别是晚上，就一小块地方，怎么治疗？**

答：局部的皮肤瘙痒可能是变异性皮炎或干性湿疹，先用氟轻松软膏、黑豆馏油膏试试。

**26. 嫣尘：肺癌脑转移化疗了，效果不好，喝中药能延长生命吗？**

答：肺癌脑转目前还是个棘手问题，甘露醇、地塞米松静脉点滴可以降低颅内压，消除头痛、眩晕等症状。伽马刀、X刀均无远期疗效，还可刺激新转移病灶的产生。中医中药有较好的对症疗法，可以延长寿命。





## 2014年2月24日

**1. 邱邱：女，30岁，生完孩子腰痛，不能久坐。不知道是不是天气关系，晚上感觉一只脚热，一只脚凉，就是温度不一样。请问腰痛怎么治疗？**

答：这统称产后风，围产期的各种动作引起了屈伸肌肉劳损，及其植物神经功能紊乱，是形成本病的主要原因，中药祛风胜湿，活血化瘀，通过辨证施治疗效极佳。

**2. 望月：我呼吸时感觉左胸部疼痛，每次就要屏气来缓解。这是怎么回事？**

答：呼吸时感觉胸痛，说明上呼吸道曾经有过感染，胸膜的感染因素还未消除；另一种情况是胸壁受过外伤或慢性劳损，详细情况通过视诊等检查手段才可确定。

**3. 一网情深：请问精原细胞瘤一期化疗好还是放疗好呢？**

答：除手术外应该是放化疗同步进行，或鱼贯进行。该病恶性程度高，转移快，治疗应尽早进行。

**4. 雨：我20多岁，最近几天左手臂有点发麻，感觉左手没右手有劲，是怎么回事？**

答：20多岁的人出现这种情况，大多数是周围神经病变所致，包括臂丛神经、桡神经、尺神经。如果是中年以上则应考虑脑血管疾患，如脑梗塞、脑动脉硬化等。

**5. 吕梦：我26岁，产后患双侧骶髂致密性骨炎2年，CT结果是髂骨增生、硬化。受凉，劳累后疼痛加重。请问应该怎么治疗，可以治愈吗？**

答：骶髂关节炎常是强直性脊柱炎的一种表现，你应该查HLAB-27，如果阳性则可确诊，强直性脊柱炎的治疗是比较困难的，需长期服药。

**6. 邪恶双子：腺肌症有好的治疗方法吗？还想要孩子。**

答：腺肌症实际上就是子宫肌瘤的初发阶段，它可以引起痛经、出血过多。中医活血化瘀法对此病有肯定疗效，但必须辨证施治。

**7. 百晓生：飞蚊症伴随有视神经萎缩怎么办？**

答：视神经萎缩是一种严重疾患，视力可持续性下降，目前还没有理想的方法治疗此病，中医中药杞菊地黄丸、明目地黄丸、丹栀逍遥丸、桂枝茯苓丸加减进退有效。

**8. 陈婷婷：我妈妈今年43岁，由于常年从事体力劳动，现在腰痛得很厉害，去医院检查也没有好转，只是说吃药控制。有没有哪所医院专治腰痛的。能让妈妈的腰痛好转一些？**

答：引起腰痛最常见的病证是椎突，此病除腰痛外尚可合并坐骨神经痛。此外，最常见的腰痛当属腰肌劳损，前者难治，后者易治。一般医院风湿伤痛科都有自己治疗的经验。目前，省内外还没有哪一家医院对椎突一两次就能治好的。

**9. gatha：我今年28岁，近两个月得了阴道炎，总是反反复复，今年想怀孕，请问会影响怀孕吗？中医有什么好的办法根除吗？**

答：阴道炎有滴虫性阴道炎、霉菌性阴道炎、细菌感染性阴道炎。治疗并不困难，抓紧治疗就会治愈。对生育从理论上讲是有影响的，实际影响有多大还不能肯定。

**10. QJF：我爸爸去年九月份因脑出血，现在说话不清楚，一个一个字说还可以，说多了就说不上来。腿基本上恢复了，可他的胳膊虽然有知觉了就是不会动，有什么方法可以恢复呢？**

答：你爸爸的脑出血肯定是在左侧基底节部，只有此部位的出血才可引起语言障碍和右侧肢体偏瘫，其治疗中医疗效最好，要坚持治疗，都有不同程度的恢复。

**11. 雁门飞虎：我妈妈60岁，患帕金森病16年，一直服用美多芭，去年又服用泰舒达。身体状况越来越差。有什么中医治疗方法吗？**

答：帕金森病是锥体外系发生了器质性病变，以震颤、强直、定向障碍为主要临床表现，西药多巴胺、美多芭、安坦、卡比多巴；中药大定风珠、三甲复脉汤均有一时之效。要治愈是很困难的。

**12. 姚李风雨画框：我最近恶心伴嗳气，到医院检查，胆汁反流到胃里。还有慢性胃窦溃疡。去年3月胆囊因息肉切除。请问像我这种情况，该注意些什么？这个症状和胰腺有关系吗？**

答：胆囊切除后会产生一系列后遗症，包括胆囊残端炎症、胆汁反流性胃炎、食管炎、胰腺炎、大约一半胆囊切除患者都会产生上述证候。我不大同意切除术，因为胆囊的小结石，泥沙样结石通过中药可以治愈。上述后遗症统称为胆囊切除后综合征。

**13. 血S紫墨：我今年18岁，最近心下灼痛，偶尔恶心干呕，喝点什么药呢？**

答：你的病可考虑：①胃；②胆囊；③胰腺；④肝病。资料太少，我不能进一步分析，更不能说吃什么药好。

**14. 听琴：我儿子四月半，早产儿，很早就发现有小儿夜惊症，只要白天不睡午觉，夜晚一定夜惊。我在网上查过资料，说大部分大了就好了，但孩子惊的时候样子很让人担心，想问问中药能否调理一下？**

答：小儿夜惊是常见证候，一般不作处理，柏子养心丸、天王补心丹、孔圣枕中丹等，任选其一，按说明吃药。

## 2014年2月25日

**1.退避山野：咽喉有痰吐不出又咽不下，随着胃的不适而变，请问有什么好的办法根治？**

答：你这是慢性咽炎，慢性咽炎经常有过敏倾向或者说有过敏因素参与，这就是你说的咽中痰吐不出又咽不下，中医将此称之为梅核气，根治的方法必须辨证论治，简洁的方法就是服用百合固金丸、半夏厚朴汤及养阴清肺丸，长期吃才会有效。

**2.失意：我妈妈今年45岁，3年前检查出右肺癌，术后又进行了化疗，今年检查说有肝转，请问中药能延长我妈妈的寿命吗？**

答：中药能延长寿命，改善患者生存质量，肝转后我不主张介入。

**3.孔令波：脸上牛皮癣，怎么治疗？**

答：你说的牛皮癣是银屑病，脸上的和全身其他的一样，必须做长期系统的治疗，才能有治愈可能，不是一两个方药就可以治愈的。

**4. 杨懿：我弟弟马上高考，患上了干眼，眼睛疼痛，滴了好多眼药，看了好多医生都没有作用，请问裴老，中医怎么治才有作用？**

答：你说的干眼并不确切，干燥综合征除了干眼外，还有眼干、鼻干及全身干燥，还伴有关节疼痛 ，时有发烧，如果是沙眼就好办多了，如果是干燥综合征，需要系统治疗，或者专科医院进行诊治。

**5. 羊羊：检查内分泌各项正常，卵巢功能偏低。产后7个月，身体爱出汗，请问应该怎么治疗？**

答：你这属于植物神经功能紊乱范畴，中医中药在当前应该属于首选，但必须辨证施治才能有效。





## 2014年2月26日

1. 明天会更好：女性，39岁，严重便秘、失眠，而且腰痛，三年前因患尿道炎服三金片、左氧一月，服中药三年，现尿道炎好了，经检查肾功肌酐为53，其他正常，谷草转氨酶41.4，胃部胀满、打嗝，月经量少、色淡、乏力，麻烦裴老分析一下病因。

答：首先可以肯定，你有两个病，一是慢性泌尿系感染，二是慢性胃炎，两者均可引起胃肠道植物神经功能紊乱，从而形成了多年的便秘。不知你做过人流没有，尤其是药流，还有紧急避孕。这些因素均可引起卵巢功能衰退，从而出现月经量减少，病情虽然不重，但是多方面的紊乱，需要正确面对。应该去医院进行系统检查，确定诊断后，再认真治疗。

2.紫茴香：怎么治疗湿疣？

答：你说的湿疣是尖锐湿疣吗？如果是，则属于性病，因为它是通过性生活传染的，一经发现，夫妻必须分床，否则会相互传染，永无止境。西医的激光、电烙、冷冻等只是一时之效；高浓度的干扰素有疗效，但并非理想；中医中药对此病可谓疗效最佳，还需在软坚散结、活血化瘀的基础上必须采用板蓝根、土茯苓、生意仁等抑制病毒的药物。

3. 雁子：请问原有股骨头坏死，吃中药治疗，已停药五年，后因爬山引起积液，输液消炎之后疼痛消失，但是总是反复发作。请问有什么办法可以治疗股骨头积液？

答：股骨头坏死，目前最好的治疗方法就是髋关节置换，由于科技的发达、材料越来越好，这一手术的疗效也就越来越佳，置换后的患者可如常人。

**4. 清雅雨亭：膝盖风湿痛怎样治疗？是什么原因引起的？**

答:膝关节是风湿首先侵犯之处，俄国著名病理学家曾形象的比喻："风湿由咽喉（扁桃腺炎）侵入人体，舔一下关节（膝关节），最后死死咬住心脏（风湿性瓣膜病）"。

**5. 覃帮：感冒、打喷嚏、流鼻涕，有没有什么好办法？**

答：那是慢性鼻炎，80%都带有过敏性，这样的患者最容易引起感冒，每次感冒都会引起鼻炎加重，预防感冒为治疗本病的重要手段。市售的胸腺五肽、丙球均可选用。另外，中医中药治疗过敏性鼻炎，较西医有优势。

**6. 无奈：我儿子今年20岁，有三年的手淫史，冬天特别怕冷，手脚冰凉且还易出汗，天冷或紧张时易发抖，小便发黄，还尿不净，腰膝酸软且易疲劳，现在有点阳痿和早泄，早上无晨勃现象，记忆力也不好，吃东西不容易消化，该怎么治疗？**

答：手淫对青少年来说，本身的损害并不大，主要是传统的概念认为"一精百血"，给手淫者形成了巨大的心理压力，整日惶恐在无限的后悔之中，最后形成了严重的植物神经功能紊乱。你说的这些证候，从中医角度看是肾虚，治疗的方法，应让你儿子放下思想包袱，先服服金匮肾气丸试试。

**7. 傻小子：我朋友浑身肉疼是怎么回事，到医院检查也检查不出来，医生说没事。**

答：这是风湿性多肌痛，常见于中老年人，去门诊治疗，许多药物都有效。

**8.林燕玲：38岁，孕30周，近三天咳嗽厉害，喉咙特别痒，咽喉疼痛，还有痰，医生开了清热解毒的中成药，但是效果不明显，怎么办好呢？**

答：妊娠30周必须意识到服药对胎儿的影响。从中医角度看你这是风热，温邪上受、首先犯肺。一方面要清热解毒，宣肺止咳；另一方面还要补肾安胎。

**9. 王铎涵：检查肝功能正常，请问乙肝小三阳能治愈吗？**

答：乙肝小三阳，传染性不强，对人群没有大的影响。但是，其肝病仍然存在，随时有变为慢活肝的可能，要酌情治疗。

## 2014年2月28日

**1. 杰米：我今年30岁，未婚，有三年手淫的恶习，这几年有点阳痿早泄、腰痛，去医院检查，医生说各项指标都正常，请问有什么成药可以服用？**

答：首先，思想要放松，从心理上淡化过去的手淫史，加强体育锻炼，可服一段金匮肾气丸或左归丸试试。

**2. 落叶：由于坐月子弯腰给宝宝喂奶，导致腰痛，现在孩子5个多月了，能治好吗？用什么药呢？**

答：从西医角度看，你的腰痛是围产期所形成的慢性腰肌劳损；从中医角度看，还属于产后风范畴，你可以试服独活寄生丸。

**3. chiheng：我24岁，每月平均遗精4至6次，现在没有晨勃，该怎么办？**

答：中医认为有梦而遗，为相火妄动；无梦而遗，为清精自溢，我不知你属于哪一种。总而言之，要放松心态，培养积极、乐观向上的情绪，不要胡思乱想，其实一个年轻的未婚青年，一个月遗精4~6次是不奇怪的，并不能称作病态。

**4. manda：我外公检查出胃癌，每天输液，现在肚子里的积水有9cm深了，医生说把腹水抽掉会积的更快，请问有什么好办法？**

答：胃癌出现腹水，说明胃癌已届晚期，一种可能是肝转移，另一种可能是门脉癌栓。抽不抽腹水，对病人的而言已经不很重要，关键的问题要保肝健胃，因为已经失去了手术机会，只有采用以中药为主的保守疗法。解决腹水的问题，可通过利尿药或中药温阳化水。

## 2014年3月3日

**1.吴静：我的孩子五个月，自满月到现在每天隔两三个小时就咳一次，晚上跳的时候听到气管的声音，睡觉前见他呼吸声比较重。请问这是哮喘吗？中药也试过，但一停药症状会再次出现。还有什么好办法治疗吗？**

答：你的孩子可能有慢性咽炎，这种病，一方面可引起上呼吸道的过敏，形成哮喘；另一方面可产生炎性分泌物，形成咳嗽。最新的名称叫作咳嗽变异性哮喘，治疗一句话说不清楚，中医辨证论治疗效最好。

**2.小丽丽：我母亲79岁，两年前患脑梗死，2014年1月11日复发，经住院输液治疗后，现晚上白天不睡觉，持续好多天了，寡言，吃饭喝药非常被动，大脑有时糊涂且心肺功能不好，大便干燥。目前只服天丹通络胶囊。请问有没有其他方法或药物缓解？**

答：脑梗常服的药物很多，中成药就有复方丹参片、毛冬青、绞股蓝、灯盏花、葛根制剂等；西药有抗血小板凝聚药，如阿司匹林、华法林、波立维、潘生丁、芦丁片等。最近的新药还有达比加群、利伐沙班、阿哌沙班等。中药辨证施治疗效最好，能使大部分脑梗病人获益。

**3. ForeverTDY：女性，20岁，痛经特别厉害，许多止痛药吃**

了不管用，以前都没这么严重，不知道中医有没有什么方法治疗？

答：中医药治疗痛经是拿手好戏，痛经是月经周期中子宫肌肉痉挛的表现。经常见于：①炎症；②内膜异位；③肌瘤或卵巢囊肿；④子宫位置异常如后位子宫等。

4.李玉森：我30岁，百度看到朱进忠医案知道我是阴茎冰冷，有梦，梦遗，应该有15年了。期间吃过中成药吃药当晚梦遗，去年开始阳痿。您去年说柴胡加龙骨牡蛎汤，我吃了，又加白术3付，当天小便色黄，有点热，后来加白术、芍药、天花粉，吃了一副过后出虚汗，当晚没睡着，到白天看到面色惨白，加白术、芍药、石斛，有便秘现象。请问这种情况该怎么办？

答：有梦而遗是相火妄动，阴茎冰冷是肾虚表现，你的症状应该是水不涵木、肝阳上亢，服柴胡加龙骨牡蛎只正确了一部分，该方有疏肝潜阳之功而无滋水潜阳之效，应该再来我的门诊辨证施治。

5.覃帮：请您帮我诊断一下垂体MRI检查结果：垂体冠状及矢状面示垂体体积小，垂体后叶及垂体柄未显示异常，前叶呈等$T_1$略长$T_2$信号影，上下径为4mm，动态增强扫描及增强扫描明显强化，垂体窝内可见长$T_1$长$T_2$信号影。左侧前组筛窦及额窦黏膜增厚，呈长$T_2$信号影。

答：从你的核磁成像看没有多大问题，不能说明垂体前叶就有病，也不能说明垂体前叶的大小。垂体前叶有三种细胞，嗜碱细胞、嗜酸细胞和嫌色细胞，这三种细胞只有功能不同、而无信号之别，因为三种细胞是互相掺杂的。嗜碱细胞分泌促肾上腺皮质素、促甲状腺素、促性腺激素；嗜酸细胞分泌泌乳素和生长素；嫌色细胞不分泌激素。临床上有相关的症候，可决定垂体瘤的性质。出现左侧筛窦及额窦黏膜增厚是炎症的表现，说明有副鼻窦炎。

6.风中的尘埃：女性，50岁，口苦，肋胁、胸腔、背部疼痛两年有余，两年前检查有胆囊炎，吃消炎利胆片就好了，隔段时间又不好了，口苦，后来吃利胆药无效。再没做过什么检查，看到你的胆胰合症方用了后，其他症状没了，就是口苦还没消失，牙龈或舌尖下连接处时常肿痛，还需加减哪些药呢？

答：你除了有胆囊炎，估计还有胰腺炎，胆胰合症方治疗有效，但因有胰腺炎，还需将疗效延长一段时间，待胰腺炎症状完全消失后，再来我的门诊辨证加减，治疗口苦、牙龈肿痛等。

7.苗晶：我今年25岁，月经一直不调，注射过黄体酮，上个月服用乌鸡白凤丸和维生素E，后来大夫给了4付中草药，上一次来月经是1月8号，到现在都没来，很着急，裴老师有什么方子吗？

答：25岁的青年女性，不要轻易服用雌、孕激素。这样会打乱月经周期，使患者“好了东头坏了西头”，最好的方法是服用中药，中药想达到理想效果，必须辨证论治，如果不想去医院就医的话，可服用中成药逍遥丸、乌鸡白凤丸等都有一定疗效。

8.念熙的小心思：我妈去医院做B超检查出有卵巢囊肿，已经吃了一段时间的药了，没多大效果，想问问是吃的药不对，还是做手术更好一点？不做手术不行吗？宫颈肥大好治不？

答：最好不要手术，中药对卵巢囊肿效果很好。可使大的囊肿缩小，一部分患者的囊肿可以完全消失，只要没有症状就不去管它；宫颈肥大，说明有过慢性宫颈炎症，如无症状也可以不去管它。

9.孙璠瑜：请问除慢性乙型肝炎属热毒血瘀证外，还有其他证候的乙肝吗？

答：乙型肝炎，中医的证候主要是肝郁脾虚，也就是肝气郁结，脾胃气虚。肝气郁结：口苦、咽干、急躁易怒、胸胁痞满；脾胃气虚：面色萎黄、体乏无力、少气懒言。你所说的热毒血瘀证，只有在肝硬化失代偿期（晚期）才可见到。





**10.苏志城：我是您的一名偏头痛患者，为什么我吃了您开的中药，晚上睡不着觉？**

答：如果你的偏头痛症状好转了，睡不着觉，下次看病进行加减，就会好转。

**11.紫背天葵子：我姑姑42岁，双手指甲真菌感染很多年了，经常反复发作，指甲分层、变灰、溶解，口服药副作用很大，请问有什么中药洗剂可以治疗？或者西药的软膏之类的？**

答：你这是典型的灰指甲，口服斯皮仁诺是当前公认的有效药物，外用药物如三川酊（川楝子、川槿皮、川椒等份加酒浸泡取上清液）外用。

**12.与日月争辉：父亲花甲，有吸烟和从事石匠史，据胸部CT影像等检查，按肺结核治疗九个月，效果甚微。去年10月份出现房速、发烧、冒汗等症状，行心脏射频消融术。因持续低烧，后高烧，几经入军地医院住院治疗无效，可能是结缔组织、肺感染、结核、(类)风湿等。现呼吸困难、卧床不起，问中医如何调养？**

答：长期从事石匠工作的人，首先应该排除矽肺，该病的X线表现容易误诊为结核，这种病80%患者都要变为肺心病、心衰。你可以将患者带至我的门诊，详细了解病情后辨证论治。

**13.琳子：肠胃不好的话，可以坚持早上喝姜枣茶吗？**

答：对于虚寒性的胃肠病，姜枣茶是可以的；对于舌黄，苔厚腻、胃脘以疼为主，姜枣茶是不行的。因为姜枣的属性为温。

**14.包子：我今年26岁，二胎，孕29周。上周做孕检，有点低钾，可是我以前从来没有过的，怀头胎也没有。这个会是什么引起的？需要用什么食补呢？**

答：低钾为孕妇常见症状，因为胎儿的发育使血钾、血钙、血钠均会出现供不应求的现象，你可服用南方的水果如香蕉、菠萝、橙子、橘子等。

**15.朱金洋：脚趾冻疮变紫，有些部位皮肤已经破溃，还有点疼，有什么好方法解决吗？**

答：那是慢性损伤，损伤发生在下肢，由于血液循环不佳，又易发生感染，因而容易变为慢性进程。中医将这种病变称为“阴肿”，“阴肿无头，易成窦道，久不收口”，古人以阳和汤为治疗此病首选，当然最好要辨证论治才能达到最佳疗效。

**16.luckyclover：请问鸡眼如何治疗？**

答：突出者为疣、扁平者为胼胝、植入者为鸡眼。对于鸡眼的治疗，鸡眼酊、鸡眼膏均可使用，严重者可外科手术治疗。

**17.邵小岗：得了乳腺炎，里边硬块很大，皮肤溃破引流了，伤口很大，每天换药，但没收口的迹象。在省城兰州一家综合医院看的，现在回家担心加重，不知道中医能不能根治？**

答：你这就是浆细胞性乳腺炎，属中医“阴疽”范畴，西医手术遗留久不收口的问题，无法解决。中医有非常好的疗效，如托里透脓散、仙方活命饮、五味消毒饮、阳和汤等加减。当然最理想的方法还是辨证施治。

**18.为你：三岁孩子满头掉发，一抓就5、6根，不知道什么原因，大概有两个月左右，该怎么治疗？**

答：说明孩子的身体状况不是非常理想，其关键在脾胃。根据中医“中焦受气，取汁，变化而赤是为血”和“发为血之余”的理论。首先应该加强饮食调节，比如奶粉的质量如何、谷物的摄取量如何、适当的肉类不宜过多食用等等。

**19.倩妮：我爸今天突然腹痛，医院做CT示：肝脓肿破溃，医生建议开刀，可我爸已经10天没胃口了，所以现在插管治疗，请**

**问用什么中药治疗？**

答：肝脓肿如果破了，说明问题较严重。需急诊手术，打开腹腔、冲洗引流，手术后的护理，应该是一般护理，不宜进ICU病房。待病情稳定后可选择服用中药治疗，具体用药还需根据病情辨证论治。

**20.转角遇到爱：我老公27岁，睡觉时晚上一直做梦，好几年了，不知道如何治疗或者看哪个科好？**

答：做梦是神经衰弱，这属小病。这样的病人往往是动脉硬化早期的最初表现，如果去神经科治疗，往往会忽视全身其他部位的表现。

## 2014年3月5日

**1.木子李：嘴唇四周一整年都是红红的，且很痒，请问能从嘴巴上判断是什么原因引起的吗？**

答：这是唇炎，为病毒引起，多属病毒性感冒后遗症，且带有过敏倾向。在治疗方面，单纯着眼于抗病毒治疗是不行的，还要进行抗过敏治疗，西医治疗可给予利巴韦林、赛庚啶、胸腺五肽，但疗效不一定很好；中药麻黄桂枝汤、大青叶、板蓝根、乌蛇、蝉蜕、白鲜皮、地肤子等都有很好疗效，当然通过辨证论治，方可取得更好疗效。

**2.超级无敌幸运天蝎鼠：我弟36岁，最近两个月时常窦性心动过速，每分140次，心脏B超没问题，每天吃12.5mg倍它乐克，已经服用半个月，今天突然心跳又快了，同时伴有手、脚心冒汗，心脏瞬时紧缩疼痛感，这种情况通常怎样治疗？**

答：首先要排除心肌炎、风心病早期，还要排除甲亢、贫血等，需诊断明确后再进行治疗，不要盲目用药，以免为以后的正规治疗形成障碍。

**3.笑傲江湖：我一朋友从去年开始头顶一直昏痛，感觉头顶冰凉冰凉的，做了CT，医生说没什么问题，但是每天非常痛，不知是什么原因？**

答：这叫作神经性头痛，巅顶为著者中医归之为厥阴头痛，治疗应注重活血化瘀、祛风胜湿、疏肝理气；西医的止痛剂水杨酸类如阿司匹林、苯胺类、吡唑酮类、麦角碱类、非甾体类等只有一时之效，但不能根治。中医通过辨证论治可取得很好疗效。

**4.张强：我是甘肃定西市农村的，我老公每天脸都红红的，手心脚心发热，他还有高血压，而且舌头红红的没有舌苔，有裂口，每过几天舌头上就有白泡，请问这是什么原因，食疗吃什么？**

答：高血压病，就可以引起你刚才说的所有症状，从中医角度看，舌红而少苔、手心发热是阴虚，脸上红是阳亢，合起来是阴虚阳亢。治则滋阴潜阳，具体方药还需辨证论治。

**5.车仔六：小孩小脑发育不全，有什么良方可治疗？**

答：小脑发育不全属先天性疾病，父母应耐心护养，不可自暴自弃，如能找好的中医辨证施治，还可逐步好转，但需坚持长期服药。我治过的患者有少数治疗后能和正常人一样参加工作。

**6.什么的什么：我今年24岁，没有生过小孩，想请问您：去年九月底做了人流，今年2月底服了1次紧急避孕药，两年前也服过1次，这会对我以后要小孩有影响吗？**

答：当然有影响，未育的女性青年，如果做过人流，尤其是药流、意外避孕，会对卵巢功能造成损害，造成未老先衰，这样的妇女在临床上经常见到。

**7.林筱诺：我是一名慢性中耳炎患者，10多年了，现在右耳鼓膜穿孔，怎么办？外院诊断：①右耳慢性中耳乳突炎，伴各鼓**

室及鼓窦软组织病灶；②左颞骨部分局限性纤维异常增殖症可能；③双侧颈动脉球高位，左侧乙状窦明显前位；④鼻咽顶后壁软组织增厚。

答：这是化脓性中耳炎，此病可形成乳突炎，有一小部分出现胆脂瘤，最好的办法是手术，如果有后遗症，再找中医辨证施治。

8.婷：我有两个关于我母亲的问题向你咨询盼你能回复。一是她早年右臂干农活就会痛，这两年右臂不痛了，手腕开始疼痛，有鼓起一个拇指大的包；二是她经常胃痛，只要吃了上火的东西就会疼痛，比如吃了煎蛋，胃都不舒服，吃番薯也会痛。

答：你母亲有退行性骨关节炎（肩、肘、腕），腕部“拇指大的包”可能是腱鞘囊肿，目前治疗应以骨关节炎为主，至于腱鞘囊肿，最好不要管它，乡村医生对于此类囊肿的治疗最好的办法是用力挤压，囊肿虽然消失了，但会留下后遗症。经常“胃痛”，说明有慢性胃炎，如果吃煎蛋疼痛明显，则说明还患有胆囊炎，应该去医院做相关检查，饮食方面忌食辛辣刺激、肉、蛋及奶制品。

9.王熊熊：我26岁，从15岁开始就几乎每天晚上做梦，而且时有梦中喊醒，梦魇症状。请问我这是不是病？需要怎么调理？

答：做梦，为常人所见，每天晚上做梦，甚至喊醒便需要治疗，西医将此称为植物神经功能紊乱，中医则认为阴阳失调、水火不济，常服天王补心丹、柏子养心丸、交泰丸试试。

10.碗：在2012年初我腰部扭伤过一次，经过治疗好转，2012年底因为天气寒冷腰部又痛过一次，喝了两盒腰痛宁胶囊症状好转，2013年底腰痛又犯了，直到现在经过各种治疗效果都不明显，现主要症状：腰部酸困，两腿放射性酸痛为主，请问我该怎么办？

答：这叫腰肌劳损，最早的一次属“闪腰岔气”，以后则称为慢性腰肌劳损，此病最好的办法就是按摩，当然理疗、小针刀、针灸、拔罐也都有一定疗效。

**11.qiushuiyiren：肺心病伴心衰中医如何调养？**

答：肺心病伴心衰应立即住院治疗，治疗的要点：①消炎；②强心利水，利水不仅可消除水肿，更重要的是降低心脏前负荷。

**12.与日月争辉：我父亲现在病症的临床表现为：24小时依靠制氧机呼吸，且感觉呼吸较为困难，咳嗽有浓痰，全身乏力无法行走，现在家卧床不起，无法去医院。裴教授，是否有好的办法帮助改善症状，比如饮食方面，或中、西药等等？**

答：根据你所述的症状，表明你父亲所患疾病是慢性气管炎、肺气肿、肺心病、心衰，合起来是慢阻肺（COPD），应立即住院治疗。

**13.孙璠瑜：您说的那些症状都没有的小三阳怎么治，能吃肝宁胶囊吗？**

答：小三阳，如果肝功正常，没有任何症状可以不进行治疗，当然，如果暴饮暴食，过分劳累，吸烟饮酒，天天生闷气，则会变成大三阳、肝功损害。你说的肝宁胶囊，具体是什么成分我还没用过，不能给你肯定答复。

**14.包子：我妈妈今年52岁，她偶尔会出现晚上睡觉时双手发麻并伴随疼痛的症状，起床后就没事了。最近两天，她说这种情况又出现了，只是起床后不像以前症状消失，而且起床后还有这类症状。请问这是怎么回事？**

答：引起双手发麻的病因有：①周围神经炎；②颈椎病；③动脉硬化；④贫血。需要更多资料，才能分析具体属于哪一种。

**15.百里河：我有一个女性朋友脉管炎很严重，行走一段路程脚就很疼，因为抗生素吃多了，还引发了严重的胃病，请问中医**

可以调理吗？日常生活需要注意什么？

答：脉管炎用抗菌素无效，目前西医还没有什么好的办法，只能等到下肢坏死后进行截肢；中医有很多办法，但因人而异，有个别病人可以治愈（这是我的经验），大部分病人都能延缓病情进展，但需长期服药，中药很苦又难喝，没有一例病人坚持，最后只能截肢。

16.徐云兴：男性，30岁，我晚上总是睡不着，头脑一直反反复复想事，好像控制不了。这种情况已经有4、5年了。最近头晕，是不是和失眠有关，请问下是什么原因？

答：当然和失眠有关系，睡眠是人体恢复疲劳，保证次日工作的基本条件，如果长期睡眠不好，不光是头晕的问题，恐怕连正常工作都不能继续，头晕是睡眠不足的最轻表现。

## 2014年3月6日

1.悻福筱钦人：我妈的风湿关节痛好些年了，现在病情加重，连手指关节都变畸形了，前段时间住院用西药治疗控制了一些但还是很痛，检查出来的结果是慢性风湿性关节炎，还有血糖高，肺部有些感染又缺钙，像我妈这情况中医上有没有好的药方能让她缓解一下疼痛？

答：你妈妈患有糖尿病，免疫系统低下，就容易感染。感染又会引起风湿加重，单纯风湿性关节炎是以侵犯大关节为主，而你现在手指关节变形，说明有合并类风湿性关节炎的可能，即“重叠关”。这种情况治疗就比较困难，请尽快查一下类风湿因子（RF）、C-反应蛋白（CRP）、血沉（ESR），降钙素原（PCT），综合进行分析治疗。像机器一样，人过中年，该大修一次了，不要怕麻烦，不要怕花钱，这关系到长寿的问题。

**2.一川：我今年30岁，是一名类风关的患者，现在是左膝关节滑膜炎和强直性脊柱炎，吃药1年多不见好转，该怎么办？**

答：类风关经常从小关节开始，属于退行性骨关节炎，估计你也是个“重叠关”。强直性脊柱炎必须查HLA-$B_{27}$，这是强脊炎的专用指标，阳性则可确诊，你也应该全面“检修了”，进行全面分析、系统治疗，关系到长寿的问题。

**3.CindyMM：女性，50岁，突然左脚麻木，腿也与右边感觉不一样，拍脊椎片没问题，大夫说是周围神经问题，还让做肌电图，有用吗？**

答：左脚麻木的可能性有①周围血管病，周围血管的硬化形成供血不足，经常合并高血脂，多数患者有高血压；②周围神经炎，这样的病人经常合并胃肠道疾病，全身营养不良，维生素B吸收障碍等；③妇科炎症，影响到下肢血流。

**4.老猪：29岁，大概从小学六年级时大腿就一直酸，酸得都无法睡觉，尤其是下雨的头一天。请问这是风湿吗？应该怎么治疗。**

答：如果是双侧则首先应考虑风湿性多肌痛。

**5.董泊男：35岁，四肢发冷，小腹发凉，但是颈部以上就很容易上火，嘴唇干，鼻子也干，月经错后，吃了一段金匮肾气丸鼻腔里更干燥了，睡眠也不很好，腰总是很酸，早上起来脸和手有点浮肿，有点便溏，胃也不消化，肚脐上三指处疼痛。请教老师这是什么情况？**

答：你这属于：第一，“四肢逆冷，脉微欲绝者”属少阴病。第二：“头上热（有汗），齐颈而还者”为戴阳证，无论是戴阳证还是少阳证，如果体内没有严重的器质性病变，从西医角度看，均属于植物神经功能紊乱。中药当归四逆散、柴胡四逆散、丹栀逍遥散等，通过辨证论治均有疗效。

**6.退避山野：我每到下午及晚上胃胀，舌头像烫后似的难受，咳嗽痰多，咽喉不适，求助您指导如何治疗得以解决。**

答：你有两个病变：第一，慢性咽炎引起了上气道咳嗽综合征；第二，慢性胃炎。后者（土）和前者（金），从五行生克关系来说存在相生相克的关系，应该两病同治才能奏效。

**7.凯泉茶业有限公司：女性，14岁，去年5月份出水痘后血小板低，经常在46~100之间。医生说是免疫系统问题。请问怎样才能提高免疫力？**

答：第一，14岁的小孩要保持月经正常，这是发育期少女免疫系统变化的“龙头老大”，必须保持月经正常。第二，调理饮食，顾护胃肠，胃肠是植物神经最敏感的部位，伤了胃肠，植物神经功能就紊乱了，免疫力就会下降。

**8.李薇：我胃肠胀气已经有一年了，尤其每天早上起床时放气后才感觉舒服，而且有时感觉左下腹部隐痛，大便不畅，请问这是怎么回事？**

答：中医认为六腑以通为用，所谓通就是脾气宜升，胃气宜降，升降有度，则谓之通。排气是一种正常的生理现象，说明六腑通畅。

**9.马越：我母亲今年59岁，前段时间因为感冒引起神经性耳聋，去医院检查后治疗了一段时间没有多大效果，现在耳朵总是感觉麻木发胀，耳边总有嗡嗡的声音，她一直有高血压、动脉硬化、心血管等一些老年病，请问有什么办法治疗吗？**

答：耳鸣、耳聋经常是上感后遗症，是咽鼓管炎症阻塞耳道压力失调，首先是卡他性中耳炎，如果治疗不及时，则会导致神经性耳聋、耳鸣。高血压、动脉硬化也可以引起此症，脑动脉硬化使位于脑干的听神经（第八对脑神经）的供血不足，导致上述症状，因此在治疗上应“双管齐下”，这不是一方一药所能解决的，应该去大型医院检查后再系统治疗。

**10.紫苑：我在2012年查出双肾错构瘤，右肾瘤子大，当时已经将右肾完全摘除，现在左肾还有一个约2cm大的错构瘤，有时感觉左肾区疼痛，右肾手术部位偶尔有疼痛。另外，我因多年前心脏手术感染丙肝，现在病毒没有复制，肝内还有小囊肿，不知可否吃中药治疗？**

答：错构瘤如果没有影响肾脏的功能，就不必要手术。感染了丙肝应积极治疗，此病几乎全部进入慢性过程，最后导致肝硬化。

## 2014年3月7日

**1.邱新毅：鼻炎，皮肤病（湿疹），特别到冬天又是鼻炎又是湿疹，胃肠不好，怕冷，我这是怎么了，我的免疫系统是不是很差，请教授指点一下该吃些什么东西？**

答:鼻炎和湿疹都是过敏性疾患，估计你是个过敏体质，胃肠道不好也可能与过敏有关，通常所谓的过敏性肠炎是多发病。你要注意调节饮食、防治感冒、加强锻炼，必要时注射胸腺五肽之类。

**2.二妹三姐：我老公腰椎间盘突出严重，一定非要手术吗？有什么办法能保守治疗的？**

答：腰椎间盘突出，需手术治疗的只占极少的一部分，那就是因椎突而引起椎管狭窄、压迫脊髓。功能障碍不太严重的患者可采取保守治疗，如中药理疗、针灸、按摩，应根据具体情况选择使用。

**3.陌含烟：我是一名银屑病患者，经常血瘀，请问吃些什么药能改善症状呢？**

答：银屑病是一种多发病、难治病，不管中医还是西医都有很多治疗方法，但是没有任何一种方法是非常理想的。相比之下，中医辨证的疗效相对较好，你可找经验丰富的中医去就诊。

**4.selina：肝癌病人手术后一年复发，又长结节了，民间得到一方子，说吃蟾蜍有效果，咨询一下您，有效吗？有什么禁忌吗？**

答：蟾蜍的有效成分是蟾酥，为蟾蜍两角内腺体的分泌物，有文献报道对白血病治疗有效，我研制的青蔻胶囊就是以此为主药，也有用此治癌的文献报告，但仅为少数观点。我的意见：因为此药有大毒，不宜作为单方应用。

**5.Sunshine：我是临床专业毕业生，参加工作还没半年，有时给病人抽血扎针清创缝合时，手就不由自主地颤抖，其实心里不紧张，以前实习时候都没出现过这种状况。并且最近老爱做梦，希望裴老能帮我看一下，应该怎么治疗？**

答：说明你的神经系统缺乏稳定性，经验不多、技术不高，形成紧张是其可能的原因之一；另外有一种家族性的震颤，平时显示不出来，但在关键时刻就会出现症状，请问你的家族中有无出现类似症状的成员？

**6.相思de红豆：一朋友37岁，半年前腰椎间盘膨出，现在失眠、耳鸣、多汗、记忆力差，B超显示有轻度脂肪肝、胆囊炎，腰困、右腿怕冷，右腿也困，是不是肾脏不好了？**

答：你朋友这是椎突，椎突可以引起右肢怕冷，至于脂肪肝、胆囊炎、失眠、多汗、耳鸣应该说与椎突无关。胆囊炎、脂肪肝会引起全身植物神经功能紊乱，汗多、失眠有可能与此有关，中医把所有的腰痛都归之于肾虚，出汗、多梦亦可归于肾虚范畴。中医观念与现代医学的概念是不同的。

**7.邱新毅：最近鼻炎又犯了，早上总是有鼻涕，还带有血丝，有时感觉鼻孔痒，鼻涕就自己流下来了，我该怎么办？如果要吃中药，要吃多久才能好（我又怕中药吃太久伤胃，我现在的胃也不好）？**

答：春天是鼻炎好发的季节，中医认为春主风，风寒、风热均可犯肺，肺开窍于鼻，故鼻为风邪入侵之门户。此病的治疗应以中药为首选，至于伤胃的问题可佐以胃药，以消除伤胃之弊。

## 2014年3月10日

**1.毛委员：家人头部受伤，口服血府逐瘀丸，中药也吃了好多，效果不明显，还是头疼头晕，有时感觉眼球后疼痛，还有别的办法吗？能治好不？**

答：头部受伤当时如无较长时间的昏迷，可诊断为脑震荡。其后遗症，血府逐瘀汤是首选方，你服血府逐瘀丸应该是对的，如无效可将剂量加倍试试，如果加倍服用后仍无效，可找老中医辨证施治。

**2.蝶：男性，26岁，我近两年神困疲乏，经常四肢酸软乏力，舌头有齿痕，大便时常稀黏，期待您的帮助。**

答：你说的这些症状，从中医角度属于脾胃气虚，首先应该检查胃肠系统，如有无慢性浅表性胃炎、易激性肠炎（即胃肠综合征），其次还要检查肝功，以排除肝病的可能。

**3.风月宝鉴：我感冒一星期了，怕冷、咳嗽、流涕，没吃药，不会引起别的病吧？这几天肚子有点胀，其他正常，要不要吃点助消化药？**

答：感冒也要及时治疗，尤其是习惯性感冒，说明你抵抗力较差，更应该及时治疗。感冒引起胃肠植物神经功能紊乱形成腹胀是必然的。





**4.风中的尘埃：女性，50岁，因慢性胆囊炎、胰腺炎，看到你的胆胰合症方最近正在吃，效果挺好。但她又出现更年期症状，夜晚烘热、心脏难受、全身乏力、出汗，睡觉全身皮肤烧烫。请问同时治还是治好胰腺炎后再吃其他药，应吃什么药？**

答：其实，你刚才所说的症状，都是胰腺炎的合并症，当然和更年期也有关，是彼此加强的结果，先把胆囊炎、胰腺炎治好再说。

**5.爱爱：我有个朋友怀孕五个多月，从怀孕到现在一直吐个不停，请问您老有什么好办法没有？**

答：这是妊娠恶阻，西药的止吐药如爱茂尔、冬眠灵、司琼类等都有强大的止呕作用，但并非妊娠妇女所宜，相对而言，中药的旋覆代赭汤、丁香柿蒂汤、橘皮竹茹汤、小半夏汤、半夏泻心汤等，通过临证辨证有很好的疗效。农村患者用灶心黄土二两煎水加适量白糖口服，疗效很好又很简便，可以试试。

**6.濛住了雙眼：我鼻孔里面长了一个白色像痘痘一样的东西，而且有点痛，鼻子也干的厉害，夜里都睡不好。请问是什么原因？用什么药能快点好？**

答：你这属于鼻毛的毛囊炎，消炎药有效，排脓后自愈。

**7.王燕：我老公26岁，经常上班熬夜，以前头发浓密，现在脱发，头顶头发稀少而且很软，脸黄发暗，是什么病症，应该怎样治疗？**

答：那是脂溢性脱发，与遗传有关，和熬夜的关系如何至今没人报道。

**8.吴莎：女性，27岁，最近感觉舌头僵硬，说话不利索，请问这是怎么回事？**

答：27岁的女性如无其他器质性病变，这种僵硬通常是植物神经功能紊乱的表现，估计你有月经不调，月经不调可以引起植物神经功能紊乱。

**9.茹武军：男性，28岁，癫痫发作时四肢抽搐，牙关紧闭，有时有白沫。请问这种病可以根治么？该如何治疗？**

答：首先需做颅脑CT或MRI，如果排除了颅内器质性病变，癫痫是可以治好的，西药卡马西平、丙戊酸钠、二氮卓类都有显著疗效，但仅属于对症治疗。真正治好还需通过中医安神镇静、滋阴潜阳、活血化瘀等辨证施治。

**10.蒙蒙：在怀孕初期吃了医生开的暖宫七味丸和金刚藤软胶囊，维生素E软胶囊，还有一些胃痛药，说明书上都是孕妇禁忌的，当时不知道怀孕了，请问孩子还能要吗？**

答：怀孩子不容易，刚才你所说的几样药，从我的经验看没有什么大的问题，你可以继续妊娠。

**11.一起去看海：菜葫芦一个分7份，每份加一钱白矾，每日熬一份，3个葫芦熬21天即愈，不加盐。请问此方真能治愈糖尿病吗？**

答：你说的“菜葫芦”是不是瓜蒌？瓜蒌确实能治疗糖尿病，尤其是其根，中药叫天花粉，具清热泻火、生津止渴之功效，可治热病口渴、消渴等。对于治疗糖尿病，常用它与滋阴药配合使用，以达到标本兼治的作用。

**12.悻福筱钕人：我妈妈类风湿因子：302.0，血沉：115.0，这种情况治疗是不是很困难？**

答：血沉100mm/h以上，病情已经很严重了，必须住院系统治疗，中西医结合治疗可取得良好疗效，如不及时治疗可留下关节的后遗症。

# 2014年3月12日

**1.果然：我有位亲人37岁，肺癌晚期，右肺扩散，请问如何治疗？**

答：肺癌晚期只有采用保守治疗，骨、脑、肝之转移是晚期肺癌之标志，如果失去手术机会，则应保守治疗，放疗化疗疗效局限，应以中药治疗或生物治疗为主。靶向药物治疗，如吉非替尼、贝伐单抗之疗效尚难确定。

**2.笨笨的妈妈：女性，39岁请问咽部散布出血点怎么治？鼻涕倒流有时有点血丝。**

答：此为慢性咽炎、慢性鼻炎混合出现之常见证候，应抓紧治疗，否则将会引起鼻后滴流综合征、上气道咳嗽综合征、咳嗽变异性哮喘。因治疗比较复杂，不能因告诉一两个单方而见效。

**3.张学福：眼睛先天性近视，应该怎么治疗呢？**

答：目前还没有什么好的方法，曾经有手术治疗、激光治疗、理疗等流行一时，但实践证明没有理想固定的疗效。还是应该注意保护视力：①眼镜度数要适合；②眼镜不能脱而不戴；③平躺、暗光下不要看书。

**4.大圣：我自去年5月份体检查出脂肪肝后，每天坚持步行3公里，半年下来左足跟疼痛（右脚也有些疼痛，停止运动后基本好了），年前吃了云南白药有所减轻，现在稍微运动后疼痛又有些发作，不知该如何处理？**

答：脂肪肝的患者常伴有血脂（胆固醇、甘油三酯、低密度脂蛋白）增高，也常伴有尿酸增高。足跟痛和高尿酸有关，应及时坚持治疗，加强运动有利于脂肪肝和血脂的恢复，但对高尿酸的恢复尚无定论，你可做系统检查。

**5.念：我上学时因为受噪音的影响，烦躁、失眠两个月，后又出现头痛，眼睛也不舒服，但查不出器质性问题，请问这是植物神经功能紊乱吗？中医号脉能判断不？怎样才能确诊呢？**

答：那是神经性头痛，这一概念比较笼统，把所有的非器质性病变都包括在内，目前不管是中医还是西医治疗效果都不理想。平时说病人头痛医生也头痛，相对而言，中医辨证论治疗效较西医好。

**6.zhaojunping：我是您的肝病患者，最近两三个月，左侧卧位睡觉时，能感觉到砰砰的心跳声，晚上睡觉梦多易醒，紧张，肝病的药正在吃，是不是心脏又有问题了？**

答：肝病原则上不会引起心脏病（另有其他病因的心脏病不在此说内），如果心慌气短明显，多半是植物神经功能紊乱引起的，服点心得安之类可见效。

**7.刘俏琳：我家小孩从半岁出现抽搐，手脚发抖、牙关紧闭、嘴唇青紫，有时伴有发热，检查磁共振、CT、脑电图、脑脊液、抽血化验全都正常，医生说是复杂性热性惊厥，吃丙戊酸钠两瓶了，也没用，现在一个月抽2~3次，想问裴老有什么好的治疗方法？**

答：孩子应该说是癫痫，围产期颅脑的受压虽然没有产生器质性病变，但功能障碍经常可见，西医的卡马西平、丙戊酸钠、二氮卓类虽有一时之效，但对小儿来说不可常用，会影响小儿的智力发育，我的经验是你可请有经验的中医辨证治疗，这种病是可以治好的。

**8.劉：我眼睛白天看东西好像有东西在飘动，感觉不舒服，晚上22:00以后感觉很好。暂时没有影响视力，不知是什么病？**

答：你这是玻璃体内之血管断影，10%~40%的人都有这种表现，你尽管放心。





9.吕梦：男性，27岁，头上患脂溢性皮炎，局部皮肤发红、脱皮、痒。涂抹药膏几天后就看不见发红了，停药后又会出现。请问应该怎么治疗？

答:推荐一个单方，用侧柏叶煎水洗头，一天一次，对脂溢性皮炎有效，但对生长头发无效。

10.小迎：我现在怀孕两个月，但是后背疼痛，遇到天冷，后背和膝盖就会疼，小时候也是。这是关节炎还是风湿？对宝宝有影响没？

答：你可能平素有关节疾患，妊娠期则表现较重，这俗称胎气，对胎儿无影响，不要乱吃药。

11.单小姐：女性，47岁，请问对低血压有没有什么好的方法或者药物？低压50mmHg、高压80mmHg，另在左乳有两个纤维瘤，纤维瘤是否会影响血压？

答：乳腺纤维瘤经常是纤维腺瘤，在乳腺中单纯的纤维瘤少见，此病与血压无关，如无症状则不去管它，低血压可常服归脾丸。

12.李婕：我家孩子今年6岁，最近身上起了许多小米粒大的痘。医生说是水瘊子，要全部挤破挤出里面的东西才行，可是孩子身上很多，不知道您有没有其他方子可以治疗此病？

答：那是传染性软疣，对儿童有很强的传染性，医生的说法是对的。

13.sun：孩子每年双手脱皮严重，有什么好办法吗？

答：①维生素AD缺乏；②手癣，也叫鹅掌风；③湿疹，应该去皮肤专科确定诊断后再进行治疗，不要乱擦乱抹。

14.梦痴评论：请问旧的脑溢血吃血府逐瘀丸有用吗？

答：不管中医西医都没有脑溢血的名称，西医有脑出血、脑梗塞、脑栓塞；中医有中风、薄厥等，你说的脑溢血不知道指的什么。血府逐瘀汤治疗脑震荡后遗症有效。

**15.西域沙漠之狐：家父61岁，有乙肝感染史，现为病毒携带者；有肝包虫病史，5年前手术切除包虫。近日黄疸严重，胆红素300左右，经核磁诊断排除胆管阻塞，医院初诊为肝炎性肝硬化，但还未确诊。请问如何诊疗，中医有什么好办法治疗？**

答：乙肝在有肝包虫的情况下，就容易发展为肝硬化，而且大部为淤胆型肝硬化，因为治疗肝包虫的阿苯达唑对肝脏本身有损害。治疗比较复杂，不是一两句话能说清楚的。

**16.花锦离：我今年44岁，每次月经来前两天就肚子痛，为什么有时遇冷空气也肚子痛，我该吃些什么药？**

答：你这也叫痛经，说明气滞血瘀，用西医的观点说，你可能有过盆腔感染，至少是残留了盆腔瘀血，就叫盆腔瘀血综合征，需要活血化瘀，但西医没有这方面的治法，中医在行气解郁，活血化瘀方面是其强项。

**17.李召军：请问少白头如何根治？**

答：少白头先天遗传的成分大，到目前为止，不管是中医还是西医都没有什么好方法。

**18.丁丁：宝宝100天了，纯奶粉喂养，可是一到晚上睡觉他就使劲蹬腿，哼哼唧唧，使劲放屁，一整晚都是醒醒睡睡，很累人。有人说宝宝肚子胀气，可以用吴茱萸嚼碎然后放宝宝肚脐眼，再吃点乳酶生，请问这样可以吗？**

答：可以，吴茱萸外敷是初生儿腹胀的简易疗法，可以试试。





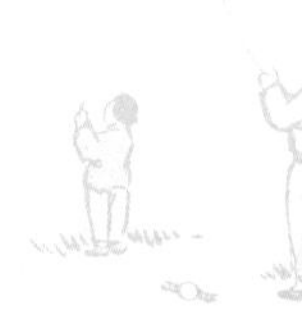

# 2014年3月13日

**1.快乐永驻：有时头皮很痒，越挠越痒，经常会挠破，请问怎么治？**

答：你所说的应该是：①湿疹；②脂溢性皮炎；③头皮过敏，三者均具有过敏倾向，服用抗组织胺、抗五羟色胺类药物有效，但不能根治，进一步的治疗还要去专科门诊。

**2. 张三峰：4岁小孩子早晚咳嗽，请问怎样调理？**

答：4岁孩子的咳嗽，如无感冒，80%属慢性咽炎或扁桃腺炎，20%属慢性鼻炎，中医辨证施治对这种咳嗽较西医疗效好。

**3. 波波：男孩9岁，最近总是不自觉的眨眼睛，去医院说是鼻炎引起的，还带有小孩习惯的问题，一直有鼻炎。是这样的吗？**

答：眨眼睛和鼻炎似乎无关。最大的可能属于小儿多动症，或者是植物神经功能紊乱的结果。应该找中医辨证施治疗效很好。

**4.沧海白雪：全身出汗，尤其是额头、手心，吃了好多药没有效果，黄芪、牡蛎、浮小麦、麻黄根等都用过了，看了很多医生没有效果，请问有什么好的办法治疗？**

答：首先应该排除体内有无器质性病变，如甲亢、糖尿病、前列腺疾患，如果是女性还要排除妇科的炎症和更年期，如果都不是则应考虑植物神经功能紊乱，光服牡蛎散是不行的，苓桂术甘汤、生脉散、当归六黄汤、甘麦大枣汤、柴胡加龙骨牡蛎汤等古方，如能辨证加减进退，取得疗效并不难。

**5.王婵：我爸爸胃出血去医院检查有乙肝肝硬化、脾大，肝有一块低密度病灶，少量腹水，感觉胃不舒服，这大概是什么病？**

答：这是肝硬化失代偿期，出血应该是食道静脉破裂出血，至于肝脏的低密度占位，如果密度很均匀则应该是肝囊肿，如果密度不均则考虑：①血管瘤；②肝癌。

**6.张学福：我三叔他左腿经常疼痛，有时候疼的睡不着觉，用手掐有时没知觉，请问是怎么回事？**

答：用手掐无知觉，这是浅感觉消失，首先应考虑周围神经炎，建议先服甲钴胺，如果不行则去专科门诊治疗。

**7.一笑：我患有桥本氏甲状腺炎，到中西医结合科就诊，医生开了来氟米特片和卡托普利片，以前的医生都说没有专治这种病的药，我一直很纠结吃不吃这两种药，希望您能给我点建议，他还说毛东青很好，可惜医院现在没有。**

答：桥本氏病是慢性滤泡性甲状腺炎的必然结果，他的病理实质是甲减，传统的治疗药物是优甲乐，强心剂和激素均非所宜，如有浮肿（黏液性水肿）用一些利尿药是可以的。

**8.王庆：我最近总是咳嗽、无痰，早上咳嗽明显，没有感冒，您能给我推荐一些药吗？**

答：你可能有慢性咽炎或慢性鼻炎，两种病均有过敏倾向，先服服苯海拉明类加甘草片试试，不行就再找专科医生就诊。

**9.琳子：女性，80后，每次月经量少，来时伴有黑色血块，两天就完了，是不是与整天坐着上班有关，还是水土有关呢？还到闷气的地方，脸就发热、发红，大便也时干时稀，您看吃什么药能改善月经量少的问题？**

答:你有盆腔瘀血症候，盆腔瘀血是附件或盆腔炎症的必然结果，估计你曾有白带多、少腹疼痛、经来腹痛的症状，建议逍遥丸、八珍益母丸、乌鸡白凤丸、桃红四物丸、桂枝茯苓丸，任服一种试试看。

**10.文娟：我母亲今年60岁，去年秋天干活的时候伤到了胳膊，因为并不严重，所以当时没在意，可是到过年的时候反倒严**



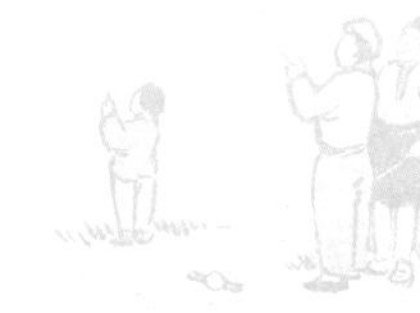

重了，整条胳膊疼，经常疼的晚上睡不好，请问是怎么回事？



答：外伤对于一个神经衰弱的患者不仅引起局部的改变还可引起全身的改变，最严重的这种表现叫作挤压综合征，你妈妈虽然不属于挤压综合征，但引起了各种症状，也属于这种类型，应积极治疗防患于未然，将疾病遏制于萌芽状态。

11.Despair：我经常饿的时候会干呕，请问是不是胃炎？有什么治疗方法？

答：干呕是胃肠植物神经功能紊乱，副交感神经占优势的临床表现，大部分经常干呕的人，胃肠道有不同程度的改变，慢性咽部疾患也能引起干呕，这样的患者往往有咽痒、咽干、咽痛的表现。

12.日月同辉：我40多岁，皮肤经常瘙痒，无其他症状。请问这是什么原因引起的？如何治疗？

答：如无内部器质性病变那应该诊断皮肤瘙痒症，服一段抗组织胺或抗五羟色胺药试试看。

13.双双：女性，30岁，咽、耳朵、鼻子痒，这是内燥还是过敏？可以吃中成药吗？

答：巅顶之上惟风能到，痒者风也。用西医的观点看这是过敏，头部七窍为过敏常发之地，建议服用防风通圣丸试试。

## 2014年3月14日

1.ForeverTDY：请问子宫内膜增厚怎么治疗？

答：子宫内膜增厚西医主要采用诊断性刮宫，对于育龄期妇女来说会产生后遗症。中医活血化瘀、调节冲任加减进退能取同样的效果，且后遗症少。

**2.冰儿：我的鼻尖和下嘴唇能挤出白色黏液，体胖、舌苔腻，请问这是什么病？**

答：这是皮脂腺炎，这样的人皮肤粗糙，容易出现痤疮，中医辨证有一定疗效。

**3.燕归来评论：我妈妈咳嗽快一年了，检查气管、肺部都没有炎症，吃药不管用，喝止咳糖浆咳嗽更厉害，最近唯独吃黄龙止咳颗粒见效，白天基本不咳，晚上躺下咳嗽厉害，始终不能根除，请问裴老我该怎么办？**

答：这多半是上气道咳嗽综合征，估计你妈妈有慢性鼻炎或慢性咽炎。

**4.茱妈：男孩，8岁，从今年正月开始流鼻涕，也没感冒，不知道是怎么回事？**

答：流鼻涕是上呼吸道（鼻腔）卡他症状。黏膜的水肿和渗出，大多数情况下是感冒引起的。部分由异物刺激引起。不管是感冒还是异物都存在过敏倾向，建议先服赛庚啶、苯海拉明等试试。

**5.曾经拥有：母亲，62岁，7年前开始左乳左侧和右侧疼痛，坐车颠簸一下也痛，彩超、目靶检查是乳腺增生。今年开始脖子左边也疼，时好时坏。前几天又检查说乳房与脖子痛是神经痛，乳房里面痛是肋间神经痛，让回家吃止痛药。恳请裴老给母亲看一下这是怎么回事？**

答：如果没有明显的乳腺器质性病变，则应考虑肋间神经痛，肋间神经痛和全身各处的神经痛是一样的。如三叉神经痛、坐骨神经痛。服用维生素$B_{12}$、$B_1$、甲钴胺有效，中医中药复元活血汤、黄芪桂枝五物汤、桂枝芍药知母汤、桂枝附子汤、血府逐瘀汤通过辨证论治疗效显著。

**6.王婵：请问肝癌怎么治疗？治愈可能性大吗？**

答：原则上肝癌目前还没有彻底治愈的办法，肝移植一年生存率尚不理想，其余如介入（血管内α刀、X刀、射频消融、无水酒精）治疗仅有短期疗效，中医中药在改善患者生存质量，延长生存时间上有意义。

**7.OAHZ：男性，47岁，这段时间易醒、多梦，入睡困难，白天精神尚可，（血压偏高，吃药正常，耳鸣已经3年），白天小憩会儿也是有梦，是什么情况？**

答：高血压、动脉硬化就足以引起你刚才说的全部症状，应该做全面检查，高血压发展到什么程度，要及时治疗，才能增进健康，延年益寿。

**8.超级无敌幸运天蝎鼠：我最近体检做甲状腺B超是回声增粗，又做甲功三项，其中促甲状腺素6.33，平时没特殊症状，大夫让我半年后复查，您说我现在用治疗吗？**

答：促甲状腺激素偏高要考虑有无甲减，如有乏力、脱发、浮肿、厌食等症状可诊断为甲减，按甲减治疗。如无上述症状可暂时不用治疗，加强运动，心情愉快，多食海带类食品。

**9.董雪津：我母亲70多岁了，右手颤抖，到医院检查甲功、CT等基本正常，好像也不是帕金森病类的症状，请问中医可调理吗？**

答：要做系统检查，首先排除动脉硬化，检查血压、血脂，颅脑CT可排除脑梗塞，左侧基底节部或半卵圆孔处小的腔梗灶就会引起右侧的震颤。

# 2014年3月17日

**1.好好的：两岁的孩子感冒流涕，该服什么药？**

答：这样的孩子往往有慢性鼻炎合并慢性咽炎。易感冒，且感冒后不容易好，应该在平时对慢性咽炎或慢性鼻炎进行治疗，这样既可预防感冒，又可使孩子的身体变得更加健康。

**2. 李：男，55岁，经常性全身胀痛，天阴时关节酸痛，遇冷咳嗽加剧，请问有什么方法缓解或者是治愈吗？**

答：这样的患者可能有骨、关节疾病，身体的免疫力较差，容易感冒，感冒与关节疾患互相促进、相得益彰。要抓紧治疗，建议到专科门诊就诊，否则身体状况会每况愈下。

**3. 李燕妮：男性，22岁，双下肢久站便痛。X线片检查显示腰椎、双膝关节无明显异常。门诊以“风湿病”进行各项化验，均显示正常。可他双腿依旧疼痛，请问引起双腿疼痛的原因是什么？**

答：根据所述症状和相关检查，可诊断为反应性关节痛或者风湿性多肌痛，如果不及时治疗，他可以向风湿性关节炎、类风湿性关节炎、骨性关节炎转化。

**4. 郭项：我奶奶今年69岁，从去年年底间断性牙龈出血，双下肢有出血点。今年2月10号去陆军总院检查诊断为：免疫性血小板减少性紫癜，住院治疗了半个月病情平稳后出院，但是两周后血小板减少随之牙龈鼻腔又间断性出血，胸部出现紫癜。现在应该怎么治疗？**

答：你这是特发性血小板减少性紫癜，此病带有免疫倾向，激素治疗有效，环孢素以及所有的免疫抑制剂均有不同程度疗效，但只是短期疗效。要长期治愈，中药相对要好一些。



**5. 邱邱：女，31岁。最近记忆力下降，爱做梦。前几天说胃里跟食道发热的感觉，头左边太阳穴处疼痛。昨天又说傍晚时小腹痛，晚上睡觉脚麻木。请您分析一下，需做什么检查？**

答：首先应该说明你的月经和妇科疾患，因为这是影响育龄期妇女全身功能紊乱的主要原因。

**6. 攀爬de蜗牛：男性，24岁，在您诊所就诊两次了，诊断抑郁症，开了半月药，吃了1周，可能最近没有休息好，头痛，不知现在如何治疗？**

答：如果是感冒了就要先治感冒，中医认为："新病与痼疾相兼者，先治新病后治痼疾"。感冒不去，抑郁症就没有好转的机会。

**7. 杨敏：女孩五岁，最近晨起咳嗽，有黄痰，还有点口臭，是不是上火了？怎么调理？**

答：可以说是"上火"，正规的说法应该是上感，中医认为小儿为纯阳之体，若有外感多属风热。老百姓管此叫"上火"是正确的。

**8. 婷：民间传说：莲藕叶，山楂煮水喝能稀释血液的黏稠度，是真的吗？田七炖鸡能活血化瘀吗？如果真有这些效果，患高血压血管不通的老人能吃吗？**

答：莲子心、干荷叶、山楂都具有降血脂作用，但它们降血脂的作用不是像你说的那么明显，不常服用是显示不出效果的，其较西医的他汀类药物降脂作用小得多、慢得多。田七也有降血脂作用，更能活血化瘀。

**9. 吾爱吾儿：想请教有抗精子抗体不孕怎样治疗最好？曾看医生开了泛昔洛韦分散片和头孢克洛分散片，但是吃了三四天后出现头痛，坚持吃了一半药，头痛厉害就停药了，请问这些药还**

要吃下去吗？会不会伤身？

答：给这些药是对的，因为抗精子抗体不论男女均可罹患，其确切病因尚未完全明了。抗精子抗体阳性的女性患者，发病之前多有子宫内膜炎、阴道炎、输卵管炎等生殖系统炎症；男性患者往往与泌尿系炎症有关，故此类患者需要适当的抗炎治疗。

**10. 穆如清风：如果神经性头痛吃药不管用，可以做神经节阻滞手术吗？**

答：不要轻易做这种手术，神经性头痛一般是可以治好的，中医通过辨证论治，病程长一点不要紧，要耐心治疗，坚持到底就是胜利。

**11. zhaojunping：做心电图怀疑左前分支阻滞，心电轴左偏，其他都正常，大夫说没有什么问题，可就是左侧卧位睡觉时感觉到心跳厉害，这能在治肝病的同时加点调解的药吗？**

答：可以，活血化瘀药如汉三七、水蛭、丹参、降香、桃仁、红花加在治肝病的药中，疗效很好，传导阻滞往往是器质性心脏病的初期表现，有个别属功能性，如有症状则需治疗。

**12. 微言大义赵赶驴：我母亲62岁。高血压多年。最近睡眠差、耳鸣、浑身发软，请问如何治疗？西医和中医哪个治疗效果好？**

答：像这样的患者，中医辨证施治疗效较好！你母亲除了高血压，还有动脉硬化，西医在降血压方面疗效是可靠的，但是它在因治疗过程中而产生的植物神经功能紊乱方面，疗效尚不理想，中医对此有独特疗效。

**13. 有故事的人：45岁，偏瘫患者两年半，一直康复锻炼，足内翻严重，张力高，手腕抬不起来，胳膊能活动，主要是足内翻严重。2011年11月29日检查出脑梗塞部位是内囊部，感觉障碍，右侧肢体麻木，怎么办？**

答：脑梗塞引起的偏瘫较难治，治疗较慢，但有效；脑出血后遗症引起的偏瘫则较好治，较短时间见效，中医与西医相比较，中医疗效优于西医，必要时中医理疗、针灸、功能锻炼可取得较好疗效。

**14. 可爱的猪：宝宝1周岁，这几天偶尔有几声咳嗽，喘气的时候有呼呼的声音，感觉有什么东西一样，请问要不要紧？**

答：要抓紧就医，这是慢性咽炎合并扁桃腺炎所引起的咳嗽变异性哮喘，中医疗效较好，请立即去专科门诊。

**15.祇龐為罵：我家宝宝刚出生15天，一只眼睛老流黄色黏液，导致睁不开眼，下眼睑泛红，用热毛巾擦了几次，担心发炎，这种情况应该怎么治疗？**

答：新生儿结合膜炎的可能性较大，要用效果好的眼药，如含氢化可的松类的抗生素眼药水，必要时去眼科门诊。

**16. 喻丹：女性，17岁，面部长痘快四年了，刚开始是额头，后来就到了下巴，之后背部也有了，分泌物是白色的东西和一些油脂，该怎样治疗？**

答：你这是青春痘，也叫青年痤疮，说明雌性激素分泌偏少，而雄性激素分泌相对偏多，痤疮为青春期综合征的一部分表现，表明少女发身期内分泌系统刚刚启动还不协调。

**17. 荣妈：男孩，8岁，从今年正月开始流鼻涕，也没感冒，不知是怎么回事，要怎样治疗？**

答：这是慢性鼻炎，这种鼻炎经常带有过敏倾向，流鼻涕是鼻黏膜卡他症状，建议服防风通圣丸试试。

**18. 一个人的人生感想：我姐姐今年30岁，她身材偏胖，身体也没什么毛病，可她最近晚上睡觉的时候会出现手脚麻木的症状，能否帮我解答一下？**

答：30岁的肥胖妇女，手脚麻木要考虑以下几点：①周围神经炎；②动脉硬化，末梢血管供血不足；③维生素及微量元素缺乏。

**19. 支康莉：25岁，上高中时因为经常感冒，吃药输液比较频繁，身体比较弱，现在也经常感冒，几乎每个月都会低烧，而且每次吃完药之后身体上的肉碰着就疼，还会晕好几天才能过来，以前的医生说我是吃药之后过敏的症状，像我这种情况应该怎样恢复？**

答：你还是属于习惯性感冒，这样的人免疫功能往往低下，咽、鼻部可能存在慢性炎性病灶，建议做咽、鼻部的常规检查，此外还应注射胸腺五肽，以预防感冒。

**20. 许俊林：58岁，男性，喜欢喝酒抽烟、有血吸虫病史，每年都会有一次颜面浮肿。是不是所说的水肿？去医院查肝、肾功能都正常，有没有可能是血吸虫引起的？**

答：应该检查肝肾功能，特别是小便常规，如果有潜血和蛋白出现阳性结果，说明有器质性病变。血吸虫病以侵犯肝肾淋巴而著称。

**21. 许俊林：孕6月，近期睡眠不好，去医院查出尿糖++，是不是妊娠性糖尿病的表现？医生让吃点药，先把血糖降下来。可是怀孕期间不敢乱吃药。请问教授这种情况怎么治疗？**

答：妊娠糖尿病是糖尿病的一种特殊类型，应该进行治疗，否则会影响胎儿的生长发育，建议检测空腹及餐后血糖，如果确诊为糖尿病则需根据血糖值进行治疗，一般选择注射胰岛素，妊娠期妇女原则上尽可能避免使用一切口服降糖药物。

## 2014年3月19日

**1.曾经拥有：我母亲曾做过目靶、彩超，大夫说是乳腺增生，**





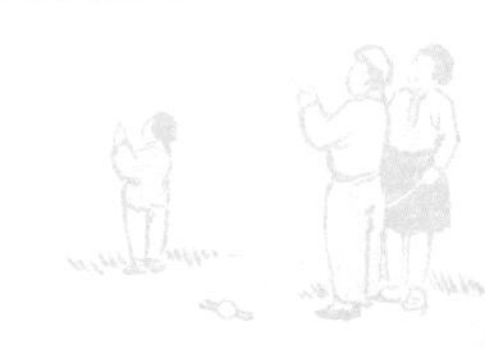

吃药没效果。去年疼痛减轻，今年又开始疼痛，并且颈部左侧也开始疼痛。前几天刚复查彩超，大夫说现在乳腺已萎缩，不能再增生了。乳房疼痛是神经痛，最近颈部疼痛也是神经的问题。请问现在除了彩超还需要做哪些方面的检查？

答：再不用做检查了，乳腺增生本身就是慢性炎症，慢性炎症就是在增生的同时产生萎缩，这时候就容易损伤邻近的神经末梢，中医中药对此症有较好的疗效。

2.新视界：我每晚约三点半至四点半醒，梦中想吐，醒后有肠胃胀满感。是什么病，该怎么治疗？

答：估计你的胃肠有器质性病变，浅表性胃炎的可能性大，晚上约三点半至四点半这个时间出现症状，是胆道和胰腺炎症发作，因此还要对胆道和胰腺进行检查。

3.王显韧：男性，33岁，患有高血压，吃药后高压140mmHg，低压100mmHg，西药早上吃依伦平和倍他乐克各1片，晚上2.5mg的倍他乐克1片、苯磺酸氨氯地1片，阿司匹林2片，为什么低压老是降不下去？请问这样搭配合理吗？

答：你的低压还降得不理想，建议在服用倍他乐克和氨氯地平的同时再服用中药，中药必须辨证施治。

4.岩宁：我曾经崴脚，造成脚踝瘀青发紫，且多年不褪，医院检查并无骨质损伤，请问裴教授有什么好的办法治疗？

答：你这是脚踝部软组织挫伤，为什么经常在一个部分挫伤，这是你的走路姿势不正确，走路应该慢点，路面不平的地方多加小心，防止再次挫伤。

5.释然：女性，34岁，近两年掉发，每天都有好多头发掉下，新长出好多白发，请问吃什么药可以缓解？ 2008年开始脸上长斑，吃了好多祛斑药，不但没有效果，斑点越来越多，以上情况应该吃什么中药？

答：估计你有内分泌紊乱，如果有月经错后、月经量少、雌性激素偏低，说明卵巢功能相对不足，这样的患者多半曾有多次人流或紧急避孕史。

**6.社会青年：有亲戚患胃癌，在您的门诊开了中药，由于起初疼痛就同时住院治疗，吃了一星期汤药加冲剂感觉效果良好，疼痛减轻，但现在医生说是印戒细胞癌，要做化疗，心里很着急，到底该不该做化疗？另外化疗期间还能不能服用汤药和冲剂？**

答：胃癌的单纯化疗一般疗效欠佳，手术应该视为首选。中药可以配合化疗治疗。

**7.婷：小孩四个月混合喂养，咳嗽一周，每次刚睡醒时咳嗽明显，夜里也咳两三次，有痰，咳嗽前两天低热，看了中医说是肺热有风，听了肺部又不是气管炎，但是喝中药都不见好，该怎么办？**

答：小儿上感是常见病，如有慢性鼻炎或慢性咽炎，这种上感会连续不断，应该做系统检查，进行系统治疗，争取一劳永逸。

**8.雪曦：我妈妈春节时查出有胆囊炎，胆结石。在家输液后双腿出现水肿，晚上休息后减轻，活动后加重，请问这是怎么回事？需要做什么检查？**

答：输液不能太快，每分钟以40滴左右为最佳，如果不是抢救病人，输液量不宜过多，否则会加重心脏负担，从而出现程度不等的心衰，下肢浮肿就是心衰的表现。

**9.郑旭文：我左膝痛，特别是蹲下的时候，大夫说有点骨质增生，开的活血胶囊，吃了1周好转，可是吃那些药胃痛、腰痛。请问吃什么药副作用小一点？**

答：单侧的膝关节疼痛多半是创伤性关节炎，慢性化以后则属于骨关节炎，不一定全有骨刺，大多数患者经过活血化瘀、祛风胜湿、消肿止痛治疗后好转。大小活络丹、独活寄生丸、活络效灵丹都可选择服用。



**10.卜贵东：我今年32岁，2年前查出痛风，至今手指关节处都有痛风石，请问裴老有什么好的建议？**

答：首先肉蛋奶等动物食品应禁食一段时间，多喝水、多运动，把体重减下来。西药秋水仙碱、别嘌呤、丙磺舒都有立竿见影的效果。但对肝肾都有损害，见效即止，不可久服。找有经验的老中医配副丸药是最好的选择。

**11.红树林：男性，50岁，腰痛头晕半年余，看见水龙头流水或者听见水声就小便失禁，请问中医怎样治疗？**

答：腰痛、头晕，结合患者的年龄首先考虑动脉硬化，动脉硬化有七成合并高血压，有三成不合并，但他们都能引起全身的植物神经功能紊乱。恐水症是植物神经功能紊乱的表现，治疗重点应放在动脉硬化上，动脉硬化好了，恐水症会逐渐减轻。

**12.攀爬de蜗牛：男性，24岁，经您诊断是抑郁症，开了半月药，吃了1周，最近几天睡眠不好，晚上睡不着，早上很早就醒，心急、烦躁，家务、农活也不爱干，需要怎么治疗？**

答：你能在微博上提出这样有条有理的问题，说明你的病情有所改善，起码是抑郁症中患病较轻者，请放下思想包袱，继续服药，中药的好处在于后发制人，看远期疗效。

**13.任万里：我父亲，于2011年查出患有肺心病（并患有高血压、肝囊肿、慢性胃炎），每年3月和10月份都要住院进行治疗。前几天，再次去医院住院治疗，医生诊断现在患有肺气肿。请问有没有最好的治疗方案？**

答：慢性气管炎、肺气肿、肺心病，也叫慢阻肺，这时患者最怕感冒，一旦感冒肺部就会发生感染，导致慢阻肺全面爆发，这样的患者如果合并高血压则使病情复杂化，不仅证候加重，而且预后也不是很理想，因此要重视，在大医院进行住院治疗。

**14.时光1228：神经性皮炎可以口服中药治愈吗？**

答：神经性皮炎经常与皮肤湿疹合并出现，发痒是湿疹的主要表现，而神经性皮炎不一定发痒，中医将两病联合辨证施治产生的效果往往比西医好。

**15.zheng：请问精神分裂症能治好吗？**

答：精神分裂症，一百多年来各地有精神病院，其实治疗的病种只有一个，就是精神分裂症。电休克、胰岛素休克、神经阻断、部分脑组织切除术等疗效均不满意，各种镇静药物如卡马西平类、丙戊酸钠类、氯氮平类、二氮卓类均有一定的镇静效果，但毫无根治作用，中医中药对个别病人有根治作用。

## 2014年3月20日

**1.笨笨的妈妈：女性，40岁，请问两鬓有不少白发怎么治？**

答：白发和遗传有关，和后天的操心、劳累、情绪也有一定关系，目前还没有一个非常有效的药物。

**2.朱雪萍：女，24岁，神经性耳聋，中医有好的治疗方法没？**

答：请问你有没有中耳炎、咽鼓管炎的病史，平时是否容易感冒，是否过多的用过抗生素，在噪音环境中工作没有，这些都和耳聋有关。

**3.喜洋洋：请问幽门螺旋杆菌传染性强吗？是不是一定要用西药？伴有糜烂的话饮食要注意些什么呢？**

答：幽门螺杆菌（Hp）和胃部疾患甚至和全身各系统的疾患都有关系，但是对胃病来说它仅仅是参与致病的原因之一，不管中医、西医对此都有办法，相对而言中医的清热燥湿、清热泻火、健脾和胃较之西医的三联或四联疗法疗效较为肯定。

4.海阔天空：请问在吃中药期间能不能喝茶？

答：可以喝，茶也是一种药，既然有了嗜好就不要轻易停止，茶对人体有百利而无一害。

5.王帝：我家小孩老是不好好吃饭，体重和身高都低于正常，西药吃了没起什么作用，请问该怎么治疗？

答：小儿的问题要慎重对待，单方对小儿来说并不适合，因为小儿的各系统正在发育之中，容易治好也容易变坏，因为小儿的胃肠功能尚不健全。

6.悻福筱钕人：请问月经延迟是不是会影响胎儿小？孕20周，前段时间做四维超声医生说胎儿太小，需要吸点氧吗？

答：月经提前或推后几天，如果没有其他证候，这都是正常现象，不会影响怀孕，更不会影响胎儿的发育。胎儿小，并不是吸氧的适应证。

## 2014年3月21日

1.悻福筱钕人：乙肝大三阳能喂奶给小孩吗？怀孕的时候会不会传给小孩，乙肝患者是不是怀孕到七个月时一定要去打隔离针才不会传染给小孩？

答：乙肝大三阳患者必须进行三阻断。具体注射方法为：①母亲怀孕第七、八、九三个月各注射免疫球蛋白200万单位；②母亲分娩后注射高效免疫球蛋白200万单位；③婴儿出生后即开始乙肝疫苗的三次注射。大三阳患者三阻断后可以给婴儿喂奶，没有三阻断的母亲是不能给小孩喂奶的。

2.娜娜：我今年32岁，结婚6年，一直未孕，去医院做了检查，未检查出问题。中医也看过但还是没效果，我老公一切正常，想问裴老像我这种情况该怎么办？

答：不孕的常见原因是女方输卵管阻塞、抗精子抗体阳性；男方精子数量不足、抗精子抗体阳性；最严重的不孕原因是染色体原因。除此之外如月经不调、男人阳痿等都可通过治疗达到怀孕的目的。

3.吾爱吾儿：我吃药前做检查，子宫内膜、输卵管都没有问题，阴道炎也不严重，平时没什么不适，小便也正常，不过我有垂体瘤，有高泌乳素血症，不知是不是这个原因引起抗精子抗体？看中医好还是西医好呢？能不能根治？

答：抗精子抗体是一种保护性抗体，当身体有某种器质性病变，患者不宜怀孕时就出现了抗精子抗体，你刚才说的垂体病变就属于这种器质性病变。

4.冰艾：如何才能快速检查出心脏是否有问题？因昨晚突然出现心梗症状，因为我对硝酸甘油药物过敏，又不知该吃什么紧急药，只能自己调节恢复。

答：快速检查出心脏有无问题的方法为心脏听诊、心电图。但是有一部分冠心病的患者，心脏听诊和心电图都没有问题，这种情况属于一过性冠状动脉痉挛。凭症状进行治疗是可以的，你不应该自己盲目的选择药物，应该立即去专科医院就诊。

5.Stacy：26岁，女性，已婚，没生过小孩，从去年10月份以来下腹隐痛，经期腹痛加重，一直都没好，去医院做了各种检查，妇检也正常，看了很多中医，有的医生说是宫寒，有的说是慢性盆腔炎，但吃药没效果，请问裴老有什么好的办法？

答：估计你妇科方面有炎症，妇科炎症的指标有：第一，白带；第二，腹痛；第三，痛经；第四，腰痛。经过治疗后上述症状减轻，那便能增加怀孕的概率。

6.大圣：去医院检查，说是左脚跟有骨质增生（骨刺），医生

**让不要再运动了。请教该如何预防和治疗骨刺？**

答：脚跟的骨刺可以通过理疗、按摩、小针刀治疗，治疗的目的不是让骨刺消失而是让局部组织适应骨刺，使疼痛症状减轻。

**7.小蔡一碟：去年11月份到现在经常犯咽喉炎。去年五月份做过手术。请问与手术有关吗？**

答：身体任何部位的手术都能使机体的免疫系统发生紊乱，估计你有慢性咽炎，术后症状加重，这也是意料之中的事。

**8.琳子：月经量少，请问吃逍遥丸多久才能有疗效？**

答：逍遥丸是中成药中调经之首选药物之一，如能再配合乌鸡白凤丸、桂枝茯苓丸则效果更佳。

**9.王莉莉：我吃了参苓白术丸5天，老是感觉腹胀，不太感觉到饿，即使有饥饿感也不想吃东西。请问这药我还要继续吃下去吗？**

答：参苓白术散主要用于脾胃气虚、湿滞中焦。如无效，可在同类中成药如健脾丸、枳实导滞丸、保和丸、香砂六君丸等中成药中再行选择。

**10.何红霞：我家小孩三岁半，身高1.05m，体重19kg，发烧四天，去医院检查，结果基本正常，但是扁桃体肿大，大夫给用了四天的抗生素，每天用不同抗生素，但是小孩到家中就发烧，尤其到晚上体温可达39℃，请问有更好的办法治疗没？**

答：抗生素不是每天更换种类就能见效的。扁桃腺炎可以引起反复发烧，西药可以治疗，中药也可以。相比之下，中药较西药更加灵活，疗效也好，但是必须辨证论治。

## 2014年3月24日

**1.一川：我儿子1岁7个月，有膀胱症，生下来53天就出现，用了好多办法都没恢复，现在睡觉时正常，请问什么时候能做手术？**

答：这种手术应该是越早越好，建议到大医院去做，麻醉条件完善，无需全麻，硬膜外麻醉就可以了，这样对孩子的智力发育伤害小，当然选择全麻，孩子不哭闹、大人不惊慌也是其优点之一。

**2.梁小宇：女性，24岁，未婚，最近几个月感觉髂前上棘疼痛，有时候睡觉的姿势不对会觉得腹部也有些痛，月经前后腰也痛，彩超显示：输卵管有1cm积水，问题大不？**

答：问题不大，你所述的所有症状都可以用妇科炎症来解释，应该抓紧治疗，如果不治疗病情进一步发展，就会引起诸多的并发症、合并症。

**3.樱梅：我老公48岁，第一次做胆结石手术后刀口处长出一个类似乳房的大包，说是手术缝合时里层没缝好，一年后做了第二次手术，已经4~5年了，现在刀口上又长出个肿物，诊断为皮下软组织瘢痕影，病理检查没异常，请问需不需要做第三次手术？有无其他方法可治？**

答：没有不舒就不必手术了，如果是瘢痕体质的人，每做一次手术都会留下手术瘢痕。

**4.随缘：我头昏、头痛，睡眠不踏实是怎么回事？能吃些什么药调理呢？**

答：头昏、头痛是个非常复杂的证候，高血压、贫血、脑动脉硬化、颈椎病等都可以引起头痛，搞清楚是什么问题才能给你有的放矢。

**5.为人民币服务：男性，50岁，有高血压家族史，心律正常，能用中药调理不？**

答：你已经可以诊断高血压、动脉硬化，应该及早治疗，适当服一些相关药物对症治疗就可以了，除药物治疗外还需加强运动、清淡饮食、调整情绪使心情舒畅等。

**6.杨建军：男性，37岁，频发性房性早搏，不知中医对此病有没有好的治疗方法？**

答：频发性房早较之于频发性室早症状轻微，但仍属于病理现象，需要治疗。三十多岁的年轻人如果血压不高，首先应考虑可能存在风心病，西医治疗药物相对较少，胺碘酮为首选，其次β-受体阻断剂、钙离子拮抗剂等均可选择服用，中医治疗此病方法多、辨证灵活，你可以找当地经验丰富的中医大夫就诊。

**7.梦小护：双侧大脑前动脉痉挛是什么原因引起的，怎么治疗？**

答：脑动脉痉挛，80%起源于脑动脉硬化，这样的患者可产生一过性的晕厥（TIA），应该经常测量血压，监测血脂、血糖等，发现问题及时治疗。

**8.tzhzhx：请问附睾炎吃什么药好？**

答：治疗附睾炎的中成药有天台乌药散、暖肝丸等，如无疼痛有硬结则属于附睾结核，可用抗结核药物治疗。

**9.尘缘：我有结肠炎好几年了，吃了好多中药效果都不太明显。最近网上看到一个单方（山楂片炒热加白酒然后加水和红糖），感觉都是食材就试吃了几次，效果还是有一点。请问能不能长期吃？**

答：结肠炎通常有如下类型：①过敏性结肠炎；②溃疡性结

肠炎；③肠易激综合征。上述三种类型的治法不同，山楂为中医治疗胃肠道疾病的常用药，按你说的方法炮制有效果，本人尚无此方面经验。

**10.千千天天：我有个老师得了胃部淋巴瘤，网上说这种病难治愈，我想请教一下，目前的医疗水平能够完全治愈吗？**

答：消化道恶性淋巴瘤大多数属于非霍范畴，化疗有效但无根治效果，用中药配合化疗的方法，不但可以消除化疗的副作用，而且可以延缓病情进展，预防疾病复发。

**11.现代通信：孩子便秘，经常三四天没有大便，请问裴老这种情况我们该怎么做？**

答：便秘的孩子，经常是吃含粗纤维的食物较少，偏爱肉、蛋及奶制品，不爱吃蔬菜，应该调节饮食习惯、加强运动。

**12.eling：我妈妈被查患有神经性耳鸣，现在已经零睡眠了，吃了很多药也不见好转，该怎么办？**

答：睡眠是人生之大事，没有睡眠就没有精神，长期无睡眠就会导致人体全身功能的紊乱，耳鸣也是这种功能紊乱的一小部分，因此治疗失眠是重中之重，睡眠的问题解决了，各种问题就会迎刃而解，耳鸣的问题也就不在话下了。

**13.如果爱下去：女性，27岁，身体健康，每天晚上睡觉都爱做梦，白天感觉很累，没有精神，注意力不集中，有时感觉头昏，只要睡着就不间断做梦，请问怎么回事，该怎么治疗？**

答：睡眠做梦也是一个问题，睡眠的质量可分为：①睡着无梦为上等；②睡着有梦为中等，有记忆的梦为中上、无记忆的梦为中下；③睡不着觉为下等。次日之精神状态与上述三种睡眠状况密切相关，所以中医治疗失眠，将治疗眠差无梦叫作安神镇静，将治疗眠差而有梦叫作安魂镇静。可给予中药调理，再配以西药如地西泮等能取得理想疗效。

**14.WSL：我父亲胰腺癌晚期，无法化疗和手术，腹泻、腰背痛、腹部隐隐作痛。现在吃芬必得止痛，效果还行。你看他的症状给予什么样的治疗呢？**

答：胰腺癌被称为癌中之王，近年来发病率逐年增多，死亡率之高、发展速度之快为恶性肿瘤之首，如果方便建议来我的门诊。

**15.许甜：我的胸腺内长了两个肿块，医生说好像是纤维瘤，让做手术，这种情况危险吗，有没有后遗症？**

答：如无不适可暂缓手术，因为对于胸腺最近的认识，虽然其功能已经退化但仍然是免疫系统一个潜在的影响因素，弄不好会产生一系列不利因素。

## 2014年3月26日

**1.胡淑娟：我是过敏鼻炎、鼻窦炎、鼻甲肥大，一侧有鼻息肉，请问有什么好办法没？**

答：过敏性鼻炎和鼻息肉相互促进，反复感染就形成了鼻窦炎，可以手术治疗，有一定疗效，但不能根治。中医中药对此病也有效，但必须长期服药，过敏性鼻炎、鼻窦炎的症状会随之减轻。

**2.迷茫的人生：请问孕妇感冒咳嗽能打针吃药吗？我咳嗽晚上咳的睡不着，今天去医院，医生开了孕妇金花片和肺力咳合剂还打了点滴，其中肺力咳合剂成分是（黄芩、前胡、百部、红花、龙胆草、梧桐根、白花蛇舌草、红管药），外包装上说明孕妇慎用，裴老这个药能喝吗？您有没有什么好方子？**

答：最好不要喝，所有的西药都是化学、生物制剂等合成产品，容易通过血胎屏障，对胎儿影响较大。中药、中成药多为动植物制剂，不能进入血胎屏障，因而妊娠妇女可以用中药，但中药中具有活血化瘀、通下导滞作用的则应当慎用。

**3.江潭落月：我家小孩今年9岁，每年的四月份和十月份手掌心会脱皮，请问怎样才能根治？**

答：要排除鹅掌风（手癣），除此之外小儿的局部脱皮可视为小儿成长中的代谢不平衡，应改善喂养和饮食结构、加强健康护理，就会逐渐好转。

**4.Sunshine：荨麻疹有什么好办法可以去根？用一些抗过敏药效果不明显，喝中药效果怎么样？**

答：荨麻疹西药抗组织胺、抗五羟色胺都挺有效，但无根治作用，中医中药方法多，辨证灵活，可因人而异，能取得较好疗效，常见的过敏原有：鱼、虾等海鲜，蘑菇、木耳等菌类。个别人对所有的肉类都敏感，因此病情反复发作的患者在治疗中应禁忌肉、蛋、奶、海鲜等。

**5.爱樱桃ci：我妹妹20岁，每当换季或感冒时咳嗽、咳痰、气短伴有喘息，痰为白色的颗粒状固体，咽部能听见似泡泡一样的声音，病程已有三年，晚上睡觉时容易发病，咳痰气短严重难以入睡。医生说这是气管炎，请问可以治愈不？**

答：你妹妹估计有严重的慢性咽炎，此病带有过敏倾向，它可以引起哮喘，这种哮喘叫作咳嗽变异性哮喘，若无哮喘则是上气道咳嗽综合征，一部分患者分泌物由鼻后流向气管，引起咳嗽，则叫作鼻后滴流综合征。所有上述病变均与慢性咽炎相关，均可由上感引起或加重，在治疗中重点应放在慢性咽炎上，若无这种治疗思维，上述病变长期存在会引起肺气肿、肺心病、慢阻肺等。

**6.言之尚早：男性，25岁，最近夜间有遗精现象，左肾部位有肿胀感，腰膝酸软，尿频、尿不尽等症状，我该如何调理？**

答：以中医角度看你这属肾虚证候群，25岁的青年发生这种症状是手淫的后遗症，应该立即改掉这种习惯，可服金匮肾气丸。

**7. 周：女性，小三阳，我小孩一岁半，检查三系统：一三四五项阴性。表面抗体阳性，但检查结果单上这项的ABS值是0.854，定量8.138，医生说定量在10以上就相对安全点，又说是阳性就无所谓，我该怎么办，要给孩子继续打疫苗来增强抗体吗？**

答：你的小孩第二项阳性，就说明已经有抗体了，无需再打疫苗，你的小三阳原则上无传染性，可以同吃同住，和小孩亲密接触无碍。

**8.紫蕊：输卵管不通有没有中药可以治疗？**

答：输卵管不通，单侧不通照样可以怀孕；双侧不通，除了通气、通水之外必须配合中药治疗。因其伴有炎症，中医的活血化瘀、软坚散结、清热解毒具有良好疗效。

**9.吕梦：我老公患脂溢性皮炎，应该用鲜侧柏叶煎水洗头还是用在药店买的侧柏叶煎水洗头？煎多少分钟最佳？**

答：侧柏叶煎水治疗脂溢性皮炎的确有效，我也给患者经常使用，此药无需炮制，生侧柏叶煎水就可以了。

**10.小梁子：我35岁，颈部两边肿块，摸着会动，做了彩超和抽血化验，检查是甲减，是否有必要再做CT检查，我还有乳腺增生，甲减和乳腺增生有关系没？**

答：甲减大部分是由亚甲炎转化而来，亚甲炎是一种自免病，反复发作。出现甲亢的几率是7/10，出现甲减的几率是3/10，西医用激素治疗此病，只能治其标，一部分患者转为慢性甲状腺炎，这时发生甲减的几率是7/10，发生甲亢的几率是3/10。发生甲减的患者抗甲状腺球蛋白抗体、过氧化物酶抗体阳性则可诊断桥本氏病。上述疾病均可导致感染，出现颈部淋巴结肿大，与乳腺疾患无关，无需做CT。

**11.静飞儿：泡脚治疗神经性头痛，泡脚和益母草浓煎来喝，就这两方能否治疗好我的神经性头痛？一天可以多泡几次吗？**

答：上病下治是中医的治疗原则之一，足部涌泉穴敷之中药，吴茱萸、大蒜可治疗头痛。洗脚治疗头痛我没有这方面的经验。

**12.玲：我家乡很多人都是五六十岁因为脑溢血、动脉硬化、脑血栓就去世了，这些血管病有预防的方法吗？**

答：有！过去的中国人家庭条件好的，大部分因脑血管意外而去世，因为营养好，不劳动，给脑动脉硬化的发展形成了有利条件。相反农村营养欠佳，参加劳动，这样的病较少。预防此病的办法是基本吃素，加强运动。世界心血管学会将忌烟、减肥、运动作为本类疾患的一级预防。

**13.好运浓：附睾结核没发作，要不要管它，有什么特效药？**

答：附睾结核特点就是没有症状，可摸到结节，抗结核药物疗效不显著，因为它和渗出性胸膜炎一样，是结核杆菌引起的变态反应。

**14.囡囡：我脖子上长了好多疙瘩，大夫说可以用激光治疗，请问可以吃中药治疗吗？**

答：先不要吃什么药，脖子上的疙瘩不是小事情，肺癌、肝癌、甲癌、乳腺癌都可引起颈部淋巴结肿大，要说明情况。当然不是有疙瘩就说是癌，慢性咽炎，亚甲炎都能引起颈部淋巴结肿大。

**15.燕语：43岁，女性，每天午饭后就腹胀，下午晚上肚子胀鼓，早上起来就会好，持续好多年了，看过医生做过检查吃过药效果不是很明显，请问这是什么原因？如何治疗？**

答：首先检查胃肠，其次检查妇科，胃肠病引起腹胀大家都知道，而妇科的炎症也能引起腹胀，原因是这种炎症可引起胃肠蠕动的改变，胃肠植物神经功能的紊乱。





16.木叶：我失眠多年，晚上梦多，感觉记忆力越来越差，心情也很压抑。请问怎么治疗？

答：应该做系统检查，排除全身有无器质性病变，因为任何疾患都能引起植物神经功能紊乱，从而产生上述症状。简单的神经衰弱和植物神经功能紊乱则可用中医调节阴阳、气血、水火，从而使之平衡，达到治疗效果。

17.123：最近下巴长痘（在皮肤外），下颌也长了个包（在皮肤里），医生说是上火，开了中药喝了半月不见疗效，想问一下到底怎么回事，该怎么调理？

答：痤疮，中医叫作火，因为火性上炎，因此头面部易得，不管男性还是女性，凡长痤疮皆为雄性激素水平偏高，男性则说明需要配偶，女性则恰恰相反，说明雌性激素水平偏低。

18.郑旭文：小孩三岁半，他感冒以后就呼吸特别不好，请问这是怎么回事，需要吃点什么药？

答：孩子有慢性咽炎，感冒使局部炎症加重，分泌物导致产生呼噜声，再合并不同程度的中毒症候，会使患者的上感症状加重。

## 2014年3月27日

1.袁丹：我女儿今年3岁，经常感冒，流涕，打喷嚏，咳嗽，舌苔有点白，但舌尖是红的，眼睛有些充血。医生总开些抗生素和止咳颗粒，还有利巴韦林和感冒冲剂，但效果并不好，不是说要少用抗生素吗？可又该用什么呢？

答：你的孩子是习惯性感冒，估计有慢性咽炎或慢性鼻炎存在，有这两种病中任何一种，就会导致反复感冒。抗生素长期使用，不但产生抗药性，越用效果越差，而且还会有好多副作用，你应该找有经验的中医去看。

**2.胡淑娟：过敏性鼻炎、鼻窦炎服什么药呢？**

答：过敏性鼻炎、鼻窦炎，单纯服用抗生素是不行的，鼻窦炎的穿刺、抽取、冲洗，也都是权宜之计，无根治效果。最好的办法是中西医结合，在服用中药的同时加用抗生素，会产生理想效果。

**3.papa：女性，20岁，患了强直性脊柱炎早期骶髂关节侵犯。一直吃中药和做推拿、艾灸治疗。现在腰不痛了，变为坐骨神经痛，是不是有病变了？怎么办，能痊愈吗？**

答：强直性脊柱炎合并骶髂关节炎是常事，合并坐骨神经痛不多见，你应该进一步检查，有无椎突，强直性脊柱炎合并椎突也经常见到。

**4.羊斤竹翠：四个月的小孩指甲有竖纹，头发也有点竖起，是怎么回事？**

答：小孩生长发育时期易出现缺钙、维生素、微量元素等，对孩子的饮食应该科学调配，荤、面、米、菜适当搭配，多晒太阳，多活动。

**5.思琪：女性，25岁，未婚，在脸的下1/3处一直起痘，大约有五年了，一个月前开始加重，甚至额头也起了好多，据其他中医说是痤疮，也有粉刺，但没说明是怎么引起的，我想知道我究竟是怎么回事，都快毁容了，还能治好吗？**

答：女性痤疮是雌性激素偏少，雄性激素相对偏多的表现，25岁的女性是痤疮好发年龄，没有关系，结婚后就会好，毁容的也有，那是极少数瘢痕体质的患者。无瘢痕体质的人，痤疮过后皮肤一如常人。

6.江上渔者：请问小孩有蛔虫吃什么药好？

答：蛔虫的常用药物是阿苯达唑，广告上的“两片”就是这个药。中药南瓜子、使君子都有同样的作用。

7.一笑：请问桔梗、赤芍、白花蛇舌草、红糖治疗甲状腺结节可否长期服用？

答：估计有效，但不是非常理想的，长期服用也无害。

## 2014年3月31日

1.说不出的痛：我今年31岁，因为得了左下肢血栓后吃了两年半西药，现在易出汗，请问有什么办法调理呢？

答：你的下肢血栓现在怎么样？西医用溶栓药物，比如尿激酶等对全身植物系统都有明显的影响，出汗就是这种表现。中药治疗出汗堪称一绝，不过需要辨证论治，你可以找中医试试。

2.SPRINGLLC：我的检查γ-谷氨酰转移酶210，碱性磷酸酶556。ALT：37，FT3：35.2，FT4：51.1，TSH：0.0003，葡萄糖：6.63，线粒体M2抗体阴性，西医诊断为甲亢，怀疑是原发性胆汁肝硬化。请问中医能治愈甲亢吗？治疗周期多长？

答：你的TSH较低，不能排除甲亢，但是从你的转氨酶和碱性磷酸酶明显增高可以说是瘀胆性肝损害，如果脾厚大于4cm，门脉口径大于13mm，则可诊断瘀胆型肝硬化，本病如无丙肝、乙肝，则可诊断自身免疫性肝硬化，通常出现多脏器损害，TSH偏低也可用自免性疾病解释。治疗重点应放在肝病上，肝病治疗好以后，甲亢再进一步斟酌。

3.桃子：午睡醒来总是头痛，这是什么原因？

答：那还是植物神经功能紊乱，睡眠时副交感神经占优势，醒来后交感神经的紧张性逐步上升，这里有个调节的过程。你的头痛就是其调节过程中产生了不协调，过一会就会好，这不算病，不用太紧张，平时放松心情。

**4.无名：我妈妈嗓子沙哑三个多月了，去医院拍片子，医生说里面有小结，让吃“黄氏响声丸”，吃了半月还不见好转，请问怎么治疗？**

答：声带小结的中医治疗，有清咽利肺、软坚散结、清热解毒等方法，坚持服药有效，黄氏响声丸不是首选。

**5.百合：每天晨起痰中带血数月，感觉脖子不是很舒服，是什么问题？**

答：如果是中老年痰中带血就必须进行全面检查，包括胸片、CT等，首先排除肺癌。慢性咽炎，支气管扩张也能出现痰中带血，这就需要认真鉴别，不能掉以轻心。

**6.敬慈：女性，66岁，子宫脱垂，大便干燥，怕冷，吃补中益气丸可以吗？**

答：大便干燥能够加重子宫脱垂，应该先口服麻子仁丸，调节大便，大便通畅后再服补中益气丸，可能产生疗效。简单的阴道前壁脱垂用中药治疗，是可以治好的，所用方剂中离不了补中益气汤，但是严重的子宫脱垂那就需要西医手术了。

**7.仅此而已：体寒有什么症状，该怎么治？月经推后三天、量少，应该怎么治疗或是吃什么药？**

答：中医认为经前属热，经后属寒。你的症候属于寒证，所谓寒证即宫胞虚寒。结合现代医学，这样的患者雌激素水平偏低，不容易怀孕。《金匮要略》之大温经汤是治疗此病的首选。

**8.缘：我今年40岁，生完小孩三个月，现在早晚小腿和脚后跟痛，手腕和手指关节疼，早上握拳头都握不住，腰也很酸痛，这种情况中医能治疗不？**

答：这统称为产后风，这里包含围产期肌肉和关节损伤性改变，又包含妊娠诱导的反应性改变。中医祛风胜湿、活血化瘀有效。

**9.我的帝国：男性，患皮肌炎、间质性肺炎，这种病怎么治疗比较好？**

答：皮肌炎属自免病范畴，肺间质纤维化虽然不属于自免病，但也有自免倾向，一部分患者继而发展，可成为肺结节病，那就是不折不扣的自免病了。西医治疗此病，免疫抑制剂为首选，如激素、甲氨蝶呤、环孢素等。中医以活血化瘀、祛风胜湿为首选。

**10.俊俏飞扬：我脸上有一小片黑色的胎记没有毛发，之前用激光治过三次，可是还有一点没有祛除，并且已经有疤了，这样的情况该怎么治呢？**

答：胎记实际就是血管瘤，激光、射频疗效都不佳，如系瘢痕体质反而会形成瘢痕，比原来的胎记更难看。

**11.李杰：轻微脑梗能完全消失吗？**

答：因人而异，有很多输液的中成药制剂，如毛冬青制剂、月见草制剂、绞股蓝制剂、灯盏花制剂、葛根制剂、丹参制剂等。但要坚持服药，三两次不起作用。

## 2014年4月2日

**1.羊羊妈：老婆婆检查出甲亢、尿酸高，如何治疗？**

答：甲亢，中药西药都有一定疗效，但根治比较困难。西药甲巯咪唑（他巴唑）、丙硫氧嘧啶（PTU）都有立竿见影的效果，但无根治作用；中药通过补益气血、清热泻火、软坚散结等，长期服用有明显疗效，但仍不能一劳永逸。

**2.劉丹：我妈妈52岁，医生说是子宫内膜癌，前几天手术治疗，现在自己在家吃药控制，还用去医院检查再做手术吗？**

答：子宫内膜癌需要做化疗，个别情况还需放化疗同时进行。建议服些中药，这样可以很大程度的减少癌症的复发，同时能消除放化疗的毒副作用。

**3.云：先天性腰椎隐裂对以后身体及生活有什么影响？平时生活中该注意些什么？**

答：先天性的腰椎隐裂如无症状可不去管它，平时防止剧烈运动，比赛性的活动绝对禁忌，个别人不注意，如果脊柱裂隙增大、脊膜膨出，严重的会形成截瘫、大小便失禁。

**4.缘：产后风能吃什么中成药吗？能吃三七吗？**

答：可以吃，但仅仅服三七恐怕解决不了大的问题。活络效灵丹、大小活络丹等较单纯的三七效果更好。

**5.love棋棋：我爸爸今年63岁，皮肤瘙痒3年，吃药打针没见效，反复发作，血液检查正常，请问有没有办法治疗？**

答：这是老年皮肤瘙痒症，中医疗效很好但必须辨证施治，如果你怕麻烦的话，建议服些防风通圣丸试试。

**6.SPRINGLLC：我无丙肝、乙肝，西医说:如果我的线粒体M2抗体是阳性，就可断定是原发性胆汁肝硬化，但我是阴性，确诊还需B超和肝穿，另甲亢要用碘[131]治疗，现在我在吃医生开的“熊去氧胆酸胶囊，我不想肝穿和服碘[131]治疗，我今年50岁，平时不生病，请问有何良策？**

答:线粒体抗体仅仅是其中之一，只要ANA、SMA、PNCA、SSA、SSB等其中有一项阳性均可作为诊断自免肝的依据，即便目前都是阴性，而这组抗体是在不断变化，过几天如果出现阳性也能诊断。你不一定要去做肝脏穿刺，面对疾病能诊断清楚更好，若一时难以定论也要及时治疗；一定要诊断明确才进行治疗，否则就不治疗，这是当前西医的弊病。



**7.硕影：最近脚掌心疼痛，好几天了，一直没有缓解，这种疼痛虽然可以忍但是很难受，不知是什么原因，该怎么办？**

答：用西医观点看，这是一种神经末梢病变，从中医角度看着是肾虚症候。实际上是因为机体长期缺乏B族维生素而引起的周围神经病变，服甲钴胺及维生素$B_1$、$B_2$、$B_{12}$均有效，中医补肾也有效果。

**8.莫依怡：女性，21岁，有慢性浅表性胃炎，半年以来晚上睡觉总觉得口干口苦，喉咙、上颚很不舒服，这几天比较严重，醒来总觉喉咙很干，像被什么封住一样很难张开，有灰褐色浓痰，请问这是什么情况？**

答：你除了胃病之外还有慢性咽炎，中医把两种病结合起来看叫作脾土乘肝木，木者肝也，口苦、咽部不适代表了肝经症候，足厥阴肝经循行于咽。丹栀逍遥散可以作为治疗此病之主方，再进行加减进退效果更好。

## 2014年4月4日

**1.赵人民：45岁，男性，晚上睡觉小腿肚抽筋，疼痛是怎么回事？有什么好办法治疗没？**

答：小腿抽筋的原因首先考虑缺钙，应及时补钙，市售的钙片中乐力钙、朗迪钙较好。

**2.潇洒：我妈妈48岁，诊断为急性髓系白血病M2，现在已经完成了第一次化疗，请问她要化疗几次就可以喝您开的中药，中药要喝多久才能治愈？**

答：中药对M2来说疗效较好，可以与化疗同步进行，不但可减少化疗的副作用，而且可早期缓解。完全缓解后，要继续服用中药，一部分病人可达到不再化疗。

**3.璐啦：30岁，每天早上起床都满嘴口水，还有痰，怎么回事呢？我从小就有喘息性支气管炎，现在有神经衰弱、过敏性鼻炎、慢性咽炎、慢性浅表性胃炎，偶尔还听得到呼吸有气管炎的声音，该怎么办？**

答：你这是过敏，属于过敏体质，鼻炎、咽炎、哮喘都是过敏的表现，其实质是副交感神经末梢介质增多，也就是组织胺和五羟色胺水平较常人为多，抗组织胺制剂，抗五羟色胺制剂有效。

**4.6tzhzhx：请问济生橘核丸对附睾炎有作用吗？**

答：有作用，但并不能根治，还应对其进行消炎、中药辨证、理疗等综合性治疗。

**5.莫依怡：21岁，女性，1月份查出有尿道炎，红细胞、白细胞明显升高，后来吃了中西药后好了，但是前两天开始又出现尿频、尿急的症状，尤其是昨晚连上厕所十几次，今天下腹部有发热胀痛感，并伴全身乏力，头晕胸闷想吐，复查是尿道炎，请问我这病怎么总是反复发作，并且越来越严重，跟什么有关？**

答：尿道炎其实就是泌尿系感染，育龄妇女的尿道炎是容易复发的，首先夫妻正常的性生活就能导致感染复发，其次月经期的保健不当，也是引起复发的重要原因。

**6.永远10指紧扣：请问食道癌中晚期最好的治疗方法是什么？白花蛇舌草，半枝莲，铁树一叶，这几味药对癌症有效果吗？**

答：食道癌的首选治疗应该是手术配合放疗或化疗，中医中药对食道癌有效，尤其对食道上段癌手术放化疗疗效不佳，个别病人只有采用口服中药的办法，我亲自经历的这种病人不少，大部分患者都能延长生存时间（OS），极少数患者甚至可以达到治愈。

**7.百合：23岁，女性，近几月来，每天早上起床后，我也不清楚是唾液还是痰，有时带血，并且咽喉部感到不适，感觉有痰似的，以前有过慢性咽炎，怕是肺结核，请问是怎么回事？**

答：晨起痰中偶见血丝，这种现象在慢性咽炎、牙龈炎、肺结核均可出现，应该去专科医院做系统检查，确定到底属于哪一种出血，确定诊断后进行治疗才不会延误病情。

## 2014年4月14日

**1.岳春：父亲65岁，经常咳嗽，白色泡沫痰，流涕，有抽烟的习惯，舌苔白，请问有什么药物可以治疗？**

答：经常吸烟的人，除了有气管炎之外，大部分还合并不同程度的肺气肿、肺心病，治疗是一个系统工程不能等闲视之，应找专科医生，对这一疾病的定性、定量确定后才能有的放矢。

**2.景文铜：我奶奶，2013年元月被诊断出是乳腺导管癌，现在手术伤口未愈，夜间渗血较多，最近喝了二十几付中药，但是现在咳嗽的比较厉害，今天到白银人民医院诊断是肺炎，您能不能给一个建议，现在我们该怎样做？**

答：癌症患者，尤其是在手术后，免疫系统处于崩溃状态，不论是手术的切口还是肺和邻近的软组织都容易发生感染，在这方面西医的抗生素就能起主导作用，建议你去医院住院治疗。

**3.芊斤竹翠：四个月的婴儿血常规检测血红蛋白：95g/L（参考范围：110—160g/L），平均红细胞体积：76.8fL（参考范围：80–100fL），平均红细胞血红蛋白含量26.6（参考范围：27–34pg），其他结果正常，这些偏低的值是表示贫血吗？**

答：有贫血而且是缺铁性贫血，应该选择好的配奶或奶粉，婴儿的消化系统尚不完善，铁的吸收也就不足，故让其消化吸收均好转是纠正贫血最好的办法。

**4.赵鸿翔：我奶奶今年70岁，除了腿痛外，没什么大病，到医院检查也没什么事，但是她总是毫无征兆的突发头晕，这毛病有几年了。请问裴老这是怎么回事，怎么治疗呢？**

答：70岁以上的人首先要考虑椎基底动脉的缺血，因为老年动脉硬化基本可以覆盖90%以上的老年人，基底动脉的一支供血小脑，如果缺血可引起共济失调。

**5.好好爱你们：宝宝一周岁六个月，不吃饭，贫血，需要吃什么药？**

答：一岁半的小孩应该以吃饭为主，如果食欲不好则应去医院专科检查，中医中药在这方面经验较多，疗效较好。

**6.莫依怡：女性，21岁，有浅表性胃炎，最近嗜睡，感觉好累，两小腿酸软无力，请问这是什么病？**

答：浅表性胃炎引起的局部症状不一定很多，但是有一小部分患者可出现严重的植物神经功能紊乱。

**7.婷婷：我父亲肝硬化在您那吃中药近两年，恢复的很好，可是就在前几天，突然吐血，结果去医院检查说胃底静脉曲张引起的。还有这次的检查结果是脂肪肝，而不是肝硬化。这是怎么回事啊？**

答：让你爸禁食肉、蛋、奶，就是为了防止出血，食道静脉曲张，肉、蛋、奶能引起曲张的静脉破裂出血，当然任何不易消化的食物都有异曲同工之害，这次B超光看见脂肪肝，说明肝硬化已经较前好转，破裂这一事实的本身就明确了肝硬化的诊断。

**8.郑浩：请问化疗后血管壁硬化该用些什么药外敷，或者喝些什么药来改善一下？另外还有不想吃饭该怎么办？**

答：50%硫酸镁水溶液用热毛巾外敷，不想吃饭这是化疗的通病，中医中药在这方面有优势，建议你找中医看看。





9.昵：男性，25岁，前两天后背左侧肋骨处突然有点疼痛，刚开始以为睡觉姿势不恰当，可现在依然有点痛，这是怎么回事？或者应该从哪些方面着手，以做相关的检查？

答:首先做一个B超，排除胆囊和胰腺病变，如果不是则应考虑局部背肌劳损，这种劳损通常由岔气所致。

10.风信子：儿子幼时常扁桃体发炎，十岁时引起血尿，服用肾炎舒、减少运动一年多后尿检正常，但在一次踢球后，尿检出现蛋白，从那以后每次感冒或运动后都会出现蛋白，严重时有3+，感冒愈后又正常了。检查肾功能正常，无水肿。现在已经13岁，脸色发暗，请问怎么恢复健康？

答：你再不要让孩子踢球了，你孩子得了慢性肾小球肾炎，或肾病综合征，原来的扁桃腺炎是由链球菌引起，链球菌在机体内形成了变态反应，就出现了肾脏疾患，应该赶紧去医院泌尿内科诊断治疗。

11.美丽森林：我婆婆今年64岁，双腿膝盖处痛，医生说是骨刺，建议手术但可能以后还长，没做手术。看她现在随年龄增长走路越来越困难。有什么好办法？

答：这是退行性骨关节炎，农村劳动人民容易罹患这种疾患，其实这是一种关节磨损，它会影响关节周围的软组织，当然主要在骨质增生和滑膜的部位，也不要去做手术，勉强手术的患者预后都不好，用中药理疗、小针刀、针灸、按摩可使症状缓解。

12.Liangmis：21岁，女性，到了天气变热的时候易感冒、流涕，吃感冒药没用，我有大三阳，小时候治疗过大三阳，后来吃完药，就没去看医生了。请问吃什么药感冒会好一点？

答：首先要把大三阳治好，它有传染性，会在人群中播散，你的自我抵抗力会越来越低下，感冒会接踵而至，另外你的鼻涕很多说明你有可能是慢性鼻炎，这种患者也容易形成感染，内外结合可使你的体质会越来越差。

13.小蔡一碟：我最近几天鼻塞、头晕、乏力，还伴有胃胀、胃痛、胃口不好。请问这是什么病？

答：你可能有两个病：1.慢性鼻炎或鼻窦炎；2.慢性胃炎或浅表性胃炎,两者可以同治，也可以分别治疗。

14.寓言：我妈妈60岁，脚背上长了一个包，以前也有过，经常按揉后消失，现在又长起来了，一按很痛，是什么情况？

答：那是腱鞘囊肿，没有症状可不去管它，一按就痛，痛是合并腱鞘炎的表现，可以服用芬必得等止痛药。

15.幺幺：我一个朋友确诊为萎缩性胃炎伴糜烂增生，请教您怎样治疗？可不可以中西医结合治疗？

答：其实这个病，可以不用中西医结合治疗，光用中医治疗效果就非常好，如果是不典型增生，则属慢性癌前病变，应立即治疗。

## 2014年4月16日

1.何红霞：我家小孩一周前感冒发烧，现在感冒好了，但是小孩老是叹气，是怎么回事，该怎么治疗？

答：这就是中医所谓的善太息，说明孩子气虚，前面的感冒导致了孩子的气虚。

2.沉淀：我家人出现腹泻、小便黄、脱发、舌头肿、牙龈肿，肌肉酸痛萎缩、关节响、头晕，去医院查血常规白细胞、中性粒细胞不高，淋巴细胞也不高，尿钙很高，肌酐低，血红蛋白高，代谢快。这是感染还是什么原因？该怎么办？

答：你这不一定是感染，而是消化系统因腹泻而吸收不良。

维生素$B_1$、$B_2$，前者为硫胺素，后者为鹅黄素。两者缺乏后就会出现上述症状，建议服用维生素$B_1$、$B_2$、甲钴胺片等。

**3.芦荟：男性，33岁，有时晚上睡觉出汗，请问该怎么办？**

答：出汗是体虚的表现，白天出汗叫自汗，夜晚睡着出汗叫盗汗。无论是自汗还是盗汗都是体虚的表现，自汗注重气虚、阳虚，盗汗注重阴虚、血虚。“邪之所凑，其气必虚”，说明你的机体内有一种邪气在作怪，这种邪气用现代观点说就是机体的病变，应该做系统检查。

**4.景文铜：乳腺癌的病人，提高免疫力并且有助于遏制癌细胞的中药有哪些？饮食方面应该注意哪些问题？**

答：乳腺癌的患者用中药的目的：①去除放化疗的副作用，因为其副作用能在很长时间存在；②提高机体免疫功能，防止癌症复发。这样的中药往往是复方，不能说哪几样药就能完成使命的。我的经验处方比如“兰州方”是一个复合制剂，你可服用试试。

**5.Sunshine：女性，28岁，怀孕40天，前几天剧烈活动后，有点出血，卧床休息了两天症状好转，今天劳累后，感觉又有点出血，量少，后来流黄色的液体，并且下肢浮肿，这种情况该怎么处理呢？**

答：妊娠早期流血是先兆流产，出现这种情况应该绝对卧床休息几天，不应该继续劳累、负重。中药泰山磐石散、保产无忧方治疗此病有特效。

**6.杨威海：女性，22岁，患胆囊炎、胆结石。以前偶尔肚子痛，现在一天痛几次吃了一个月的中药疼痛没缓解，现在腰痛得厉害，医院让做胆囊切除手术，想咨询一下现在该怎么办？**

答：胆囊是一个重要的消化器官，它就像洞庭湖调节长江流水一样调节胆汁量，你如果切掉胆囊，消化道的胆汁量就无法调节，随着进食油腻食物的多少，胆汁的排除量需要相应改变，没有了胆囊，这种调节就会完全丧失，大多数切除胆囊的患者都存在腹胀、腹痛、腹泻等消化道症状。中药治疗；第一，可使疼痛减轻或消失；第二，可使结石缩小或排出，这需要长期服药才能见效。

**7.小黑豆：药流后20天，可是我第5天之后血就比较少，第13天血突然多了，而且是鲜红色的血，没有血块，第一周检查有34mm×20mm强回声，第二周检查有28mm×17mm强回声，周边可见血流信号，现在已经20天了，请问需要清宫吗？**

答：药流已经20天了，就必须做清宫术，药流我是不主张的，其不仅对机体产生近期损伤，远期还会产生月经不调，绝经期提前等隐患。

**8.好好爱你们：小儿一周岁六个月，检查缺铁、锌、钙，贫血，消化吸收不好，吃药不管用，请问应该怎么办？**

答：这是典型的小儿消化不良，应该住院治疗。小儿长期腹泻是水和电解质发生紊乱，微量元素的吸收也会发生相应紊乱。这样的患儿治愈消化不良是当务之急，然后才能转入正常吸收轨道，光去补微量元素不去治疗小儿消化不良是不对的。

**9.末代农民：我母亲54岁，双腿膝盖肿胀，有疼痛感，右膝变形。去医院化验血清，抗O：13.85，类风湿因子：0.61，C-反应蛋白：请教裴老该如何治疗？**

答：你妈妈这是退行性骨关节炎，也是慢性劳损所致，不属于自免病范畴，中医中药对此病的治疗效果相对较好，活血化瘀、祛风胜湿等法有效。

**10.有故事的人：偏瘫两年半吃中药偏瘫再造丸有效果吗？主要症状是张力高，足内翻下垂，手张不开，吃中药会好吗？网上卖的偏瘫去拐丸可信吗？**

答：不要乱买中成药，应该先看疾病是属于脑溢血、脑梗塞、脑栓塞、颅内占位、颅内血管畸形的哪一种？搞清这些问题再进行治疗，便可以产生好的效果。

**11.明天的明天：我儿子8岁，经常扁桃体发炎并有发热症状，情况略有好转，但一个学期还会发作一到两次，常服用蒲地蓝口服液。一网友的提问，您说扁桃体发炎可能会引起肾炎，我要不要在运动或发热后带孩子检查一下蛋白和肾功能呢？扁桃体发炎会影响以后的生育吗？**

答：扁桃体发炎反复发热，有极少患者形成肾炎。链球菌感染进入人体产生反应，不会影响生育。

**12.兰心：我妈妈70岁，最近两年一直感觉嘴里很辣，好像吃了很多辣椒一样，去医院检查过，医生说没什么毛病。我们很担心，不知该怎么办？**

答：看看你的舌苔、舌体、舌面有无皲裂。这种现象大部分有B族维生素的缺乏。

**13.感恩小日子：子宫肌瘤剖腹手术剔除后5个月后复发，请问吃中药效果好不好？平时饮食方面需要注意什么？**

答:未婚女性，如果是直径小于2cm，无需做剔除术，这对生育会更好些，尤其是浆膜下子宫肌瘤，不影响月经及生育。手术会影响子宫及卵巢功能，影响日后健康和生育。

**14.千雨千寻：女性，成人，脸上很容易过敏，又红又痒，浮肿，吃几天过敏药会减轻，请问有什么办法可以治好吗？**

答：你这是面部痒证，虽然无关大局，但影响形象。中医中药效果很好，可先服服防风通圣散试试。

**15.怀念小时候：29岁，老是梦魇，特别难受，半天醒不来，这是病吗？该怎么办？**

答：说明你的植物神经功能紊乱，紊乱到大脑皮层无法控制，当入睡以后，会出现各种动作和行动，不要紧，一般人都有过这种经历。如果是经常发生就是疾病了，要进行治疗。

## 2014年4月17日

**1.苗欢：我刷牙或吃东西的时候经常把嘴唇弄破，容易患口腔溃疡，只要嘴唇有破的地方就会形成溃疡，请问该怎么办？**

答：这你可要注意，刷牙尽量小心些，因为口腔溃疡反复发作就会引起变态反应，形成顽固性的口腔溃疡，还会继发全身系统的自免病，如果你已经产生溃疡，建议冰硼散局部涂敷。

**2.邓健：足跟痛好几年，平常在家用中药泡脚，去医院治疗都没多大疗效，请问该怎么治疗？**

答：有两种情况可出现足跟痛：①骨质增生；②神经疼痛。中医观点为肾虚，偏重于肾阳虚，泡脚是一个好办法，建议泡脚水中放入少量食盐、花椒、小茴香等。

**3.甜甜的：女性，28岁，儿子10个月，膝盖、小腿疼痛，有时跪着睡好点，最近天气变化膝盖处感觉难受，请问去医院做什么检查？该怎么治疗？**

答：28岁的年轻人，膝关节的疼痛和不舒大半是风湿性关节炎，建议买个护膝，注意保暖，必要时布洛芬、芬必得均可服用。

**4.小玉：27岁，吃东西不容易消化，易便秘，经常依靠肠润茶才能排泄，我是不是有什么问题，这种情况有三四年了，请问该怎么办？**

答：你的消化系统肯定出了问题，浅表性胃炎、萎缩性胃炎、易激性肠炎、胃肠综合征等各种胃肠道疾患都可以引起胃泌素的减少。胃泌素是启动胃肠消化液的吹鼓手，吹鼓手不吹了，便出现了上述症状。



5.何红霞：我家小孩感冒发烧好了以后导致气虚，老是叹气，请问该怎么治?

答：这种病不用着急，孩子的恢复功能是非常强的，等待自然恢复是一种办法。如果想服药可以用一点生姜、大枣煎水，每日少量饮用。

6.judy：我眼睛巩膜部出现了一些白色有结节的东西，之前去医院说是结膜炎，滴的眼药水也没见效，最近眼睛里老感觉有东西不舒服，请问这是什么原因引起的？该怎么治疗?

答：你这是过敏，单纯的结膜炎应该有充血，用氟轻松眼药水滴眼试试看。

7.缘：我家宝宝3个月零18天，3个月内每天喂4次奶粉，母乳3次左右。最近这十几天不怎么爱喝奶粉了，每天喝3次，共200ml，母乳也不好好吃，睡觉不安稳，白天睡觉总是惊醒，近两天小便特别少，大便正常，是否生病了？该喂什么?

答：消化系统是有点不协调了，建议用一点食母生、多酶片之类。

8.王玉强：小孩11岁，从3岁起双手指甲凹陷，指甲表面粗糙，请裴老给个建议?

答：孩子有缺钙现象，建议补钙，最好是含维生素D的钙剂。

9.海雲天与渔夫：请问鼻子经常无故出血是怎么回事?

答：鼻子出血首先要排除血液系统的疾患，如血小板减少、贫血、再障、白血病等。偶尔出现一两次的出血，大多数还是由于鼻腔黏膜血管裸露，又经常用手挖鼻孔所致。

# 2014年4月18日

**1.成冬平：女性，32岁，肾功能正常，肾小管酸中毒引起低血钾，这种情况能治好吗？长期下去会不会出现别的问题？**

答：肾小管酸中毒这种病很少见，最常见的症状就是周期性麻痹，也叫作迟缓性麻痹，补钾只能产生临时功效，西医目前还没有治疗此病的理想药物，中医通过辨证施治，一部分能够治愈，我曾治疗多例，大部分有效。

**2.佑怡：男性，25岁，细菌性前列腺炎，尿频，可以用你的桂附八味合小子参芪合剂吗？**

答：你还知道我的小子参芪合剂，可见你还是个治学之人。上述两方对慢性前列腺炎均有效，但必须通过辨证施治，慢性前列腺炎以前列腺增生为主要病机，除了上述两方药，还必须兼用活血化瘀药，因其也有一定的感染因素，还要加入适当的清热解毒药，才能达到理想疗效。

**3.0123456789：我每天至少刷牙两次，用的牙膏质量也可以，为什么还有口臭呢？用什么药物或方法可以彻底治好吗？**

答：你说的口臭不一定是真正的口臭，胃肠道的消化不良和器质性病变都能引起这种现象，必须从根本治疗。想用刷牙去除口臭，是将口臭的病因局限化了。

**4.WAN：我最近五周以来，膝盖不舒服，开始感觉发胀，然后是酸困，这几天突然有点疼痛，这是什么原因造成的，该怎么办？**

答：双膝胀疼最常见的因素有：①风湿性关节炎，常见于年轻人；②退行性骨关节炎，多见于老年人。二者的治法完全不同，前者以祛风胜湿为主，后者以活血化瘀为主。西医治疗前者常用祛风湿药，后者则用止痛药。

**5.田帅：我外公90岁，半个多月前经诊断为胆源性急性胰腺炎，现各指标恢复正常已出院。有胆囊结石、胆总管结石。请问有什么治疗或控制病情的方法吗？是否可以用中药溶石或减轻复发？**

答：胰腺炎大部分都和胆囊疾患有关，实际上治肝胆之药即可治疗胰腺疾病。我研制的胆胰颗粒就有治疗胰腺炎的目的，还有溶石排石的功效。

**6.雪飞燕舞：我老公两年前经常鼻子出血，检查说是毛细血管破裂，焊接之后好了一个多月，到如今每个月总有好几天流鼻血。鼻出血有没有什么好的治疗方法？**

答：焊接只是个权宜之法，没有根治之效，焊接了一个出血点，好比“压倒葫芦起了瓢”，就会产生另外一个出血点。中医用引血下行、收敛止血治疗鼻衄（无气质性病变），效若桴鼓。

**7.飞儿：我父亲2001年腹部手术留下一道疤痕，后出现疤痕增生且有脓液流出伴有痛痒，2010年在外科做手术切除疤痕，现在还是和以前一样出现增生且有痛痒，疤痕在扩大，请问有没什么好的治疗方法？**

答：你父亲是瘢痕体质，再不能手术去除瘢痕了。对已经存在的瘢痕疙瘩可用中药外敷的方法，建议采用赵炳南黑布药膏，具体请上网查阅。

**8.什么的什么：女性，24岁，未婚，请问痔疮该如何治疗？**

答：告诉你一个单方，硝硼散坐浴，硝硼散的具体用法请你上网查阅。

# 2014年4月21日

**1.玲珑剔透：左下肢血栓已有两年半，但我的左脚、小腿部大过右脚，这样我的左腿一辈子都这样大吗？请问有什么办法消肿？**

答：这是深层静脉炎，也叫作血栓性深层静脉炎，积极治疗是会见效的，中医中药辨证施治疗效好于西药的尿激酶或溶栓治疗，而且既安全又可靠。

**2.玲珑剔透：我大嫂经常头痛，风吹、洗过头后头痛，她就用银放进鸡蛋里熨，这是有风吗？请问下有更好的办法治愈吗？**

答：你这是偏头痛，也叫神经性头痛，虽然不是大病，但治疗较慢，中医治疗有效，不要轻信偏方。

**3.一川：我父亲55岁，从去年下半以来左眼有血丝，抹一点红霉素眼药膏就好了，可隔一段时间又出现了。去年看了4个多月电视，请问这是看电视的原因还是眼睛出现了毛病？**

答:55岁的人，经常有不同程度的动脉硬化，毛细血管的通透性可发生异常，红眼也可能是充血或出血，不一定就是炎症，应该做系统检查。

**4.俞晋芳：怀孕六个月，身上大面积疹子，巨痒难忍，尤其脖子、腋窝、胸部、腘窝及两侧胯部尤为严重，此部位体温较高，外用炉甘石一周，基本无效。目前双腿、胳膊、腹部有所发展，近几日便秘且大便黏稠，请问如何治疗？**

答：妊娠机体的植物神经功能紊乱是常见的事，老乡们常叫胎气。五羟色胺抑制剂或抗组织胺制剂，虽可治疗，但对胎儿不利，不宜服用。中药辨证施治对此病有效且不影响胎儿发育，当然要找好的中医就诊。

**5.张立敏：我母亲今年50岁，两腿弯处有大包，劳累后就出现，这种情况已经有2年了，去医院检查说是腘窝囊肿，请问应该怎么治疗？**

答：那是腱鞘囊肿，如果不影响功能，就可以暂时不管它。手术是可以的，但要去大医院，找有经验的医生，否则后遗症比原来的囊肿对人体的影响更大。

**6.千雨千寻：已经过了青春期，但脸上还是不停长痘，红的，比较硬，有的有白头。该怎样治疗？**

答：不知你是男性还是女性，如果是男性，说明雄性激素偏多，结婚后大部分自愈。如果是女性，说明雌性激素偏低，雄性激素偏多，此时月经量偏少，应进行调经治疗，中医中药疗效较好。

**7.旋炫星：怀孕67天，前一个月由于在外地经常胃痛、胃胀，疼痛时恶心，四五天都没吃东西，回来好了20天，这几天感觉又是同样的难受。请问怎么回事？**

答：这是妊娠反应，你可能有慢性胃炎，这种反应比较常见，香砂六君丸、保和丸可服试试。

**8.铝阳极氧化加工：我儿子一周岁半了还不会喊爸妈，教他说话他不学，现在会走了，一会也不闲着，就是不学说话，不知道什么原因？**

答：孩子的发育各有不同，一岁半的孩子，不一定会说话，不用着急，更不可到处去看。水到渠成，到时候就会叫爸爸妈妈的。

**9.一个剪朳：男性，21岁，未婚。总感觉身上湿气特别大，很黏是怎么回事？**

答：不要紧，有些人植物神经副交感神经功能占优势，有出汗；有些人交感神经动能占优势，皮肤干燥。这都是青春期常见的表现，属正常现象。

**10.随缘：我肝胆不好，做B超检查说是肝内胆管结石，大夫说做CT，我就做了个PET-CT检查，结果是肝内胆管结石或钙化，还有胆囊壁泥沙样结石，腹部不舒服、梦多、身体虚，请问能不能用中药治疗？**

答：中药治疗肝内胆管结石可以说是得天独厚，但必须长期服药一段时间，如果工作忙不便服用汤药，建议柴胡疏肝散、逍遥丸、小柴胡丸服用试试。

**11.冬淇：怀孕五个多月，怀孕前B超检查出有很小的结石没有治疗，最近两周胆囊疼痛，也不敢随便吃药，请问该怎么办？**

答：中药是可以服的，治疗胆囊炎、胆结石非常多。建议你去找中医治疗，可以把影响妊娠的中药去掉。

**12.桃子：35岁，我最近总是夜间三点半就醒还做梦，耳鸣，缺维生素钙和锌，请问和这有关系吗？**

答：有关系，缺钙的人容易产生失眠，但失眠的人有各种各样的因素，单纯的补钙不一定对失眠有效，必须进行综合治疗。

**13.LI：32岁，有剖腹产史，早上上厕所总感觉大便排不尽，吃冷、辣的东西左腹偏下会痛，胃口好，易饿，请问吃什么中药或中成药？**

答：你这是过敏性结肠炎，包含一部分现在所说的易激性肠炎（IBD），建议服用中药，以辨证施治最好。

**14.独处山林间：40天的婴儿睡觉不安稳，抱着就睡，放床上不睡，周围声音大点就惊醒，惊醒时手脚总是抖，这是什么原因引起的？有什么药方能解决？**

答：40天的婴儿就是这样，因为他正在发育，中枢神经系统都不太健全，耐心呵护，慢慢会好的。

**15.黄心山芋：4岁小孩，摔跤把门牙碰掉一块，现在喝水，吃凉、热东西都疼痛，而且牙齿颜色变黑，请问该怎样治疗？**

答：如果疼痛有炎症可以做些相应的处理，如果没有炎症，光是牙齿发黑就不用管，等七八岁换牙后就会长出新牙。

**16.浮萍：前几天生气，最近感觉乳房、小腿肚胀痛。请问跟生气有关系吗？该怎么办？**

答：生气对乳腺确实有作用，一个乳腺增生的患者，一生气乳腺导管可以随之痉挛，从而产生疼痛，也可导致胃肠系统痉挛，产生下腹疼痛。常言道："把某某吓得屁滚尿流"就是这个意思。

**17.甜甜的：女性，28岁，有时阴天下雨夜里腿就疼痛，生完孩子几乎每天膝盖小腿发凉，这是风湿吗？去医院做什么检查？**

答：你这是风湿性多肌痛，妊娠期就有，分娩后更有，应该及时治疗，否则这种疼痛会向类风湿性关节炎、退行性关节炎演化。

## 2014年4月23日

**1.娟子：女性，26岁，未婚，从去年开始到现在，每次感冒或来月经前头晕、心慌、食欲不振、睡眠欠佳、磨牙，严重时大脑一片空白，去医院检查都正常。不知道该怎么治疗？**

答：中医将这就叫作热入血室，其实就是经期机体抵抗力较差，免疫功能较平时低下，正所谓"邪之所凑，其气必虚"。此时就容易感冒，你所说的这些症状都是感冒症状，建议长期口服逍遥丸和小柴胡汤。

**2.杨慧：我婆婆58岁，今年查出子宫肌瘤，不来月经有五六年了，停经后总是出汗，请问这和子宫肌瘤有没有关系，子宫肌瘤可以手术吗？**

答：58岁的妇女已经停经多年，因子宫会逐渐萎缩，子宫肌瘤也相应萎缩，绝大多数不会发生恶变；出汗是植物神经功能紊乱的表现，中医认为汗为心之液，应首先检查心血管系统，有无高血压、冠心病等。

**3.selina：女性，60岁，腿痛，下楼梯比较困难，活动不便，小腿比较凉，现在症状加重，晚上痛的睡不着觉，是下肢动脉硬化吗？该如何诊疗？**

答：周围动脉硬化有这种症状，但你母亲是不是此病，需要经过系统检查，因为引起腿痛的疾病还有几种，你提供的资料有限，不便分析。

**4.碧玉妆树：女性，35岁，一周前咽痛吃消炎药，几天前在颈前侧中下的部位摸到一个黄豆大小肿物，无其他症状，不知是不是淋巴结发炎？要不要吃点清热解毒的中药？还是需要及早到医院做系统检查？**

答：急性咽峡炎会引起邻近淋巴结肿大，一般通过消炎治疗就会缓解，淋巴结也会相应缩小。

**5.郑旭文：我的小孩三岁半，晚上睡觉打呼噜，去医院拍片报告示：鼻咽顶壁软组织增厚，相邻气道明显变窄，最窄处1.3mm。耳鼻喉科的医生给的诊断结果是腺样体重度肥大，让做手术，儿科医生说是扁桃体炎。请问究竟是什么原因？可以药物治疗吗？**

答：先采用消炎治疗，如口服中药、西药抗生素或静脉点滴，如果屡治无效再考虑手术，因为这样的病手术也不是理想的治法，有经验的医生不会去主动为这样的患儿做手术的。

**6.孙璠瑜：男性，47岁，以前吸过烟，现在戒掉了，最近咳嗽、喘息，住院输液20多天不见效，应该怎么办？**

答：这是喘息性的支气管炎，与吸烟有一定的关系，但不吸烟的人也患此病，此病是常见病、多发病，建议去医院就诊，中医则需辨证论治。





7.寒寒：我妹妹今年18岁，最近几个月老是感觉腰部疼痛，老是不想动，感觉腰部稍微动下就痛，起初吃了些止痛药稍减轻了，最近一段时间加重，到医院查腰椎X线片示：隐形骶裂。对以后影响大不？应该怎么治疗，还要做哪些检查？

答：隐形骶裂一般没有这些症状，你的腰痛估计是腰肌劳损，请问你有没有剧烈活动，或运动过程中产生了“闪腰岔气”等。

8.玲：一朋友孕4月余，约末次月经25天内吃了很多消炎药片，老是不放心胎儿是否健康，有没有什么办法治疗？

答：在这时候，胎儿检查也看不出什么问题，从理论上讲孕期服用消炎药对胎儿是有影响的，但为极少数，让其正常发育，妊娠五六个月以后可以做胎儿检查。

9.叶玲玲：我父亲今年60岁，他下肢经常麻木，特别是天气变化的时候更厉害，去医院检查正常，现在每天必须要喝点药酒才会减轻，请问这是关节炎吗？

答：下肢麻木不是关节炎，引起这种症状有两种可能：一是周围神经炎；二是周围血管动脉硬化，供血不好。要结合全身整体情况分析，前者多有胃肠系统疾病，营养吸收不好；后者有营养过剩、血压偏高、动脉硬化等。

10.高莉：我母亲今年50岁，前两天体检说是白细胞计数较低，血液黏稠度较低，这有什么问题吗？

答：不知具体低了多少？如果在$3.0\times10^9/L$以上无需治疗，加强营养，适当运动，心情舒畅，会自然好转；若在$3.0\times10^9/L$以下则需适当治疗。

11.妮子：女性，22岁，三月份发现自己乳头有血色溢液，做了B超，结果提示：双乳腺组织增厚，厚度约19mm，内部回声紊乱，乳腺导管未见扩张，内未见确切境界肿块回声，双腋下见淋巴结大小约4mm×6mm，超声提示双乳腺小叶增生，诊断为乳头溢液。请问裴老严重不？该怎么办？

答：不严重，乳头溢液是乳腺癌早期症状之一，乳腺增生也能产生乳头溢液。比如“马有四条腿，但四条腿的动物不一定都是马”。

12.石头妈：女性，42岁，29岁时生孩子羊水过多，大出血，现在脸黄、斑多、中度脂肪肝、胃部围107cm、腹围103cm，有更年期症状。请问吃点什么中药？

答：你是个胖人，胖人在中老年时容易出现：①胆囊炎；②动脉硬化、高血压；③卵巢功能早衰。你要加强运动，基本吃素，心情舒畅，如有症状及时去找医生就诊。

## 2014年4月24日

1.伊依：感冒一个月了，一直咳嗽、咳痰，一到晚上咳得更厉害，脸色差，请问有什么办法止咳？

答：这样的病人，估计经常有慢性咽炎和慢性鼻炎，容易感冒，感冒后不容易好，首先要治愈慢性咽炎和慢性鼻炎，只有这样，才能把感冒治好，咳嗽随之迎刃而解。

2.狠狠妞：28岁，结婚2年，一直有严重痛经，每次来月经前半个月肚子就痛，甚至排卵期就有来月经的感觉，尤其是上完厕所后或剧烈运动后都痛，到来月经后这种情况就没有了，左侧输卵管还有炎症包块，请问这是怎么回事，吃中药能好吗？

答：附件包块可能是附件囊肿，和痛经有一定关系，治疗此病，中药应为首选，通过辨证施治，痛经可以治愈，包块可以缩小，我不主张西医轻易手术的治疗方法。

**3. 某某人：父亲60岁，一戒烟，嘴就反复溃疡，一吸烟就好。老人还有脚背腱鞘炎，穿稍微硬的鞋走路疼痛，请问应该怎么办？**

答：腱鞘炎是常见的小伤小病，发作期可以止痛，也可以消炎，如无症状可以不管。一戒烟就有溃疡说明吸烟已成瘾，机体已经适应了吸烟状态，戒烟反倒引起生理功能的紊乱，口腔溃疡就是生理紊乱的产物，但这不能说明吸烟好，吸烟就能治疗溃疡。

**4.刘婷：我妹妹患甲亢，化验各项值高出几十倍，医院建议做$^{131}$I放射治疗，但她怕对以后生孩子有影响，请问可以做吗？**

答:可以先采用丙硫氧嘧啶、他巴唑等治疗，配合中药疗效会更好。我不主张一开始就采用$^{131}$I治疗，$^{131}$I对甲状腺癌是绝对适应的，对甲亢不是首选，因为其副作用很大。

**5.Agatha：女性，27岁，已婚未孕，得了细菌性阴道炎，反反复复，尤其是例假结束后，去妇科看都是西药治标不治本，一直不敢怀孕，有什么好办法吗？**

答：中药治疗细菌性阴道炎是其强项，不能说等阴道炎好了才怀孕，这种病是可以怀孕的，血胎屏障是很坚强的，过去农村妇女有阴道炎者同样能生下健康的孩子。

**6.欧阳小文：我爷爷70岁，去年摔坏了左腿，现在检查出有高血压和脑血栓，手麻、头晕、大小便失禁，输液半个多月没有好转。该怎样治疗？**

答:高血压、脑梗死是老年人的常见病，估计是先有此病而后摔伤，因为这样的人站不稳。中医西医都有办法治疗，但疗效很慢，需要做系统检查，全面治疗，慢慢能恢复一些功能。

## 2014年4月25日

**1.李楠：女性，28岁，妇科慢性炎症，这个月月经第七天还是没干净，小腹胀，并且口干、舌燥，想输液治疗，又想这个月怀孕，想问输液后对怀孕会有影响吗？**

答：妇科有炎症的话就要消炎治疗，对孩子的影响不大，如果已经妊娠那是另一回事。

**2.夏天：我父亲去年六月确诊为食道癌，做了手术切除。现在纳差、消瘦，我们还应该做些什么？**

答：应该服些中药，其目的是提高机体抵抗力，同时防止局部复发。

**3.缘于此理：20岁，以前很少长痘，最近1年月经前总是长痘，有脓疱，月经过后就好，后背也有粉刺样的痘，用指甲一挑就有粉刺出来，这一年经常熬夜，但工作没压力，请问用中药怎么调理？**

答：这是痤疮，有些书中也称此为青年痤疮，说明你的雌性激素偏低，雄性激素水平偏高，随着年龄的增长会逐渐改善，痤疮也可相应消失。

**4.潘虹–新风尚公益志愿者：我是一位结肠癌患者，化疗两次，现在化验结果很好，CEP：2.07，现在不想化疗，请问可以吗？**

答：结肠癌的化疗效果是明显的，你应该坚持化疗四至六次，然后再服用中药，这样就能大大改善生活质量，延长生存期。

**5.可：我39岁，经常耳鸣，听力正常，晚上老做梦，西医说是神经性耳鸣，吃了不少西药都不管用，请问怎么治疗？**

答：这种病非常难治。口服甲钴胺片，肌注维生素$B_1$、$B_{12}$都有一定疗效，如果能配合口服中药，通过辨证论治，疗效会更好。





**6.王天柱：我老婆顺产第十一天，第八天的时候喝了杯凉开水，现在每天早上都会胃痛，到下午缓解。而且小腹痛，有什么补救方法吗？还有买的月子水，就是网上买的米酒水，月子汤方什么的可以喝吗？**

答：你老婆可能患有慢性胃炎，分娩后第八天喝凉水使得胃病复发，引起了胃肠综合征，小腹疼痛，建议服用香砂养胃丸。不要轻易在网上去查方子，不一定与你的病情相符合。

**7.仔仔：我15岁，经常头晕、厌食，有时候情绪激动了就会感觉头部难受酸痛，医生说还有点抑郁情绪，请问您有什么建议？**

答：这是青春期综合征，估计你血压偏低，建议服用归脾丸试试。

## 2014年5月7日

**1. 王天柱：我老婆今年26岁，顺产后第23天，生产的时候患有霉菌性阴道炎，还有囊肿，侧切的时候顺便把囊肿切除了。今天消毒发现尿道口和阴唇旁边有肉芽，并有附着黄色黏液。因为在月子里，有什么可行的治疗方法？**

答：首先这种情况对胎儿没有影响；你爱人的阴部因生孩子时侧切术留下了瘢痕；霉菌性阴道炎需要治疗，在这里告诉你一个简单的方子：蛇床子15g、明矾5g、苦参30g、黄柏15g、加3000ml水，煮煎10~20min，然后热水坐浴，先熏后洗，此为一次治疗，每日两次。

**2. 毕节市石平中西医诊所：我遇到一个六十多岁的女病人，胸前区右侧第二、三肋骨高出胸廓，疼痛，抽气疼痛，CT示无明显病灶。地区医院医师考虑是软骨瘤，希望您给点建议。**

答：这样的病人，患有肋软骨炎的可能性较大，当然这还要看病程及局部表现，如果在很短的时期内局部形成了明显的肿块，且肿块继续长大，这才可以考虑软骨瘤的可能。

**3. 静夜听风：我是天水地区基层的一名医务工作者，今年35岁，最近老是轻度头痛，是胀痛的那种，但还能忍受。平时血压基本正常，有时候低压稍高一点点。请问是怎么了？有什么治疗办法？**

答：你的情况应该首先考虑神经性头痛，也叫偏头痛或血管神经性头痛，这是最常遇到的疾患，低压偏高说明有动脉硬化之嫌，建议检查一下血脂等相关指标。

**4. 社会青年：我亲戚患了胃癌，在您门诊处开的中药一直服用，已经服用40多天了，没有手术治疗。现有两个问题盼裴老给予解答：①不做手术只吃您的中药可否？②患者现在身体特别虚弱，只要一走路就腿部就没力气，脸色很黄，怎样补一下身体。③吃中药期间能喝肉汤吗？**

答：关于这个问题，正确的答案应该是将手术作为首选，配合放、化疗及中药治疗，这是原则性的回答，当然，也有一部分患者坚决不愿意手术治疗而坚持要求服用中药，我们只能根据患者的意见处理了。这里关系到一个医学伦理问题，我们不能动员病人不做手术而去采用中药治疗，我们也不能说服病人用中药比手术效果好，更不能动员病人放弃手术而服用中药。最近有美国学者通过循证医学统计认为，个别病人不做手术而选用保守治疗，这和手术治疗的患者两者在医学统计上没有显著性差异，当然这仅仅是一家之言，仅供参考。胃癌患者因为消化功能的紊乱是不能喝肉汤的，中医称其“虚不受补”。





**5.欧阳俊：我双侧膝盖以下脚踝以上的区间经常出现乏力酸痛胀，已经有两年多，小腿肚最为明显，请问是什么原因？应如何护理治疗。**

答：这个问题可能是：①硫胺素缺乏或核黄素缺乏；②缺钙(仅限老年)；③周围神经炎；④周围血管病（中老年患者动脉硬化)。

**6.昵|：我老婆怀孕1个月，现在不想吃饭，进食量少。这两天经常呕吐，这算正常反应吗？还有就是没怀孕之前老婆的肚子就比别人胖(很容易长肚子)，是不是代谢受阻啊？有什么办法能够调理一下吗？这跟现在的情况有关系吗？**

答：应该说这还是妊娠反应，情况非常严重的叫作妊娠恶阻，中医中药对此有较好的疗效，可找中医看看，但必须辨证论治，不能随便找一个方子服用，必要时输液，调节一下电解质。

**7.恋上你的滋味：我是慢性前列腺炎患者，今年31岁，因久医不治，困扰至今，发病症状：尿频，排尿灼热，尿微黄浑浊，平时有前列腺液溢出，身体乏力、口干、无食欲，还伴随腰痛下阴坠胀，夏天手心多汗，冬天怕冷四肢凉。在百度看到您的方药：“小子参芪合剂合桂附八味加味”，请问适合治我的症状吗？**

答：你太年轻，前列腺病久治不愈，应该再查查支原体和衣原体，如果是阳性则可诊断为非淋，此属性病范畴，治疗需要花费大精力，不是一天两天就能治好的。这种病夫妻应分床，直到支原体或衣原体变为阴性。

**8.fengxiaoxiao：我想问问变异性哮喘能治好吗？中医和西医哪种方法好一些？**

答：变异性哮喘是慢性咽炎、慢性鼻炎所引起的一种特异性哮喘，与一般的支气管哮喘不一样。应该对咽炎和鼻炎进行治疗，咽炎和鼻炎好了变异性哮喘就会迎刃而解。

**9.刘进：肚子上方偶尔疼痛，查腹部B超示:肝实质回声增粗增强。请帮我分析一下病情？怎么治疗！**

答：估计你有胆囊炎，肝实质回声增粗增强并不会引起疼痛，这是轻度脂肪肝或轻度炎症的B超特点，应该检查肝功能，肝病病毒检测亦属必要检查。

**10.程：我母亲56岁，在家干农活，最近干完农活后两个胳膊胀痛，麻木，阴天明显，查风湿三项正常，想听您的建议！**

答：有两种可能：①周围神经炎；②肘关节周围炎。

**11.赵国：女儿五岁五个月了，这两三个月以来起床后都要咳嗽一两声，白天偶尔也咳嗽，去医院看过好几次，吃消炎药、中成药一直没根治(医生说扁桃体二度肿大容易咳嗽，到十岁左右才会好转)。现在每天早上都要咳嗽两声，没其他症状，不知裴老有无良方和建议？**

答：慢性咽炎、慢性扁桃腺炎就会引起这种症候，关键是要治疗慢性咽炎和慢性扁桃腺炎。

**12.旧城新人新时光：我最近不是双膝痛就是胳膊肘痛，这种情况快有一个月了，去医院检查风湿和类风湿都是阴性，没有缺钙。就是尿酸比正常值高了140。医生说是有点痛风，但是吃了几天药也没好，这是怎么回事？**

答：高尿酸可以引起这种症候，因其质重下沉，通常引起脚趾头和踝关节的疼痛。你的疼痛在双膝及双肘关节，首先应考虑退行性骨关节炎，同时又因为尿酸值较高，故应该考虑两者同时存在。

**13.比文利：请教腰椎间盘突出（不是外伤导致）压迫到右腿的神经根，麻木、胀痛感从一开始只在臀部，现在已经放射到小腿了（2月下旬发病的），要怎样治疗才最好，好多医生都说椎间**

盘没办法复位，要做微创手术切掉，是这样吗？很怕手术后留下后遗症，我现在才35岁。

答：这是椎突引起的坐骨神经痛，不要轻易手术，凭我的经验，手术后的疗效大半不好，现在的医生动不动就做手术，给患者带来犹豫和恐慌。首先应采用药物及物理治疗，比如针灸、按摩等都有一定疗效。

14.顾影：我马上就高考了，晚上经常失眠，一点也不觉得困，就是睡不着，药物上有没有什么可以缓解下，求您支招。

答：建议服用孔圣枕中丹丸、归脾丸、天王补心丸等试试。

15.婷：我的小孩现在六个月，因支气管肺炎住院九天，住院期间输液有头孢类，阿奇霉素。出院两天后又复发，又在门诊输了五天青霉素，吃了两天的中药，医生说听诊肺部告诉没有湿啰音了，但两天后又患气管炎伴低烧，我该怎么办？孩子的体质变得这么差，我该怎么去调理？

答：现在的孩子等同于生活在温室中，父母对孩子百般溺爱、呵护的结果是使机体免疫系统功能低下，一个孩子生病，家长几代人忙得不亦乐乎，动不动就发烧或患肺炎。建议注射或口服胸腺五肽，恢复孩子的免疫力，发烧尽量采用中药治疗，适当配合抗生素。

16.杰哥：我右手臂用力后就会出现麻木、疼痛的症状，去年这种情况有两个多月，后来逐渐好转。向老师请教一下是怎么回事？

答：这样的情况大多属于肘关节周围炎，多半发生在右手，因为右臂最常运动，网球运动员发生此病的机会较多，所以又叫作网球肘。

17.liangwei：女，42岁，乳房疼痛摸到有包块，经B超检查，医生给出两个结果，乳腺纤维瘤或乳腺囊肿，需要手术治疗，这

**种情况要怎么医治，需要动手术吗？**

答：这种情况不一定采取手术治疗，如果有疼痛可采用中药治疗。至于手术，对机体是一种创伤，这种创伤会引起机体各个系统的紊乱，就叫作手术后遗症。局部也可产生应答反应，切掉一个纤维瘤或囊肿还会长出另外一个，不切反而长得慢。

## 2014年5月8日

**1.黑玫瑰：我姐姐头痛有5年了，之前没有检查和治疗，前几天在上海两家医院做了CT和核磁共振，其中一家医院报告是脑伴有钙化，另外一家医院报告是右脑血管狭窄，血检没有一点问题，但是她疼起来就连自己在做什么都不知道，请问这是什么原因？**

答：你姐姐的头痛，属神经性头痛。当然检查有脑动脉钙化点，说明你姐姐年龄偏大，有过脑动脉硬化的嫌疑，这对头痛都有加剧作用。神经性头痛治疗起来较缓慢，我建议用中医治疗，疗效较西医更客观些。

**2.旧城新人新时光：我是您说的那个关节炎和尿酸高可能同时存在的患者，今年21岁怎么会是退行性关节炎？我曾3岁的时候检查出有风湿，隔一段时间膝盖疼贴块膏药。前几天检查，风湿因子也都正常。**

答：年轻人容易患风湿性关节炎，随着病程进展风湿好了，但关节疼痛并未好转。这是在原有风湿病的基础上，关节滑膜就容易磨损，经常负重的大关节容易受累，因此诊断为风湿性关节炎，你查风湿因子等各项指标均阴性，正说明了这一点。

**3.巧儿：我有皮肤蚁走感已经十几年了，一直没治好。想问**

**下有没有什么特别有效根治的方法？**

答：这是周围神经炎的一种表现，推荐常服甲钴胺片，中成药可试试防风通圣丸。

**4.琳子：女，30岁，大拇指甲上老有凸起的横纹，现在这种横纹有两三条，这是怎么回事，是缺钙吗？膝关节也有些不好，右膝关节有时伸不直，要深蹲一下才行，怕受凉。眼睛有时感觉很酸，身体有什么毛病吗？**

答；这情况和微量元素、维生素的缺乏都有一定的关系。多产、月经过多的妇女经常有这种改变，不要紧张，建议长期服用朗迪、迪赛诺等药，加强锻炼并且多晒太阳。

**5.dolt1x：男，29岁，坐凳子经常右侧小腿和脚麻木，还有换姿势的时候经常出现右侧手臂麻木，颈椎伴有不舒服，颈后部不适，鼻涕多，口干咸，嗓子稍微受凉就痛，经常感冒！**

答：建议检查一下，你可能患有骨质增生，增生的重点部位在颈部及腰部，前者可致手臂麻木，后者则可引起腿和脚麻木。另外，你可能还患有慢性咽炎，咽为上呼吸道和消化道之交叉门户，十分重要，这里如果有慢性炎症，不但容易招致上呼吸道感染，还可招致胃肠消化不良。

**6.胡淑娟：女，38岁，您曾说我患有产后风。服用小活络丸应多长时间？还配合别的药吃吗？我舌跟部一直起疙瘩也没感觉是咋回事？**

答：仅仅服用小活络丸还不行，可以再配合服用大活络丹或活络效灵丹。舌根部的疙瘩人人都有，没有症状就不用管他。

**7.胡小龙：我每当半夜时手指无力、手指发热，有时候还伴有失眠，经常觉得很累没精神，这样算是神经受损吗？我该如何调理？**

答：这不是神经受损，这属于植物神经功能紊乱，《伤寒论》

曰："四肢拘急，难以屈伸者，桂枝附子汤主之"，如买不到成药，也可试用桂附八味丸。

**8.曾经拥有：女，39岁，近六七年间曾做过两次人工流产。面部疯狂长斑，嘴唇里，眼皮里都长斑。月经总是提前，淋漓不尽，月经量也没有以前多。恳请裴老给开方调理一下。**

答：这种情况说明你的雌性激素已经偏少，老之将至了，人工流产就能够使卵巢功能减退，从而更年期提前到来，脸上出现黑斑，《黄帝内经》中有句话叫"形坏无子"。西医采用激素替代疗法（IPT）治疗，中医有很多方剂加减也可治疗，以活血化瘀，调节冲任为治疗原则。

**9.边小甜：我爸49岁了，现在可能到了更年期，容易发脾气，经常咳嗽，不发脾气也容易咳嗽，是肺有问题了吗？该怎么办啊？**

答：你考虑错了。男人的更年期是六十四岁左右，女人是四十九岁左右，咳嗽说明上呼吸道有感染，不能排除慢性咽炎。爱发脾气应该查查血压，动脉硬化的中医病机是阴虚阳亢，阳亢就容易发脾气。

**10.无名：我脸上左眼下2cm处长了个蜘蛛痣有6年了（现在比以前大了），最近几个月手掌上又长了4个。这是生病了吗？我该怎么办？**

答：蜘蛛痣是雌性激素增多的表现，我不知你是男是女，通常在肝功能损坏时，肝脏对雌性激素的灭活不够从而产生蜘蛛痣。

**11.高莉：我有个朋友，21岁，每次来月经前一周就会口腔溃疡，有时候严重地说不成话，她让帮忙问一下这是怎么回事？**

答：这是月经周期机体的免疫系统发生紊乱，从而产生了口腔溃疡，因此这种病具有免疫倾向，说明该患者免疫系统有问题，需赶紧治疗，否则可能发展为白赛氏病、瑞特氏病。中医叫作"热入血室"，可用小柴胡汤做主方，加减进退就有疗效。

**12.孙振梅：我27岁，头发出油严重，正常隔一天就很油，最近头皮感觉有一层头皮屑，用指甲都能抠下来，请问这如何治疗？**

答：这属于脂溢性皮炎，建议你勤洗头。用侧柏叶60g，加水3000ml，熬至2000ml，趁温洗头。

**13.Ariel：睡觉打鼾是怎么回事？只要睡觉就鼾声不断，已经有好多年了，希望您能给个建议。**

答：打鼾有下列四个原因：①肥胖；②慢性咽炎或慢性鼻炎；③上呼吸道有炎症；④枕头太高或太低。美国人发明了一种支架应对严重的打鼾，我国国内的大医院也在使用，睡前放入咽喉，则可预防打鼾，这种病目前很多，所以国内三甲以上医院已经陆续成立了鼾病科，专门解决这个问题。

## 2014年5月9日

**1.汤小汉：我儿子，今年十三岁，手心一直多汗，麻烦请教您，这一现状是什么原因？最好的治疗方法有哪些？**

答：儿童及青少年时期，植物神经功能还不够成熟就容易产生这种现象，无需特殊治疗，让孩子加强锻炼、饮食调养慢慢就会变好。

**2.咿呀咿呀呦：我家小女儿五周岁，近一个月以来经常头痛，没有发烧及呕吐，但鼻孔处有鼻涕。带去耳鼻喉科诊断为：鼻炎。磁共振结果为：双侧上颌窦及筛窦炎症。开了药及喷鼻剂，用药后效果不理想。头痛没再出现，但鼻涕一直有。请问这病能根治吗？后果严重吗？平时要注意些什么？**

答：慢性鼻炎合并副鼻窦炎，就会引起头痛，鼻窦炎是可以治好的，问题在于坚持不懈的治疗，才能治愈，不能三天打鱼两天晒网。

**3.什么的什么：我的女儿今年23岁，经常习惯性的便秘，两三天都不上厕所，这样的情况已经好几年了，该怎么办？**

答：这叫作习惯性便秘，虽然不算一种独立的病变，但要及时治疗，不治疗会产生一系列的合并症。建议先服用麻子仁丸、济川煎试试。

**4.羽殇：我是19岁的女生，从三月底到现在，皮肤上一直出现成片的红疹，去医院说是荨麻疹，开的防风通圣丸和氯雷他定片，也打的吊针及肌肉针也就好个一两天，我对海产品曾有过过敏，可我这段时间没吃海产、辣椒等食物，就是不见好转，怎么办？**

答：对于过敏性疾患，要坚持不懈的进行系统治疗，查过敏原是靠不住的，大千世界引起过敏的物质，有你想到的还有你想不到的，通常海鲜、蘑菇、木耳可能性最大，这些食物就不要吃了。然后建议请中医辨证论治，其疗效因人而异，往往较单纯西医佳。

**5.吕国源：我本人33岁，发现自己大脑思维相当混乱，做什么事情已经没有像以前那样去分析，而是一去想事情感觉大脑发胀阻碍思维分析。这样子下去对自己的生活和工作都不好。所以想请问我这样的情况有脑部病变吗？**

答：你不一定患有颅脑器质性病变，这样的情况大多见于神经衰弱。一部分高血压、贫血、自免病患者发病之初也有这种情况。另外妇女月经不调也可以产生类似症状。

**6.雪曦：我妈妈因胆结石在家输液，腿出现水肿，在医院检查说是肾病综合征，尿蛋白2+，住院17天腿水肿消失，但尿蛋白还是2+，医生说要吃激素，还有降血压的药物，母亲平时没有血**

压偏高但建议服用降压药，药量较小，可以服用吗？会造成血压偏低吗？请问这该怎么治疗？

答：肾病综合征一般血压不高无需服用降压药。你妈妈的病肾病综合征在前，该病使免疫系统功能紊乱，才继发了胆道感染，应该把肾病综合征的治疗作为主要，此病西医主张用激素治疗，但是往往不能“软着陆”，激素停不下来致使机体的免疫功能更坏，个别患者延误终身，建议你找中医看看，疗效较西医好一些。

7.缘：脸上起了好多红点，瘙痒，去医院检查说是玫瑰痔疮，吃了药今天好像更严重了，是咋回事？

答：没有“玫瑰痔疮”的病名，有种疾病叫玫瑰糠疹，主要出现在前胸后背，脸上偶尔可见，估计此病为直径约0.5–1.2cm的大片状玫瑰色皮疹，表面有麸糠样物，不知你脸上的红斑是否是这样。

8.乐乐：为什么我患阴道炎总反复发作，现在还有些宫颈炎，右侧还有个小囊肿，像这种情况该怎么治疗呢？从中医上讲我是气血虚，体内湿热引起的吗？

答：阴道炎有：①感染性阴道炎；②霉菌性阴道炎；③滴虫性阴道炎。它们的治疗方法不同，同时要禁绝房劳，才能有治愈的可能性。

9.景文铜：我最近左肩酸痛，前天发现左侧腋窝淋巴肿大，昨天到医院检查，做彩超显示双侧腋窝淋巴结肿大，血常规显示白细胞和淋巴细胞正常，大夫开了肿痛安胶囊，我想问问您，这大概是什么原因引起的？需要怎样治疗？

答：你大概是肩周炎，你是个左撇子吧？此病常见于右肩，因为右臂负重最多，就容易引起关节、肌肉劳损。

10.丫丫碎碎念：50岁的肥胖男性，近两年来每晚睡后半小时开始自觉躯干发烧，影响睡眠，手脚不烧，测体温不高。近1个

**月以来心烦意乱，每晚都不能合眼，躺不住也坐不住，要不停走动，吃3粒佐匹克隆片还是睡不着。家人看他睡着后双下肢不停抽动。曾患有胃炎、肾结石、内痔，这是什么原因引起的？该怎么治疗？**

答：你检查一下有无高血压、高血脂、高血黏、高血糖、高尿酸。如果你有其中一项不正常，则说明你的代谢系统出现了问题，这在临床上叫作代谢综合征，你仅仅是初期阶段，不要怕，加强锻炼、清淡饮食、适当吃药，大部分都能好转。

**11.婷：听人说紫河车炖瘦猪肉能治疗小儿支气管炎，是真的吗？两岁半的小孩能服用吗？**

答：紫河车含有一定的雌性激素，治疗妇女神经官能症有一定的疗效，另外在贫血和血液病治疗上也可应用，还没有听说治疗小儿哮喘的报道。

**12.李杰：我妈妈患有家族性高血压，前段时间医院查有点脑梗，现右腿不太灵活，嘴巴也有点不好使。去医院检查有些脑梗，然后输液半月，现在都在坚持吃西药。现嘴巴好了，但是她总是感觉右腿很累，看着走路姿势也有些别扭，感觉神经也不太敏感。全身没有力气。这是怎么回事？**

答：右侧机体活动不灵便，说明脑梗在左侧基底节部，那里距语言中枢较近，所以言语不清，这种病要慢慢治，不能着急，输几天液是不行的，最好辨证论治，采用中药活血化瘀、镇肝熄风等方法，通过半年以上的疗程，大部分患者都可能有不同程度的恢复。

**13.阳倩：本人老公（32岁），前段时间睡觉易惊醒，感觉心跳快，除24小时心电图平均心率80次/分以外，检查都正常，没吃药，该症状自行好转了。现在早上醒来一身酸痛，平时感觉易怒，情绪低落，偶尔腹胀（B超正常），偶发胸口疼痛，他是乙肝携带**

者（病毒4次方）肝功正常，请问怎么治疗，去医院看什么科？





答：首先要治疗乙肝，病毒4次方说明还是乙肝大三阳，这样的患者就可能引起你刚才所说的所有症候，不要掉以轻心，如果不治疗的话，病情继续发展可能变成肝硬化。

14.芦荟：女，24岁，未婚，最近一年经常排卵期出血，去医院做过彩超，医生说没事，但是出血一般要持续5天左右，偶尔还有小腹不舒服，像是要来月经的感觉，血色比较暗，会把裤子弄脏。我很担心，很希望您在百忙之中抽空帮我分析一下这种情况。

答：排卵期出血是雌性激素不足的表现，要赶紧治疗，中医管此叫冲任不调、气不统血。这样的妇女不容易受孕，即使受孕也容易流产或胚胎停止发育。

## 2014年5月11日

1.OZJ：怀孕21周产检时小阴唇肿，查出霉菌，用小苏打洗和制霉素栓两天后小阴唇不肿了，但过了几天小阴唇又肿了，白带黄有腥臭味，你说应继续验白带看西医还是看中医吃中药呢？但我怕吃中药影响胎儿？很苦恼怎么办？

答：请放心，胎儿是不会影响的，血胎屏障是上帝赐给孕妇保护胎儿的钢铁长城。你的霉菌性阴道炎还没有好，要坚持治疗。给你个坐浴方：蛇床子20g，明矾10g，黄柏10g，苦参20g，白茅根20g，土茯苓20g，加水3000ml煎至2000ml，先熏后坐浴。

2.明天的明天：我以前经常喝酒，导致脾胃虚寒，现在只要喝酒，吃辛辣或凉的食物就腹泻不止，平时也有些拉肚子。长此以往引发了阴囊湿疹，肛周瘙痒等症状，用了许多药，都不见好。

这样的状况已经好几年了，加上以前落下了病根，现在一受凉就咳嗽，怎么办？

答：你起码有三种病：①慢性胃炎合并胃肠综合征；②慢性咽炎；③下身湿疹。前两种与饮酒有一定关系，第三种与饮酒的关系不明确。应系统治疗，不能眉毛胡子一把抓。

**3.血灵珠：我今年19岁。我的右耳朵最近这四天一直嗡嗡的响，我马上要高考了，这使得我心情很烦躁，希望您能帮我分析一下，应该吃什么药好？**

答：你前两天有感冒，很轻的感冒，你自己可能意识不到，感冒引起了一侧的咽鼓管发炎，就会出现这种情况。防风通圣丸、荆防败毒丸试试。

**4.随缘：我爸今年66岁，前年劳动时腿部拉伤了，现在一变天腿就痛，在腿未拉伤之前变天时腿也痛。裴老，我爸该服些什么药好？**

答：你这是肌肉劳损，可能合并退行性骨关节炎，去买一些祛风胜湿的成药服用试试看，如大、小活络丹或活络效灵丹。外敷，止痛贴剂（自己任选）。

**5.匤：女，33岁，已婚，有过几次流产史，乙肝大三阳10年，未做过任何治疗，肝功能正常。最近半年来，睡眠一直不好，不易入睡，容易惊醒。色斑也多，经量少，经期长。希望您分析一下。**

答：你太大意了，乙肝大三阳就说明乙肝病毒在复制。这种情况，估计肝功有可能受损，全身植物神经、内分泌功能都会受到影响。你曾多次流产，卵巢功能低下，脸上的色斑，月经不调，都是这个原因引起的。

**6.kk：我父亲56岁，猛抬头就会感觉脸色发白，嘴唇发紫，伴有无力感，血压正常，血脂高，心脏造影也正常，望您抽空给**

分析下。

答:血脂高说明有动脉硬化，这样的患者容易出现一过性的脑缺血。

**7.曹春学：我老婆35岁，甲亢131I治疗后，月经已经三个月没有来，现在性冷淡，看妇科医生让打激素，请问怎么治疗最好?**

答：我个人认为131I是治疗甲状腺癌的理想选择。治疗甲亢不是很理想，因为它的用量很难精确计算。由于人的个体差异不同，根据身体参数计算往往超过了实际需要量，不但会引起甲减，还会引起垂体—肾上腺皮质轴所属系统的功能不足，各个系统的功能减退。从而女性早衰，男性阳痿，症状会接踵而至，对30多岁的患者苦不堪言。

**8.弹簧：我女友长期便秘，已经10来年了，脸上出痘，而且肚子经常胀。吃了补中益气丸后，经常排气，但是大便仍旧三天左右才有一次，您看服用什么药可以治疗?**

答:年轻女性大便秘结是交感神经长期兴奋的表现，这样的患者雄性激素相对较高，因此脸上容易出现青春痘。中医治疗这种病，既要活血化瘀、调节冲任，又要清热泻火。西医治疗此病目前还没有什么好办法。不过请你放心这种表现都是一过性的，经过治疗都会痊愈。

**9.邱新毅：我快高考了，最近每天起床就打哈欠，流鼻涕，过得好难受，有时状态也会很差，我该怎么调理，要是再这么下去我高考没希望了，希望您能说下具体的方法。**

答：精神压力过大就会使免疫系统都处在紊乱状态，需要劳逸结合，在学习之余可以适当体育锻炼会好转。现在的情况你可买些荆防败毒散服服。

**10.风清扬：我奶奶66岁，检查CT发现左肺疑似有软组织结构，奶奶气短，胸部疼痛，食欲较好。医生建议做气管镜。但是**

据说气管镜太过痛苦而且危险，全家人很是担心，正在犹豫。以您来看，哪几种病的可能性比较大？气管镜对我奶奶这种情况有无必要？若是肺癌应采取那种治疗方法为宜？治疗后能存活多久？

答：气管镜检查可以暂缓，因为它只可看到肺门的病变，距肺门较远的部位也未必能看清，如果方便把你奶奶的片子拿来我给你看看。

11.张宗秉：男，25岁，牙龈长期出血，现在有点牙龈萎缩，有没有治疗的办法？是不是与胃有关系，我平时胃也不舒服，舌苔厚，有裂纹。

答：你是萎缩性的牙龈炎，此病与胃的吸收消化功能有一定关系。因为皮肤黏膜的代谢需要适量的维生素B族、维生素C的支持与呵护。

12.宁静致远：4年前我的右脚崴了，当时脚背肿了。后来用了云南白药并休息一段时间好转。一个月前同样位置又崴了，但是不太严重，没有肿，冷敷一个晚上就好了。最近右脚莫名的断断续续出现酸痛，走路时间长后更明显。而且有时脚脖子和脚底也酸。这是怎样的原因呢？您能给我些建议吗？

答：足踝的软组织挫伤是不容易很快就好的。急于走路就会形成后遗症，俗话说伤筋动骨100天，你这是习惯性崴伤。

13.豆豆：我姥爷70多岁，十几年前得过脑血栓，后来就没什么事儿了。最近他自己忙着盖房子，可能也累着了吧，昨天晚上吃饭的时候，突然心慌，出了一身虚汗，是怎么回事啊？可以考虑哪些原因引起的呢？

答：脑血栓是栓子脱落，悠悠荡荡卡在了脑血管，这种情况常见于严重心脏病，风湿性心脏病合并房颤的患者，你说的脑血栓估计是脑梗塞。这种病常见于高血压、脑动脉硬化。在脑动脉硬化的同时冠状动脉也出现硬化，这就叫冠心病。老人突发心慌、气短、出汗是冠心病的表现，需要去医院心脑病科检查。





**14.爱爱：我有个朋友生了小孩后就一直痛经，疼痛很严重，她说有时候还伴有腰痛，白带异味比较重，经期延长，经常白带变红带，小腹长期胀痛，中、西药都吃过，还是没有什么效果，这些药一停症状就又出现，请问裴老您有什么好的办法帮帮她？**

答：这是痛经，可能还合并子宫内膜异位症，要及时治疗，否则会引起各种合并症，子宫内膜异位症—巧克力囊肿—盆腔瘀血综合征—子宫内膜感染及盆腔炎。

## 2014年5月14日

**1.四叶草：我姐妹今天查照B超发现妊娠期（孕期55天）卵巢囊肿，左侧附件区见混合性包块70mm×40mm×55mm，这孩子还能要吗？可以做囊肿手术吗？**

答：已经怀上了就争取正常分娩，有卵巢囊肿的患者妊娠期间容易流产和早产，但也不是完全这样。有一大部分仍然可以正常分娩，如果你不需要孩子，那可另当别论。

**2.镜子：我今年24岁，不知道为什么每次来月经之前都特别爱生气，脾气特别大，明明知道却自己控制不了，这种情况快有一年了，我想知道这是怎么回事，有啥办法能够改善。**

答：这是正常情况，月经期间植物神经系统存在不同程度的紊乱，所以男人要善待经期的女人，才能保持家庭的和谐。

**3.我的前生是狼：我女儿今年14周岁，去年九月份来的例假，隔了二个月又来一次，又隔二个月来一次，今年二月底来了一次，直到现在也没有来，这要紧吗？她身高177cm，体重70kg。**

答：初潮期少女月经大部分都不正常，慢慢就好了。因为这时候内分泌系统像一个新买的家电一样，处于调试阶段。

**4.赵小燕：我痛风发作在手腕处，尿酸610umol/L，虽然忌口但经常性手腕肿痛，使不上劲。胃有时胀痛，去年年底做了胃镜说是十二指肠溃疡，吃了一个月的药有所好转，怎么近期有时又开始痛了。**

答：痛风，是因高尿酸所致。因尿酸下沉，人类疼痛部位经常在下肢。如足部第一、二指最为常见。兽医学告诉人们，食肉类动物发病率高，以前肢为主。你的痛风以手腕为主属少见，是否你双手活动比较频繁？

## 2014年5月15日

**1.王天柱：我老婆26岁，在月子里胸前出了红疹，现在产后32天，涂用了湿毒清软膏，克霉唑软膏，丙酸氯倍他索乳膏。用药后起初有作用，现在前胸后背肚子上全是红疹，请问用什么药物好点，宝宝现在脸上也有红疹，是不是传染的？**

答：你这是过敏，除了采用外用药膏外，还可以口服些抗组织胺制剂，抗5-羟色胺制剂。如马来酸苯拉明、赛庚啶之类。当然，中医辨证论治效果会更好一些。

**2.余元勋：请问太田痣是怎么回事？怎么医治？费用贵吗？不明显可以不用治吗？**

答：凡是痣，从组织学上讲其实都是血管瘤。太田痣是带有色素的良性血管瘤，因为由日本人太田氏首先对其阐述，因此叫作太田痣。水浒传里的杨志就是太田治。如无不适，不需治疗。

**3.罗新平：我只要天气有一点点的变化或起的 一风。手和脚**



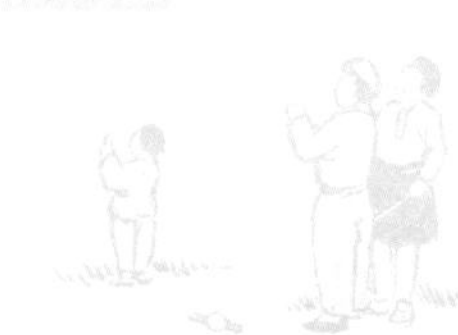

起一些小团而且很痒，越挠越痒，每年都去医院治疗也治不好，请问有办法治好吗？

答：你这是荨麻疹，是过敏性皮肤病最常见的一种，基本是每个人都患过，忽隐忽现，见风即现，遇暖而隐，时有时无，令人无法捉摸。其实这种病中医中药疗效最佳，分为风热与风寒两种，西医不大讲究这点，不管为何型，都是运用抗组织胺等制剂，所以疗效不如中医的辨证论治。

4.小毛儿子：我老婆脸过敏，红肿，痒，去了好几家三甲医院，用过好几种药，最后一家医院说是激素依赖性皮炎，用他克莫斯软膏和氯雷他定，现在已摸他克莫斯40天了，刚停几天就感觉脸又开始红痒，而且见了热气更痒，想问你这是什么病？怎么治？

答：皮肤过敏可以先采用扑尔敏，不要一下子采用他克莫斯，其药适用于脏器移植后的患者，对一般的过敏患者我们不主张，因为它对机体的免疫系统具有强大的抑制作用。一下子停药就会产生症状反弹。

5.my：我是一个乙肝大三阳患者，女，今年26岁，转氨酶160U/L左右，病毒数$5\times10^7$，请问我现在应该采取什么治疗措施比较好呢？采用抗病毒疗法还是中草药呢？

答：你这是乙型慢活肝，如果你的脾厚超过4.0cm，则考虑肝硬化的可能。首先抗病毒药物治疗。药物：恩替卡韦，拉米夫定，阿德福韦酯等。其次要保肝降酶治疗。中药辨证施治在这方面具有西药无法比拟的作用。

6.胡淑娟：女，38岁，两年前献血差点晕倒，自那以后血压没正常过，一直偏低，高压80mmHg，低压不到60mmHg，是啥原因？

答：这样的低血压患者是不符合献血条件的。你首先要进行治疗。中药：归脾汤，补中益气汤，升阳益胃汤，补阴益胃汤都适合常服。如果能辨证施治效果更好。

**7.苗晶：我一位朋友孕检彩超显示：横切位似见两个宫腔回声，内探及23mm×5mm条状液性暗区，另探及约8mm×7mm无回声。医生诊断为先兆流产或异位妊娠？她很焦虑，希望您能帮助说明是怎么回事？**

答：医生的诊断是正确的，但是目前还不能排除宫外孕。

## 2014年5月16日

**1.婷：孩子3岁，每到初夏就开始长痱子，连及手肘，严重时脖子和背部的变成毛囊炎。平时孩子很多汗，晚上开着空调背部都是汗，汗是凉的，请问怎么办？**

答：痱子，是因热而起，带有几分过敏因素，也可以叫作热过敏，改变或脱离热环境，症状都会缓解，中医清暑益气汤加减进退治疗此症有效，西药还没有治疗此症的有效方法。

**2.毛委员：家人头部外伤，CT示正常，但是头痛、头晕时轻时重，血府逐瘀汤吃了见效，昨天做了核磁，显示颈椎3~7椎间盘向后膨出，变性，颈椎变直，现在该怎么治疗最好？**

答：现在的症状主要由颈椎病所致。颈椎病血管型引起头晕头胀、神经根型引起手指麻木；椎板型引起颈椎强直；脊髓型引起下肢不适。其治法很多，如按摩、针灸、理疗、中药。严重的病人才考虑手术治疗。

**3.不知不觉：最近我嘴旁边总是长些白色的小疙瘩，像粉刺一样，每天早晨起来的时候就会发现很多，有点痒。**

答：这是疱疹，属单纯疱疹，为病毒所致。说明你最近患过病毒性感冒，中医管此型感冒叫作风寒表证。麻黄桂枝汤，荆防败毒散有效。对单纯疱疹也有效，必要时可加入大青叶，板蓝根，土茯苓之属。

4.汪宥苓：我患腰椎间盘突出能治好吗？我老爸今年68岁，也患腰椎间盘突出好多年了。轻微活动也会感到疼痛，该怎么办？

答：治疗腰椎突目前倾向于保守疗法，不到迫不得已不轻易手术。中医中药对此症有效，治疗的目的是要人体腰部肌肉适合于椎突的存在，从而减少疼痛，而不是让髓核立即回复。睡木板床的方法很好，赤身平卧硬板床每日坚持16~20小时。持续半年，目的是让椎间张开，肌肉放松，髓核慢慢回缩。轻度的腰椎间盘突出大部分都能治愈。

5.攀爬de蜗牛：我今年24岁，男，现在身体有很多毛病，头痛，腿胳膊酸困，眼睛涩，看东西模糊，浑身发冷，后背也痛。看了好多大夫，大概说了以下几点：肝郁、气血虚、肾阳虚、体内湿寒等等，吃药也没有明显疗效，渐渐地对生活失去了信心，我该怎么办？

答：你这是典型的肾阳虚症候，如果已婚，属房劳过度，未婚可能有过手淫，中医讲就是精血损耗过度，建议服用桂附八味丸、左归丸。

6.曾经拥有：请问“卵巢功能减退”有什么方法或药物能够治疗么？西医(IPT)疗法是指什么？

答：IPT疗法就是激素代替疗法，已烯雌酚，黄体酮联合应用形成人工周期。中医则采用活血化瘀，疏肝解郁，调节冲任等方法。

# 2014年5月19日

**1.张钰彤:请问妇科再造丸可以每天都吃吗?能否和归脾丸一起服用?**

答:可以,妇科再造丸是一种包含活血化瘀、清热解毒、调经止带等多方面功能的中成药;归脾丸的主治是心脾两虚,妇科疾患兼有心悸、健忘、食欲不佳者可二者兼用。

**2.随遇而安:我是女性,今年25岁,常年手脚心出汗,夏天出汗更多,我这种病症该怎么治疗?**

答:手脚心出汗的人,必须治疗,如果有骨蒸潮热,夜晚出汗则谓之曰盗汗;如果经常出汗伴有怕冷则谓之曰自汗,前者属阴虚,后者属阳虚。在治疗上前者拟六味地黄,后者拟桂附八味,当然要开出一张疗效确切的处方必须辨证施治。

**3.王天柱:我老婆顺产后第38天,阴道前壁脱垂恢复得很慢,还在哺乳期,可以吃什么药吗?**

答:阴道脱垂属气虚、中气下陷范畴,先服用补中益气丸看看,当然最好的方法是辨证施治。

**4.打工仔心声:我父亲以前经检查诊断乙肝,现在确诊是肝硬化失代偿期,怀疑肝癌。请问对于肝硬化如何治疗?对于肝癌如何治疗?**

答:最新的资料表明,肝硬化失代偿合并肝癌的患者,其中大三阳占10%以上,小三阳占4%左右。乙肝的治疗是一个庞大的系统工程,需要西医的白蛋白、利尿药,调节电解质等;中医则应以疏肝健脾、扶正固本、活血化瘀、清热解毒、利水消肿为治法,辨证施治进退加减。中西医结合才能收到最理想的疗效。

**5.攀爬de蜗牛:经诊断我患有抑郁症，我发现自己符合抑郁症的全部特征，不知如何是好，我想咨询一下，需要中药配合别的方法治疗吗？比如电击疗法，或者看心理医生，住院观察等。**

答：抑郁症，药物治疗只是一部分治疗方法，需要心理疏导、自我调整。一两回中药不一定能见大效，坚持长时间服药配合上述调整大部分都能治愈。当然家庭或个人受天灾人祸不断刺激那是另外一回事了。

**6.夏辉:胆囊息肉究竟能不能作保胆囊手术？胆囊被切除了对身体的危害有多大？**

答：胆囊息肉，不一定必须手术，更不应该草率切除胆囊。因为约有三分之一的胆囊息肉经过中医治疗后会很快消失，这是因为在B超下一个皱起的胆囊后壁，就会轻易看作胆囊息肉，苏东坡有一首诗“横看成岭侧成峰，远近高低各不同”，可以用来帮助我们理解B超下的胆囊黏膜皱襞。

**7.程喆:男，40岁，于2年前胆囊切除，从去年10月份开始鼻尖不停地长疖痈，眼睛也经常犯结膜炎，肿痛、干涩、畏光。每天早上胆汁逆流很厉害。B超显示胆总管还没阔开，和以前差不多。不能深吸气，请问这是怎么回事？**

答：我曾经说过，一个人体的脏器个个都有重要作用，不到迫不得已不要轻易手术，所有手术都会引起一定的后遗症，40岁的人，体力充沛，精力旺盛，一个比较大的手术就能使身体素质由此走向下坡，胆囊切除后引起的胆汁反流、胃部不适，称之为胆囊切除后综合征。鼻尖出现疖痈，也是免疫系统走向下坡的表现。

**8.小小玲珑:我一个哥哥做肝功检查，结果谷丙转氨酶216U/L谷草转氨酶94U/L，谷氨酰转肽酶67，总胆红素21.5，间接胆红素16.3，谷草：谷丙0.44，这几个值都偏高。请问肝是不是有问**

题？

答：肝功不正常说明肝脏有毛病。当前最常见的毛病就是乙型肝炎，其次是脂肪肝和丙肝、甲肝等，个别慢性胆囊炎的患者也可以出现肝功损害，这就需要做进一步的检查。

**9.浮萍：女儿10岁，早上醒来脖子疼的动不了，会不会是落枕，有什么好办法吗？**

答：小孩子颈部疼痛，大多都是落枕，检查枕头是否适当，做做按摩等。

**10.刘婷：我最近感觉腹胀，大小便不是很顺畅，以前患有胃炎和幽门溃疡，吃了不少的消炎药，效果不是很好，不知还可以吃什么药？**

答：你这是慢性胃炎合并糜烂溃疡，同时胃引起了肠道的功能性改变，这就叫作胃肠综合征，建议服用香砂六君丸、香砂养胃丸等。

**11.桃子：男，34岁，血压低，高压90mmHg、低压60mmHg。他还有肾虚表现，中医脉诊说他肾脉几乎摸不到，他现在很苦恼，如何治疗一下？**

答：这是脾肾双虚，建议服用金匮肾气丸、归脾丸试试。

**12.行走水云间：我妈十几年前因肠坏死，手术切除后一直拉肚子，一天好几次，有时候还肚子痛，后来患输卵管粘连，这是否跟她手术有关，有什么办法改善或治疗？**

答：有关系，可能有轻度肠粘连，必须认真对待，找个有经验的中医调整一下，否则会发展为肠梗阻。

**13.啊赖：我妈52岁，这几个月来她经常脚痛，坐下后不扶东西很难站起来，上楼梯也很吃力！她这样是不是风湿骨病？该用什么药呢？**

答：你去检查一下，痛风的可能性较大，先查查尿酸，如果偏高的话，建议清淡饮食，不要吃肉、蛋、奶、海产品等，当然还要看看有没有踝关节的退行性改变，排除退行性骨关节炎。





## 2014年5月21日

**1.耿玉龙：我女朋友今年25岁，最近两个月脸上长了好多痘痘，去医院查说是内分泌失调，现中药、西药都用过了，治疗初期有所好转，药一停症状就反弹，平时便秘，请问有没有好的治疗方法？**

答：未婚青年女子内分泌和植物神经系统容易出现紊乱，过去将其称为青春期综合征，痘痘和便秘均属于这一范畴，这样的患者雌性激素水平往往偏低，交感神经紧张性较高就会出现痘痘、便秘，过了这个阶段就会好转。如无大碍可不必治疗，最多吃几剂中药，西医的内分泌治疗没有必要，越治越乱，影响婚后的生活。

**2.倾听：我爸爸今年60岁，肝内胆管结石，但不得已行手术切了胆囊，听说肝内胆管结石容易复发，后期怎么调理为好？**

答：胆囊切除术后就会出现胆囊切除后综合征，包括胆囊残端的炎症，胆管的扩张，结石钙化，胆汁反流性胃炎等，建议长期服用柴胡舒肝丸、逍遥丸之类。

**3.君君：因胆汁反流，现在胃下垂了7cm。不知道怎么办？两边胸部总是胀，吃了木香顺气丸就会好很多。听那些医生说这病不能吃消炎药，我也感觉是越消炎越恼火，胃更烧。**

答：你是胆汁反流性胃炎合并胃下垂，这样的患者除了胃脘的疼痛和不舒外，往往出现频频呃逆，胃脘烧灼感，建议服用一种抑酸的西药，奥美拉唑或替米拉唑，另外加服柴胡舒肝丸、香砂六君丸试试。

**4.笑校：男性，24岁，甘肃武山人，手淫史8年。现有频繁遗精、耳鸣。有浅表胃炎也差不多8年，主要吃饭前后不舒服。请问这该怎样治疗？**

答：第一，要心情舒畅，不要因为有长期的手淫史而懊悔、自卑，勇敢面向未来；第二，要加强运动，口服六味地黄丸或金匮肾气丸、香砂六君丸试试，口服上述药物一个月后仍无疗效，可去找中医进行辨证论治。

**5.正在逝去的青春：医院查血确诊是痛风，听说这个病是富贵病，能根治吗？**

答：你首先应该在短期内禁食肉、蛋、奶，对植物蛋白豆腐之类也应该禁食；其次多喝水，加强运动，饥饿是治疗痛风的方法。如果你有毅力让你的体重减轻五分之一，痛风可不治而愈。西医的丙磺舒、秋水仙、别嘌呤，虽然能使尿酸下降，但副作用很大，不宜久服，中医中药有很多方剂可以选用，但疗效很慢，需长期服药。

**6.刘道：我患耳鸣好多年了，今年39岁，这是肾阴虚还是肾阳虚？吃什么药好呢？**

答：肾虚有耳鸣的症候，但并不是耳鸣都是肾虚引起的，耳鸣最常见的原因除了肾虚外还有卡他性中耳炎、高血压、动脉硬化，反复感冒引起的咽鼓管炎等，要根据不同病因进行针对性治疗，才有效果。

**7.浩仔：请问下面这些检测结果能读出哪些信息？乙肝表面抗原——阳性；乙肝表面抗体——阴性；乙肝e抗原——阴性；乙肝e抗体——阳性；乙肝核心抗体——阳性。**

答：你这是乙肝小三阳，也就是说病毒没有大的复制，如果没有任何症候就属于所谓的乙肝病毒携带者，如果有症状，就属于慢迁肝，乙肝病毒携带者这个称呼21世纪以来已经被淘汰了，将这一类肝病统统归于慢迁肝。





**8.citizens：男，大便常溏烂不成形且馊臭，腹胀，排气多，肚脐上方触按呈横一字状隐痛，下蹲时右肋右下角会隐痛，普通体检查不出问题，请问可能是哪方面原因？平时能吃哪些中成药调理吗？**

答：你的右胁疼痛说明你可能有胆囊炎，肚脐上方的疼痛可能是有慢性胃炎，大便溏可能是胃肠综合征，你的初步诊断：一是慢性胃炎合并胃肠综合征；二是慢性胆囊炎。胃肠综合征最早是日本人提出的，现在国际医学界认为叫作肠易激综合征(IBM)。

**9.莎莎：我孩子八个月，得了鹅口疮，反复发作，有没有什么根治的办法？**

答：鹅口疮是白色念珠菌引起的，大蒜、醋、制霉菌素都可以治疗，如果无效则应该考虑不属于霉菌所致，主要要看溃疡部位有无白膜，如无白膜则应考虑单纯溃疡，怎样治疗又是一回事了。

**10.老人：我儿子十个半月，抵抗力很差，经常生病。出生至今住了两次医院，发烧的次数都记不清了。上个月28号因喉咙发炎发烧，到现在总是反反复复，好了两三天又发烧。现在咳嗽厉害，流鼻涕，还两三天发一次烧。打了点滴，吃了消炎药，总是这样。请问应该怎么治疗喉咙发炎？怎么提高抵抗力？**

答：你的孩子有慢性咽炎合并扁桃腺炎，也许还有慢性鼻炎，这样的孩子就会反复感冒，重点是要先治好慢性咽炎，扁桃腺炎或慢性鼻炎，同时可以口服或者注射胸腺肽类。

**11.李汉君：请问十二指肠憩室，该怎么办？**

答：十二指肠憩室比较难治，有胃脘部的疼痛不舒，平卧则痛止，直立则痛著，如无炎症可长时期没有症状，炎症多由食物残渣进入憩室腐败而成，极少数患者因疼痛严重需要手术治疗，大部分患者经中医药调治可使症状消除。

**12.小宋：隐源性肝硬化可怕吗？可以得到根治吗？本人30岁，没有什么不舒服，在长沙湘雅医院住院十几天，做了全面检查都正常。最后诊断为隐源性肝硬化失代偿期。不想天天吃药！我该如何治疗？**

答：我还不知道隐源性肝硬化，曾经有过隐源性肝病这一说法，21世纪以来，这类病已大部分归于自免肝，自免肝除了肝病症候外，起码有一两种自免抗体为阳性，最常见的是抗核抗体（ANA）、平滑肌抗体（SMA）。

**13.随遇而安：女，25岁，常年手脚心出汗，每到夏天出汗更多，我这种病症该怎么治疗？**

答：如果光是出汗多那是属于植物神经功能紊乱，这种患者应该进行全面检查，25岁的年轻女性应该首先检查妇科，看有无附件炎、盆腔炎、宫颈炎、月经不调等，这些易引起内分泌和植物神经功能紊乱。

## 2014年5月22日

**1.丁震：患者50岁，男性，脑震荡后遗症长期头痛，请问吃什么药？**

答：先服血府逐瘀汤，若不好找中医辨证论治，西医西药当前还没有适合的药。

**2.丁震：17岁孩子颈椎骨折，伤及骨髓，几乎全身瘫痪，已经七八个月了，现在有没有恢复的可能性？**

答：高位截瘫源于颈椎骨折损伤了脊髓，不仅终身残疾，而且可半途夭折，恢复的可能性不大，颈椎骨折影响呼吸循环中枢，严重的可当即致命。





3.行走水云间：女，25岁，已生育，食欲不好，肚子饿可是吃很少，不想动，有点气虚，月经一般推迟七天，经前乳房胀痛，有过轻度胃炎，请问如何改善？

答：月经推后说明内分泌紊乱，雌性激素偏少而引起了植物神经功能紊乱，因此引起食欲不佳和腹胀。

4.xcl：我女儿6岁，上个月无意中发现喉咙左右都有一个花生米大小的肉粒，经检查为扁桃体发炎，医生开了点药，嘱咐饮食吃清淡，但一个多月过去了，还是效果不大，请问裴医生有什么好的方法治疗没？

答：慢性扁桃腺炎会导致反复感冒，从而使孩子的免疫系统每况愈下，要抓紧治疗，不可怠慢。我不同意切除扁桃体的方法，应该先内科保守治疗，扁桃腺是位于人体上呼吸道和消化道交叉处的免疫器官，一切了之等于掩耳盗铃，等于撤去了岗哨，自毁长城，给患儿留下的后遗症影响终身。

5.尘仙牧：我朋友的父亲51岁，近期查出腹腔有肿瘤(8.0cm×8.8cm×10.3cm)，位置于右侧腹膜后，目前没有转移，诊断意见神经源性病变可能性大。患者目前没有任何症状，医生不建议手术。请问这个该如果治疗？

答：是的，应该考虑神经源性疾患，当然还要考虑恶性淋巴瘤和其他肿瘤等，还应考虑畸胎瘤，如无症状可暂时不管，但是要明确诊断，必要时做穿刺活检。

6.沈华：我右肝胆管有个一厘米的结石有办法排吗？

答：一厘米的结石是可以排除的，以内科保守治疗为主，中医对这种结石的排除率较高。

7.艾米：女，27岁，已婚，每月周期前一周就开始乳房痛、尾骨以上到腰的区域酸痛难忍，半夜就痛醒来了，小腿也酸困。

**而且来月经当天小腹很痛还伴有恶心。请教授帮我分析下是什么原因？该怎么治疗？**

答：你这可能是子宫内膜异位症，估计你过去做过人流，此病比较难治，但中医中药疗效相对较好，一部分病人在生过孩子后会自动痊愈，一部分病人会形成巧克力囊肿。

**8.爱拼不赢：男，25岁，这几天我突然感觉张大嘴巴或者咬紧牙齿，右边耳朵里都有点痛，请问这是什么原因，该吃什么药？**

答：你可能有颞颌关节炎，可采用按摩、理疗的方法，一般止痛药也有效果，要想治愈，还需中医辨证论治。

## 2014年5月23日

**1.火柴：我最近只要坐下屁股左侧至尾骨有痛感，之前坐下是左侧大腿下面有压痛感，只有坐下时痛感才会出现，站起来正常，右侧身体一切正常，唯独左侧身体坐下伴随着时而头顶痛感，时而喉咙痛，时而左脚底痛感，这样疼痛有两个月了。我有多年痔疮，便秘并有白色黏稠物，舌苔黄厚。请问该如何治疗？**

答：你这是坐骨神经痛，坐骨神经痛大部分是腰椎间盘突出所引起，但也有一部分不是腰椎间盘突出引起的，临床医生通过直腿抬高试验和“4”字试验就可以确诊，治疗方法很多，中医相对较好。

**2.美丽森林：女，33岁，现在检查报告单说患有子宫腺肌症，宫颈多发囊性病灶，双侧卵巢卵泡数量较多，雌性激素下降，盆腔图像未见明显异常。西医治不了，说要解除痛经问题就需要切除子宫。请问该病能否治愈？**

答：子宫腺肌症是子宫肌瘤的前身，容易引起痛经，卵巢多囊会引起女性内分泌紊乱，严重的达到多囊卵巢程度，就会出现多毛、闭经，称作多囊卵巢综合征，要抓紧治疗，使其病情停止发展。先找中医看看，采用活血化瘀，疏肝调经的方法，如果无效再考虑手术。

**3.迷离的小强：我的身体晚上一睡觉就疼痛，背部特别难受，有时候打个喷嚏也会引起身体疼痛。每晚身体侧着睡感觉才舒服，请问我这是怎么回事？**

答：如果你是一个中年以上的人，这多半是风湿性多肌痛，如果你是个年轻人应考虑运动后肌肉劳损。总的来说，不是什么大病，建议服用独活寄生丸、柴葛解肌丸试试。

**4.小小的石头：我的妹妹患类分湿性关节炎已有十几年了，现在已经不能正常走路，多年来寻医问药，疗效不佳。请问该怎样治疗？**

答：类风湿不好治，慢性迁延，日久关节变形，运动障碍，西药止痛剂及激素类仅有短暂疗效，无根治效果，中医辨证论治只有一小部分病人可以达到近期治愈。

**5.阳光下微笑：昨天收看了一期中医中药关于夏季肝胆火旺的养生栏目，说年轻人肝胆火旺以祛火为主，可服疏肝和胃丸，龙胆泻肝丸。老年人则不宜祛火，要滋阴清火，这个说法对吗？我妈58岁，近来头昏头晕、眼干、眼屎多、口苦、胸胁胀痛，如果按滋阴清火的方法，该服用些什么药呢？**

答：老年人火旺也不全用滋阴降火，这要看是什么病，如果是高血压形成的火旺就可以滋阴降火，如果是头面部的炎症如咽炎、鼻炎、结膜炎就无需滋阴降火，你妈妈的症候属肝气郁结，郁久化火，从西医角度看应该考虑：①胆囊炎；②肝炎；③高血压。前二者需疏肝泻火，后者则应滋阴降火。

**6.美容老师养生专家琴琴：我有个朋友经医院诊断患有风湿**

**性心脏病，二尖瓣狭窄。她现在视力有点下降，看字有点模糊，这是为什么？**

答：风湿性心脏病二尖瓣狭窄的患者经常合并肺瘀血，从而产生血液动力学的改变，这种血液动力学的改变，不光是小循环，也可波及大循环，因人而异，各种不同的小症状都可以产生。

**7.袁梓懿：患唇炎好几年了，时好时坏，身体有点虚，气短，腰有点困。怎么去治疗和预防？**

答：唇炎经常是病毒性感冒所致的嘴唇黏膜过敏。胸腺肽、干扰素都有效，如能配合中药辨证施治，则疗效更加确切。

**8.你如热雪：我有一个朋友，腰肌劳损，经常腰部疼痛，有没有什么健康食疗的办法？或者医疗？**

答：最好的办法就是按摩、理疗、外敷伤湿止痛膏、奇正炎痛贴，食疗治腰肌劳损还没有听说过。

## 2014年5月26日

**1.如果没有你：脸上的雀斑俗称苍蝇屎，听说口服维生素C和维生素E有用？请问是真的吗？**

答：理论上有用，但雀斑可以说没有很好的治疗方法。冷冻、激光有效，可以去试试。

**2.夏天：我35岁，也是腺肌症，现在怀孕六个月了，生育后会好吗？**

答：腺肌症对生育的影响不是很大，大多数都会正常分娩，生育后一部分腺肌症可以消失，但大部分仍然存在，产后可以抓紧治疗。中医中药的疗效是非常好的，可以治愈。

**3.凤舞：妊娠高血压会有遗传吗？怎样预防？**

答：高血压病与遗传有关，妊娠高血压与遗传的关系还没有定论。

**4.杨敏：我儿子到这月底就两周岁了，身体发育很好，胃口也好，可以讲一些简单的词语，为何他的囟门还没完全闭合？闭合晚对身体有影响吗？**

答：没有影响，囟门闭合早晚因人而异，其实闭合过早对婴儿不利，大部分婴儿囟门完全闭合在三岁以后，这样有利于大脑发育和头颅的发展。

**5.映水月：我最近查出是甲亢，主要表现是心动过速，您认为这种情况最好的治疗方法是那种？**

答：甲亢的治疗目前最常用的两种药，丙硫咪唑、甲硫氧嘧啶，心得安亦可对症治疗。中医中药有很多方剂可以治疗甲亢，但最好通过辨证施治，我不主张用$^{131}$I治疗。最后都变成了甲减，还需长期服用优甲乐。

**6.荧芙朵：我表姐25岁，未婚，十几岁到现在黑眼圈一直很明显，鼻子黑头较多，下肢怕冷，尤其冬天在户外无论穿多厚腿和脚都会特别怕冷，白带量多，呈黄色或淡绿色并带有异味，20岁左右好像得过霉菌性阴道炎，现在好了，由于未婚，去医院也检查不出什么，所以想问您这是妇科方面有毛病吗？**

答：这是妇科方面的毛病，阴道炎引起了附件炎，附件炎会引起月经不调，月经不调形成了内分泌紊乱，黑头粉刺接踵而至，目前的重点是治疗妇科疾病。

**7.幸运儿子幸福妈妈：女性，29岁，脚部从冬天开始疼痛，用红花油刮痧刮几天就会好，过几天或是着凉又会痛，我很怕冷，不能穿高跟鞋，这是怎么回事？**

答：你这可能是风湿性多肌痛，中医认为阳虚则湿胜，湿性黏着，易阻气机，气机不通则疼痛，用祛风胜湿药有效，建议服服独活寄生丸，九味羌活丸，桂附八味丸试试。

**8.冯亚梅：我想问问我父亲是肝癌晚期，CT显示只剩五分之一了，现在已经有点痛还能治吗？**

答：肝癌晚期我的经验是手术、放疗、化疗均不适宜，只有中药辨证施治，尚能延缓时日，中药也不一定采用虎狼之品，《内经》曰“微者逆之，甚者从之。”

**9.素锦年时：我妈妈今年52岁，查出来有颈椎病，头晕有一个月了，血压正常，这头晕还有什么原因引起吗，坐着起来感觉大脑很胀？**

答：颈椎病的血管性症状主要是头晕，压迫血管（椎动脉）影响脑供血，则出现眩晕，采用理疗、按摩、中药辨证都可以在一定程度上缓解椎动脉的压迫，从而使头晕出现不同程度的好转。并不是一般人想象的，做个手术把它切掉才能缓解头痛，偷鸡不成反蚀一把米。当然个别严重的颈椎病还是需要手术的。

**10.裴岩：我28岁，去年刚生的宝宝，母乳至10个月左右，就已断奶，因左乳房有肿块，做过很多次按摩，效果不好，现在宝宝已经14个月，左乳房肿块做B超是3.2cm×2.4cm，现还能挤出奶，并伴有疼痛。请问您有什么好的方法吗？**

答：你说的这个包块估计是一个乳腺纤维腺瘤，孩子是可以吃奶的，对孩子没有影响，可以手术也可以中药辨证治疗。

**11.刘铁：我女儿五个多月了，出生的时候额头上有一小块红印。哭闹或天热时很明显，用手指按下又没有了，不按又出现。现在没变淡也没变大。请问这是怎么回事？**

答：那是血管痣，你不要管，让其发展，有一部分长大后完全消失。当然有一部分有所发展，但不影响健康。

**12.篮子小妮：小时候染上乙肝为大三阳，后来结婚流产后检**

查全部转阴，过了一年检查为小三阳了，最近做了全面检查还是小三阳，B超正常就是胆囊欠光滑，甲胎蛋白正常，乙肝病毒为$3.92 \times 10^3$，丙氨酸氨基转移酶上升到63U/L、天门冬54U/L，请问这种情况需要治疗吗？可怀孕吗？

答：必须治疗，但也不影响生育，怀孕后从妊娠第7个月开始实行三阻断治疗，生的胎儿95%是正常的。

13.zhaojunping：我是你的乙肝大三阳患者，没出现过腹水，彩超门脉12mm，治疗一年了，e抗原还没有转阴，e抗体出现一点点，e抗原也有所下降，病毒还是$10^4$、肚子胀气、睡觉时肝区伴随肚子不舒服，咕噜咕噜的响声，肚子松弛变大了，一生气就会胀气不舒服，现在这情况是什么程度，严重不？

答：主要要看脾脏大不大，如脾门厚度在4cm以下，说明病情不重，继续治疗。

## 2014年5月28日

1.婷：父亲73岁，高血压8年，在2010年中风，2011年装了两条支架在颈部的动脉，术后一直是头晕眼花想睡觉，一直吃药，最近病情加重去做了磁共振，MRI提示多发腔隙性脑梗塞缺血灶，部分软化灶形成；脑白质稀疏症；脑萎缩；脑动脉硬化。请问该怎么办？

答：你父亲患高血压、动脉硬化，动脉硬化是一个全身动脉系统的泛发性病变，冠状动脉硬化引起了心梗，做了支架。脑动脉的硬化同样引起了脑梗塞，现在也有人对脑梗塞的病人进行微创治疗，但是效果不好，尤其多发性的脑梗合并脑白质的变性和部分脑组织软化，这样的患者，就会发生多种脑神经症候，对此类患者进行局部的微创治疗，疗效是有限的，建议服用中药，争取生存质量有所提高和生存时间有所延长。

**2.王子ka：我舌胖有齿痕、苔白，脸色黄中有青，脉弦细，肝肾不足头发早白，性格喜静，多思多虑，诊断为不孕症，阴道炎、输卵管积水。请问能否给我一个方子？**

答：你患阴道炎、附件炎、盆腔炎、盆腔瘀血综合征，因为病情已属慢性，局部的炎症和粘连可能合并输卵管不通，因此出现不孕症。上述病变引起了全身植物神经功能和内分泌功能的紊乱，从而出现了颜面黄中有青舌胖有齿痕、苔白，估计可能还有月经不调。用中医观点看你属于脾肾双虚，而阳虚占主要位置，中药治疗，用逍遥散加味，鉴于病久入络必须配合活血化瘀，给你开一处方：丹皮6g，山栀子10g，当归10g，白芍10g，柴胡10g，茯苓12g，白术10g，桂枝10g，桃仁10g，红花6g，川芎6g，生地12g，党参10g，阿胶（烊化）10g，麦冬10g，吴茱萸6g，香附6g，益母草20g，生龙牡各15g，乌贼骨15g，水煎服，一日一剂。

**3.风中的尘埃：我妻51岁，一年前清晨口苦，胁肋疼痛，有时背部抽痛。经第四军医院检查，肝胆胰均正常，唯心脏彩超显示左房、左室大；左室舒张顺应性减低，收缩功能正常；彩色血流示:主动脉瓣返流（少量）。让长期服雅施达、倍他乐克，我担心副作用大，请问用什么中药制剂好呢？**

答：你妻子的口苦，胁肋疼痛，必须重复检查肝胆系统。大医院病人多，功能科的医生容易形成误诊，心脏的问题估计有轻度瓣膜损害，风湿性心脏病的可能性较大，这样的患者农村比比皆是，听到一个二级杂音，没有任何功能障碍，可以正常生活、工作、适当劳动亦可。长期服雅施达、倍他乐克倒还使心脏功能紊乱，不如食补，我的意见是清淡饮食，不宜大量食用食盐，常人的一半就够了，过重的劳动要避免，必要时服服天王补心丹，归脾丸之类，不伤正气，可以久服。关键是清晨口苦，胁肋疼痛，有时背部抽痛这些症候和心脏反流无关，应搞清病因再进行治疗。



**4.悦心悦己：我孩子12岁，从前年冬天感冒后陆续一直咳嗽，经拍片示“胸廓对称，气管纵隔居中。双肺纹理增重，紊乱模糊。双肺门结构不清。心影形态、大小如常。双侧膈面光滑，肋膈角锐利。膈上肋骨未见异常，结果为：支气管肺炎。请您百忙之中给个治疗建议。**

答：你孩子可能是慢性咽炎所引起的上气道咳嗽综合征，不要紧，中药治疗此病有非常好的疗效，吃吃中药就好了，当然这需要辨证论治，不能说给一个方子就行。

**5.LV：我25岁，男，最近总是感觉不到饿，吃饭不香，饭量不大，早起舌头上一层白苔，嘴干，面黄，52kg，有点偏瘦。大便正常。请问裴教授，吃点什么药？**

答：你这是脾胃气虚，建议先服服健脾丸、香砂养胃丸试试。

**6.舞动的风采：我的青春痘从初中一年级就有了，现在高一还有，这正常吗？有什么去痘的好方法？**

答：这是正常现象，如果你不是瘢痕体质，痘痘好了以后不会留下瘢痕，无需担心。等过了青春期后，雄性激素的水平趋于正常，痘痘也就不见了，如果你是瘢痕体质那要积极治疗，不治疗脸上留下瘢痕对年轻人来说也是一个大问题，中医治疗需经过辨证，西药也有很多方法，但是多是治标不治本。

**7.张钰彤：我经常感觉喉咙有痰，口臭、气短、胸闷、呼吸困难，四肢酸软且不温，气色差，舌下血管很粗颜色很深暗，月经量少，健忘，面黄肌瘦，最近还经常出现鼻子干。请问这是什么病？该用些什么药？**

答：估计你有慢性咽炎，同时合并慢性鼻炎，这两种慢性炎症就会引起你的上呼吸道和消化道疾病，重则产生炎症，轻则产生植物神经功能紊乱。在呼吸系统形成上气道咳嗽综合征或咳嗽变异性哮喘，在胃肠道形成胃肠功能紊乱，时间长了就会产生器质性病变，如慢性胃炎，易激性肠炎等。

**8.黑玫瑰：我孩子今年10岁，从小就是左撇子，由于8年我没有在身边，现在上二年级了，写字，吃饭都是左手，写字也不慢于其他同学，请问要不要强行改正呢？**

答：要纠正。尤其是写字要纠正，中国的方块字必须用右手写才能写好写快，如果你想学书法，更不能用左手去写，你想标新立异，在舞台上表现一下，我见过这样的演员，故意用左手也能写出一幅好字，但这不是正常的。吃饭也应该纠正，大家一起吃饭，就你用左手，对旁边的人形成不便，有人说左撇子右半脑发育比较成熟，左半脑比较滞后，这也仅仅是一家之言。

**9.杨浩：我朋友，30多岁，前几天腹痛住院，查出胆总管结石，并且胆囊肿大，肝硬化失代偿期，血小板、白细胞低。想问能否手术把囊肿和结石去除？风险多大？有何较好的方法？给你详细资料后能帮忙开中药方吗？**

答：不能手术，一个肝硬化失代偿又合并再障的患者其植物神经系统、免疫系统、内分泌系统、代谢系统都处于崩溃边缘，手术会带来严重的感染和多脏器功能损害（MOF或MODS），加速患者的死亡。

**10.会飞的翅膀：我是女性，今年24岁，体检报告说是右侧甲状腺偏大，血液中尿酸偏高，左侧附件囊性占位3.5cm×3.8cm，我这种检查是否比较严重？**

答：尿酸偏高，具体数值是多少？甲状腺偏大有无其他症候；附件的囊肿有无自觉症候；如果什么都没有，不要进行过分的治疗，年轻人顺其自然，当婚则婚，当孕则孕是目前该采取的态度。

**11.小松鼠：我今年28岁，前几年生病输了好多液体，当时就过敏，吃了氯雷他定，从那以后每年天气一热身体就会长一些红**

**疙瘩，很痒。不想经常吃抗过敏的药，请问能根治吗？用中药可以吗？**

答：中药当然可以，中药在抗过敏方面有很多疗效卓著的方剂，如能辨证论治则疗效更加显著，中药副作用小，可长期服用。

**12.chiheng：我是一名男性患者，今年25岁，长期舌面上有厚厚一层，有腐臭味，大便开始一段很干后面正常，这些情况至少七八年了，身体也比以前瘦，期间吃过好几个大夫的中药，一直不能治愈。请问是什么原因？**

答：这是胃火炽盛，你可能有两种情况：一是胃肠植物神经功能紊乱（无器质性病变）；二是慢性胃炎或者慢性浅表性胃炎，如有明显的疼痛则考虑合并糜烂或溃疡。

## 2014年5月29日

**1.晨曦娇阳：女性，27岁，肚子胀痛，肠鸣，大便酸臭是什么原因？**

答：这是胃肠综合征，你有无便干或腹泻的情况？建议口服保和丸试试。

**2.会飞的翅膀：我24岁，尿酸381mmol/L，甲状腺偏大目前无任何症状，左侧附件囊性包块3.5cm×3.8cm，目前有一次白带见血丝，再无任何症状，请问是怎么回事？**

答：一个月内不要吃肉、蛋及奶制品，同时加强饮水和锻炼，建议复查尿酸，如果尿酸下来了，今后就要保持清淡饮食。白带的问题说明你妇科有轻度炎症，建议服用桂枝茯苓丸。

**3.一天：我姐姐今年21岁。她在2008年因为眼球突出，去医院检查，结果是得了甲亢，在2011年的时候吃了$^{131}$I，变成了甲**

**减，现在一直在吃左甲状腺素片，医生告诉她因为她吃了$^{131}$I也许没有生育能力了，就算有了小孩也长不大，会得侏儒症，她现在很焦虑。裴老有没有办法彻底医治的？**

答：$^{131}$I治疗甲亢，如果剂量计算不准很容易形成甲减，所以我不主张用$^{131}$I来治疗甲亢，但$^{131}$I治疗甲癌是可选的方法之一。你现在的情况可采用中药辨证施治，用中药汤剂治疗，等病情好转后可配成中成药长期服用。

**4.石富芳：我母亲今年57岁，一直便秘，五六天才一次大便，每次都很困难，而且也很少，这样都三十年了，请问裴老怎么治疗？**

答：应该多吃富含纤维的青菜，如韭菜、芹菜等，同时可长期配合服用麻子仁丸、济川煎丸等。

**5.张健德：男，20岁，经常喝热汤或吃辣，都会在身上和手上都出现红色斑块，瘙痒，还有太阳照射也会出现该情况，请问这是过敏症状吗？怎么治疗才合适呢？**

答：你说的不清楚，可能是荨麻疹。如果是过敏，除了对过敏食品禁食外，还可选用几种西药如马来酸氯苯那敏等。

**6.魏亚萍：我一朋友30岁，肠胃不好，牙龈也不好，老出血，口腔有异味，尤其是睡觉时流出的口水唾液异味更大。咨询一下这是什么病症，吃什么药？**

答：由于胃肠吸收功能不好，维生素C、B族等缺乏就会出现上述症候，调整脾胃，如无胃肠疼痛症状，可常服归脾丸、香砂六君丸试试。维生素B族、维生素C均可服用，疗效可能更好。

**7.一弯残月何时圆：男孩，16个月，昨天去医院检查，结果显示总蛋白数值过低，大夫说平时饮食摄入豆制品太少，请问现在是食补还是用药，对孩子影响大么？**

答：首先应该调整脾胃，等孩子能吃了就自然好了，脾胃不好，饮食不吸收，用食补效果也不明显，建议孩子去医院做系统检查，确定诊断后，中医和西医都可治疗这种病。





**8. 何玲：我今天做了B超，右侧附件区见63 mm × 43mm，28mm × 24mm的液性暗区，左侧附件28mm × 21mm。4月10号的B超显示右：61mm × 42mm，左：19mm × 19mm。是怎么回事？**

答：附件和子宫大小及月经周期大有关系，应该在月经的同一个周期去做B超，假如上次是在月经后第几天查的，现在应该在同一时期检查，这样才有可比性。

## 2014年5月30日

**1. 网工：我左侧眉棱骨疼痛，已有8年，到医院做核磁、CT等均没发现问题，现在疼痛比较厉害，隔两天疼一次，每次持续24小时左右，中药治疗已有三年，还是不能根治，请问怎么治疗？**

答：你的情况，诊断清楚才有可能治愈，有两种情况需考虑：①三叉神经痛；②鼻窦炎。如果是后者则比较好治，如果是前者，时下尚无很好的方法，应该到医院去检查，尽快确定诊断。

**2. 李康霞：我是一名21岁的女性患者，肠胃不太好，早上起来舌头呈黄色，气味难闻，而且尿液颜色重呈黄色。**

答：像这样的病，大部分属浅表或萎缩性胃炎，治疗方法很多，应该辨证论治。

**3. 刘小宏：怀孕1个月睡觉不踏实，乏力。正常吗？我体重45kg，身高155cm，要怎么补？**

答：这是正常现象无需进行治疗，做好妊娠期保健，勿怒、勿劳、勿负重，清淡饮食，保护胃肠。

**4. 东方龙马：我母亲的B超结果为胆囊结石，胆结石经吃中药**

有没有排出去的可能？因为考虑手术并发症等后续影响。

答：可以，中药一大部分都可以排除，但必须有耐心，服中药较长一段时期。

5.liangwei：得了乳腺囊肿一定要做手术吗？吃中药可以医好吗？

答：你所说的不是乳腺囊肿而是囊性腺瘤，此为良性肿瘤，如无症状可以暂时不管，如有症状可服中药。

6.祇龐為罵：我家宝宝三个月了，拉肚子已半个月，去医院输了四天液，但还有些拉肚子，经粪便检验是病毒性的，血象有些高，粪便是绿色的，还有点稀，请问应该怎么办？

答：此为轮状病毒感染，建议：生薏仁、生山楂、白砂糖各等份共研为末，每服5g，一日两次。

7.夏天：我怀孕26周，做四维彩超说胎儿有一条脐动脉较细，部分肠管回声增强，有积液，医生让四周后再做四维。请问我现在还能做些什么？

答：胎儿正在发育中，只要胎心、胎动均正常，正常妊娠呵护，不必频繁声像检查。

8.快乐的霄霄：我父亲51岁，因脑干出血已卧床一年，医生说浅昏迷，现在可以适当地点头，摇头，右手可以举起数数，还在用胃管喂食，每天4次。尽管这样，身体还是消瘦了很多，您看看能不能用一些中药调理一下？

答：当然可以，中药治疗这种病，总的来说较西医占优势，应该及早给予中药治疗，有胃管可以鼻饲，有一部分病人可以达到清醒起床。

9.空空儿：男28岁，肥胖，生活不规律，身上皮肤痒，一抓有红疙瘩特别痒，四肢对称性发作，医生说是神经性皮炎，两年内去过很多地方，用了很多药，总是好了复发。

答：对称性的多半是湿疹，并不是神经性皮炎，中医的神经性皮炎是西医的银屑病，西医的神经性皮炎则属中医的牛颈，中医中药治疗有效。

10.梅岭：我家人，女性，47岁，患荨麻疹1年多了，遇冷遇热都会反复。(症状：身体前后胸，大腿内外侧都会泛起红色片状凸起的疙瘩，奇痒，难熬。一直口服湿毒清胶囊等，效果甚微)

答：中医中药治疗荨麻疹是强项，因其病情瞬息万变，因人而异，治疗比较复杂，固定的一方一药不一定见效。

11.唯我能解：我妈2011年发现宫颈癌，已做放化疗，今年6月份发现左肢肿胀厉害，医生说这是放疗的后遗症，有什么办法消除？

答：你放疗了几次？如果外照25次，内照6次就够了，经过放疗足量的患者，在短期内是不容易复发的，但是下肢浮肿作为放疗的副作用是不常见的。宫颈癌放疗的副作用主要是膀胱和直肠的放射病，前者尿血，后者便血。

12.晚秋：我4个月前在吃饭的时候突然感觉有东西刺到喉咙。痛了两天就没什么感觉了。可是到现在一感冒还是有感觉，不感冒就没事。感觉长了什么小东西，可是不痛。那时候的饭不应该出现有刺的东西。这是怎么了？

答：如果你当时不是鱼刺梗喉（吃鱼了没有），那就是咽喉部的血肿溃破后异物感消失，但仍会有不同程度的后遗症。

## 2014年6月4日

1.情高致远：小儿2岁，因患急性化脓性扁桃体炎在医院输液5天，现口服蓝芩口服液，胃胀厉害，很爱哭闹，感觉肚子疼痛。

是怎么回事？服什么药可以缓解？

答：治疗急性化脓性扁桃腺炎的中成药大部分属清热解毒，排脓、透脓之剂，容易损伤胃肠，一般在饭前加用香砂六君丸，保和丸之类可以减少胃肠道的副作用。

2.0402：男性，40岁左右，额头黑色素面积逐渐在扩大，是什么原因造成的？生活该注意哪些？

答：首先看看你的乳晕，嘴唇有无发黑。如有发黑则应系统检查内分泌，排除肾上腺皮质激素低下，如无发黑，则系一般的色素沉着，无关紧要，今后需避免日光暴晒，多服用VitA、VitD、VitC等。

3.万强：24岁，男性，未婚，爱出汗尤其是手心脚心和后背稍微一活动就出汗，脸色暗沉，晚上睡觉膝盖很酸的感觉，膝盖一受冷也是那种感觉，白天不精神，现在还有早泄症状，而且可能是金匮肾气丸吃多了吧，老是性冲动体毛特别明显，头发也看起来发黄的样子，掉发，每天很烦躁。

答：此为脾肾阳虚，年轻人不能犯手淫病，当前对青少年的身心健康及教育措施不够，中学生、大学生犯手淫病占80%，结果就形成了现在的症状。关于治疗应辨证施治。

4.好好爱你们：我28岁，女性，已婚，孩子已经一周八个月了，可是我还没来例假，并且还经常腰痛，这是怎么回事，需要做哪些检查？

答：分娩后8个月为哺乳期，这是正常的生理现象，腰困乃分娩时腰肌劳损所致。

5.王国霞：我十年前做过阑尾手术，没有调养好，一直头晕，头晕半年后开始头痛，气短，后来又好些了，但五个月前再次加重，现在严重气短，连基本说话都困难，左后背痛，胸闷，头痛、头晕、眼花、乏力、腰困，手足心发热（这症状以前就有）且有胆囊炎，我该吃什么药？





答：阑尾切除术属小手术，如无化脓、穿孔是不会引起你现在的症状，你应考虑在胆囊炎基础上有无胰腺炎，如果你是40岁以上的中年人，左后背痛，胸闷，头痛、头晕、眼花、乏力，考虑有无高血压、动脉硬化、冠心病，需系统检查，认真对待。

6.儒雅：女性，50岁，前年出现左腋下淋巴结反复肿大，已做过两次手术，西医确诊为淋巴结炎，现在又肿大了，活动性好，活检也做过是良性，请问裴老中医有什么好办法吗？

答：你这是反应性淋巴腺炎，首先要检查有无乳腺增生，另外在邻近左侧腋窝部位有无其他感染灶。

7.漫天零点星：我母亲51岁，确诊肺癌晚期，胸膜淋巴转移，现在吃易瑞沙治疗已6天，感觉效果不显著，双侧肋骨及胸部疼痛比较厉害，服用吗啡，并且现在吃不下饭，感觉胃寒，不停打嗝但总打不出来，咳嗽比较厉害，不知道怎么办？

答：易瑞沙也叫吉非替尼，其是肺癌靶向治疗的首选，用药6天不一定起作用，用药2月无作用才考虑换药，此药有一定的副作用，你说的胃寒，打嗝也属于副作用之一。

8.青果秋：我是一个患多发性大动脉炎的女孩，经检查颈动脉和冠状动脉狭窄，现在服用泼尼松和免疫抑制剂替麦考酚治疗，从12片已经减到3片半了。我父母听说人体胎盘有调节免疫力的作用，想让我吃这个，可是我很担心，我看了一些资料，胎盘含有一定激素和免疫因子及球蛋白，会不会跟我吃的激素药物有冲突？

答：大动脉炎也叫无脉症，属自身免疫性疾病，西医免疫抑制剂治疗疗效有限。中医中药活血化瘀，软坚散结，疗效不错。

9.天使的翅膀：男，34岁，因腹痛入院，查出胆总管囊肿并感染，多发结石，胆囊炎，肝硬化失代偿期，现在已住院治疗，

**但炎症退不了，请问是否一定要手术？**

答：已经有肝硬化失代偿，手术后往往会使肝病进一步恶化，有经验的医生往往不考虑做开腹手术，如果囊肿不大，可行ERCP行囊肿切除术，然后中药治疗。

**10.飘零的结局：我爸67岁，前一个月查出肺部感染，慢性支气管炎。现在是肺心病加心力衰竭，脚肿，走路喘息。请问需要怎样治疗，怎样食物调理？该注意哪些方面？**

答：肺心病因为需输液抗炎，故必须住院治疗。如期间出现的心衰，电解质紊乱，都需要严密观察，及时处理。

**11.陈仪：我爸身上用手一抓都会鼓起红道道，还会痒，有时用手使劲拍，也会起来巴掌印，然后开始发痒，这个怎能治疗呢？**

答：这是变异性皮炎，西药抗组织胺制剂，如马来酸氯苯拉敏，赛庚啶都可试试。

## 2014年6月5日

**1.竹林晨曦：我家宝宝一个月了，一脸的湿疹，天一热就红的一片一片的，不热的时候只有针尖大小的疹子，不是很红。请问除了用激素类药物治疗还有其他好方法吗？现在预防针是不是也不能打了？**

答：湿疹是一个专有的诊断名词，如果确诊是湿疹，它具有反复发作的特点不容易治愈，激素治疗此症并非首选，在目前流行的外用药中以黑豆馏油软膏较好，可试试。

**2.迅哥儿：我今年21岁，男性，从我记事起，手就喜欢流汗，流的特别多，即使是冬天也会流，平时手脚冰冷，如果晚上洗漱完毕后躺在床上，手脚也会不停地流，看过一个中医，说我心火**

旺盛，但没治好，我脸上也有很多痘，请老师给些建议。





答：脸上的痘是痤疮也叫青春痘，通常是雄性激素水平偏高，这样的患者，植物神经功能容易紊乱便出现了汗多，你可把重点放在治疗痤疮上，出汗问题随时有可能缓解。

3.立山：我未婚妻中度子宫糜烂，这个病用中药治疗效果好吗，能治愈吗？

答：这不是子宫糜烂，应该是宫颈糜烂，不是什么大病，如果是一度、二度不会影响结婚生育，如果是三度以上，则伴有白带增多，下腹疼痛，还会影响到月经周期就需要及时治疗。

4.蓝色沙漠：20岁的孩子，五月份查出是尿毒症，现在已经透析，请问能不能用中医治疗？

答：一般透析的指标是尿素氮超过21mmol/L、肌酐达700mmol/L以上，超过这个标准的透析是不能轻易停下的，俗话说“透析路上无回路”，到目前为止不管中医、西医，都还没有方法将透析的病人从透析路上拉回来，走上健康的道路，确实没有。

5.凯心就好：男性，23岁，检查骨骺线已经闭合了，如果我坚持体育锻炼，多跑步，弹跳，还可以长高吗？

答：一般骨骺线已经闭合的人，从理论上讲已经不会再长高了，当然有个别人也可例外。

6.封心锁爱：我老公在2012年10月底检查出脑瘤，良性。一直用西药治疗。现在想用中药，有什么好的建议吗？当时查出有黄豆粒大小一个，位置在右脑后侧，右耳附近。后来三个月以后去复查，又有一个，还是黄豆大小，去年10月又去复查，结果变成6个，当时四医大的教授让做身体全面检查，身体都没问题，症状：头痛不厉害，头晕，怕热，偶尔恶心，有时候会眼睛肿胀，眼眶痛，生气头痛。从检查出到现在，有过两次失去知觉（当时是在生气的状态下），第二次小便失禁，两次时间都是三四分钟

**就缓过劲了。请问这是怎么回事？**

答：你说的“良性”还不够确切，脑的良性肿瘤是不会增加数量的，现在已有六个，那不是一般问题，首先应该考虑脑的转移瘤。四医大的教授说的对，应该进行全身系统检查，尤其是肺、前列腺、肝、大肠等。

**7.庞敏：我26岁，月经一般提前3天，白带多，痛经很严重并伴有呕吐现象，影响工作。请问有什么好的办法可以缓解？**

答:月经提前3天，白带多，痛经特别厉害，说明盆腔有炎症，还应该考虑子宫内膜异位，要去医院仔细检查，确定诊断后再系统治疗。

**8.某某人：我今年26岁，月经量减少，月经要么准时要么提前几天（一般是提前7天以内），不会推后。平时胃口不好，时不时在失眠，多梦，易烦躁，有点怕冷，大便一天一次，但不怎么成形，易疲惫。请问怎样把月经调正常，特别担心影响生育？**

答：你结婚了没有？这属于月经不调，内分泌和植物神经系统有轻度紊乱，如在婚后可服妇科再造丸、桂枝茯苓丸、丹栀逍遥丸，不但可以调经，还可以种子。

## 2014年6月9日

**1.凤舞：宫颈糜烂Ⅱ度是保守治疗，还是手术治疗好？**

答：宫颈糜烂Ⅱ度不需要手术，仅仅是一个妇科炎症。

**2.丁丽苹：我的儿子一岁半，从第6个月开始每个月都生病，每次都是第一天流清鼻涕，第二天或第三天流黄鼻涕，咳嗽。平时小孩能吃能睡，有什么办法让他少生病？**

答：你的孩子有慢性鼻炎，这样的鼻炎往往带有过敏性，导致身体抵抗力下降，关键在于治疗慢性鼻炎。





**3.蒋中正：我已胃痛4年之久，现在每天胃脘都痛，诊断为慢性胃炎合并十二指肠球炎，久治不愈，请问有什么好的治疗方法？**

答：首先要明确诊断，胆囊、胰腺、胃炎合并糜烂都能够出现同样的疼痛，光考虑到胃部疾患是不行的。

**4.糖糖：我老公40岁，患有严重的高血压病，长期吃马来酸依那普利，近来他出现严重的恶心呕吐伴头晕，请问怎么办？**

答：严重的高血压到底有多严重，血压有多高？吃了依那普利后能否降下来，这很重要！年轻人如果血压居高不下应考虑肾上腺嗜铬细胞瘤。重点在腹腔器质性病变。

**5.可：我最近一段时间舌头后半部老是干，胃里感觉热，吃硬东西往下咽的时候感觉有点堵，睡眠特别少，心情也不好。请问这是怎么回事？**

答：下列四种情况都可以产生你说的症候：①慢性胃炎；②食管炎；③食道癌；④慢性咽炎引起的梅核气。需要做系统检查。

**6.huazi：我想问下一岁半小孩后脑和脖子上有六七个淋巴结，有黄豆那么大正常吗？**

答：枕后淋巴结的肿大是小儿的常见病，风疹和幼儿急疹都能引起这种改变，你不必惊慌，不是癌，放心。

**7.独处山林间：三岁半男孩，十天前喉咙发炎，高烧住院治疗四天出院，现在出现遗尿，该怎么办？**

答：不要怕，这种遗尿是一过性的，高烧引起了植物神经功能紊乱，多喝开水，感冒药继续吃两天。

**8.小乐：我小孩2岁半，因发烧医生给打了80万单位安乃近后出现不良反应，眼球不转动，叫不答应，流口水，呕吐，没劲，现在治疗，请问治疗后会有后遗症吗？在治疗期间需注意些什**

**么？**

答：安乃近属于水杨酸类、苯胺类、吡唑酮类等清热镇痛药的复合制剂，有文献报告，对极少数的患者会引起椎体外系的改变，建议多喝开水，减少刺激，不要害怕，通常为一过性的。

**9.黄0玫瑰：我产后两年半，现手指关节痛，全身怕冷怕凉，沾水会痛，做过相关的全面检查都没问题，是产后风吗？要怎么治疗呢？**

答：这是一种反应性的关节炎，中医叫作产后风，不要小视这种病，它可以向风湿性关节炎、类风关节炎、骨性关节炎，强直关发展。要赶紧找专科医生认真治疗。

**10.496557154：我的亲戚，女性，46岁，近一两年喉咙咳痰带血丝，嘴唇干燥脱皮，这是什么病？该吃什么药，该怎么注意？**

答：一般情况下应考虑慢性咽炎或咽峡炎，不属于大病，但须积极主动治疗。

**11.幸福人生：女性，16岁，宫颈糜烂重度，盆腔积液，霉菌性阴道炎怎么治疗？**

答：霉菌性阴道炎如不治疗可出现上述情况，对16岁的少女来说是很重要的问题，治则前途无量，不治则每况愈下。

**12. 123：女性，40岁，患有溃疡性结肠炎8年了，一直口服美沙拉嗪肠溶片治疗。2015年1月9日检查肠镜示距肛门40cm发现息肉，医生说我炎症在活动期不能做手术，到现在还没手术，这样属于炎症性息肉不做会癌变吗？中药有什么好办法治疗溃疡性结肠炎的吗？**

答：息肉是会癌变的，但癌变率很低，不能见息肉则色变，大部分息肉不手术也能毫无症状，你的关键是溃疡性结肠炎，它和普通的结肠炎不同，有自身免疫性，往往西医治疗无炎可消。中医中药辨证施治相对较好。

13.李燕：我妈妈58岁，半年前因为车祸导致骨盆骨折。最近复查骨折部位长势还好。可是又查出膀胱结石。这怎么治疗？平时饮食该如何注意？

答：膀胱结石可以通过膀胱镜碎石取石，过去的办法是切开膀胱的大手术，前者为微创，后者为剖腹，中医中药疗效也相对较好。

14.SUsu：外阴脓肿怎么才能根治，因为我这几年都在这个月份发病。

答：外阴脓肿大多数为巴氏腺感染所致，也有一部分属毛囊炎发展所致。首选切开排脓，严重的要引流换药。中医中药则采用清热解毒，托里排脓，泻火散结等方法。

15.吾爱吾儿：我4月28日月经至5月3日结束，5月12日照了除头部全身CT，21日尿结石开药盐酸异丙嗪片，硫酸阿托品片，盐酸左氧氟沙星片各1片，总共吃两次药，31号开始吃泛昔洛韦分散片，1天1片和头孢克洛分散片，1天两片，醋酸泼尼松片，1天1片，至5月4日止，吃了醋酸甲羟孕酮18粒，今早发现怀孕了，宝宝可以要吗？我不舍得，可以补救吗？CT前我有测孕都没有，好像26号也测过都没有，不知道怎么现在又有了，排卵期以前都是15号后，怎么办？

答：怀孕一个月以内关系不大，人体有完整的血胎屏障，不利于胎儿的药，大部分拒予之外。短暂的只服用几天，不会有大问题，如果长时间服用就不好说了，不要害怕。

## 2014年6月11日

1.win：想问一下老年人三叉神经痛有好的办法吗，用了很多

**方法效果都不太好，在您遇到的病例中都是怎么治疗的，有没有效果好的呢？**

答：三叉神经痛非常难治，到目前为止，不管中医西医都还没有一个好的能在短期内根治的办法，西医的封闭疗法、阻断疗法都有效，但是还谈不上根治，中医的治疗方剂很多，但必须辨证论治可以达到一定的疗效，还不能说很理想，黄芪桂枝五物汤、当归四逆散、小续命汤等都有明显的止痛效果，对部分人仍无疗效。

**2.张燕萍：我做胃镜显示：十二指肠球部溃疡，活检结果胃（窦）黏膜慢性中度浅表性炎(活动性）伴灶性肠化及固有层淋巴滤泡形成，HP+，这个病情严重吗？中医和西医哪个治疗效果好？**

答：你这不光是浅表性胃炎，应该是浅表萎缩性胃炎，中医治疗方法灵活，较西医的三联、四联疗法疗效更好。通过辨证论治，中药加减进退。

**3.王天柱：男，27岁，在兰大二院检查出无菌性前列腺炎，口服前列舒通胶囊，放置前列安栓。还有什么办法吗？**

答：无菌性前列腺炎这个说法不确切，27岁的人患前列腺炎大多数是逆行感染所致，不能说无菌。老年人的前列腺增生还可勉强说无菌，此病的治疗比较困难，要重视，坚持长期服药，否则会出现诸多的合并症。

**4.君君：我25岁，我患有胆汁反流合并胃下垂，总有胃气上逆，有空气似的，排不出去，两边胸膈痞闷，两胁胀痛，总想嗳气就是很难嗳出来，嗳出来舒服点。不知该怎么办？**

答：你这是胆汁反流性胃炎，这样的患者经常有慢性胆道疾患或者是胰腺疾患。正是因为患有胆胰疾患，才导致了胆汁的反流，产生胃黏膜的损害，应该做个B超，看看有无胆囊炎，轻度的胰腺炎在B超上是看不见的。

5.从此不离不分的宣誓：女性，24岁，孕产后宝宝已有十个多月，因奶水不足，从第八个月开始白天攒奶到晚上喂，这几天右乳疼痛并伴有硬块，不触不痛，B超示：乳腺外扩，医生说要吸空热敷。想问如现在断奶的话疼痛是否会消失，是否等疼痛消失后才可以断奶？

答：十个多月的宝宝可以断奶，当然你首先要把眼前的乳腺增生和乳腺炎治好，吸奶是一个方面，还要系统的服用一段中药，中药采用疏肝解郁、清热解毒、活血化瘀、消肿止痛的办法，通过辨证施治，效果极好。

6.羊斤竹翠：我侄女今年8岁，一直不爱吃饭，就吃点零食，体重40斤，她舌苔少，有点像地图舌，这怎么治疗？

答：八岁小孩胃肠道疾患可以引起厌食，这种疾患并不重，香砂养胃丸、平胃散等吃吃。除了胃肠疾患外还要考虑有无缺钙、缺镁，建议口服钙镁片试试。

7.慕容子轩：我女儿九岁，患白癜风三年多了，曾到皮肤专科治疗未见疗效反更严重。现已全身皆白，毛发也白多黑少，现用中药内服外涂，刚用三月就有黑点黑毛重生，但现在却未见更效之象！请问该怎么治疗才能见效？

答：白癜风是一种遗传病，有人发现了此病的基因改变，因此是不好治疗的，西医见了头痛，中医见了也头痛，治疗方法很多但没有一个很理想的。

8.张帆：我家宝宝支气管肺炎一直都不好，期间在医院住了8天的院，又吃中药，可就是一直都好不了，这两天又发高烧，白天还好点，一到晚上就高烧。请问医生我家宝宝这样的情况应该怎么办？去医院医生又说她脾胃虚，消化不好。

答：这个问题我说过多次了，这样的患儿大多数合并过敏性鼻炎或慢性咽炎。所谓火种存在，风一来就燃烧，越燃烧抵抗力就越低下，火势则愈旺。

**9.玲珑鸟：女性，22岁，这个月例假提前四天，其他也就没有什么了，还有我睡眠不足的话头就痛，这些都是怎么回事呢?**

答：一般的月经可提前两到三天，提前四天也是有的，如无症状可不治疗，睡眠不好就头痛，这种头痛就叫作神经性头痛，失眠使其加重，中医有好办法，你不妨去门诊治疗。

**10.蒋中正：胃镜我做三次了，慢性胃炎加十二指肠球炎，肝胆正常，您说的胰腺炎要怎么查?**

答：轻度胰腺炎B超上是看不见的，CT和核磁上的表现不明显，胆囊炎B超是可以看见的，但是好多医院B超也产生漏诊，原因是医生太忙，没有仔细看造成漏诊。

**11.梁间燕子：现有家人，男性，26岁。确诊为强直性脊柱炎。有什么好的中医治疗方案吗？现口服柳氮磺胺吡啶肠溶片半年。**

答：你服的药只能止痛，中医中药对强直性脊柱炎采用祛风胜湿、活血化瘀、扶正固本的方法可以使其延缓发展或停止发展，从而避免患者产生功能障碍，丧失劳动，但疗程很长需常年服药，不耐心急于求成的患者是不能达到这种疗效的。

**12.雪飞燕舞：怀头胎时后背右侧有一小块受凉了就难受，阴天下雨时特明显。现在怀二胎了还是这样。请问这是什么原因导致的，需要治疗不?**

答：后背右侧这个部位的疼痛往往和胆囊有关，这里的压痛和疼痛对胆囊炎具有诊断意义。

**13.潸然：本人肝病患者，女性，36岁。乙肝病毒携带二十年。近因腹胀做超声查示肝硬化腹水，水深37mm，脾脏呈巨脾，脾下端接近脐水平线，脾静脉11mm。血小板数极少。乙肝病毒核酸检测为2.74E+006（参考值5.00E+002）现诊疗医生建议行脾**

**脏切除术，本人甚是困惑，请求裴大夫赐予可行性治疗方案？**

答：你现在的诊断应该是乙型慢活肝肝硬化失代偿，脾功能亢进，血小板减少。你这个不是一般的脾功能亢进，它还背着一个肝硬化失代偿的黑锅，没有经验的医生就会草率切脾，这个黑锅是不留情的，它会迅速发展，使患者致命，血小板也没有升上来，偷鸡不成蚀把米。

**14.马妮：中年女性妇检表格上注明子宫孕六周大（无孕）是说子宫肥大吗？需要治疗吗？**

答：那有问题，首先要排除子宫内膜癌，其次要检查HCG，排除葡萄胎和恶性葡萄胎、子宫绒毛膜癌。

**15.雅哥：溃疡性结肠炎真的易复发吗？一般复发频率是多久？**

答：溃疡性结肠炎和痢疾、沙门氏菌感染等特异性结肠炎不同，它带有明显的自免倾向，所以目前有人把它和克隆恩氏病相提并论，凡是带有自免倾向的疾患都不好对付，都不容易治愈，容易复发。

**16.爱爱：我姑姑今年50岁，这段时间才发现得了卵巢癌晚期，医院基本不答应治疗了，已经造成肠阻塞，肚子胀痛腹水，肚子胀的好像怀孕好几个月似的，现在痛得不能平躺只能侧躺，翻身非常吃力，吃得很少，上厕所也不多，有没有什么药物可以减轻她的痛苦？**

答：这样的病如西医拒绝治疗了，你就去找中医吧，中医用扶正固本，利水消肿、活血化瘀的方法在一定程度上能减少病人的痛苦，延长病人的生存期。

**17.0402：男性，30岁，经常有口气，味道很重，说是小时候肠胃不好，这个吃啥药可以治疗？**

答：口气重经常和慢性胃肠道疾患有关，应该做详细检查，是什么病有针对性的治疗才能治疗口臭，笼统的治疗口臭往往疗效不佳。

**18.凌绝顶：请问非淋菌性尿道炎怎样治疗比较好？**

答：非淋属于性病范畴，因为它的传染途径只有一个，就是性生活。病原体是支原体或衣原体，有强大的抗药性，而且其抗药性在不停地转变，最早人们用四环素族有效，后来用红霉素族有效，现在几乎对所有的抗生素都有抗药，中医中药我摸索了这些年，龙胆泻肝汤、三仁汤、黄精六草汤等进行加减有一定疗效，如配合阿奇霉素，则疗效还会增加一些。

**19.刘小宏：女孩快3岁，晚上睡觉爱说梦话，睡不踏实，床上乱滚，平时孩子身体比较健壮。请问该如何治疗？**

答：这也不算病，告诉你一个小方试试，甘草10g，浮小麦30g，蝉蜕6g，吴茱萸6g，大枣4枚，头煎150ml，二煎150ml，共300ml，每次服80ml，一日两次。

## 2014年6月12日

**1.岳春：孩子现在一岁一个月，一直大便比较干燥，一般三四天拉一次，端午节那几天孩子吃了点肉、樱桃、草莓，有些拉肚子，吃了再林、妈咪爱，蒙脱石散，大便还是比较稀，而且放屁或撒尿的时候老是会拉一点点，请问现在该怎么治疗？**

答：建议参苓白术散、保和丸、附子理中丸、七味白术散试试。

**2.洛洛：我今年38岁，女，总是在半夜3点左右醒来就无法入睡，到凌晨5点左右又感觉困了，白天一天无精打采的，这种情况有一年了，请问该怎么办？**

答：这是心脾两虚，建议服用归脾丸试试，不知你的月经如何？这也需要调整好，对睡眠也是有好处的。

**3.渐行渐远：我26岁，最近几年老是起口疮，吃药好了之后差不多十几天又一次，怎么回事？可以用什么办法除根？**

答：现在医学研究表明反复发作的口腔溃疡与机体的免疫功能息息相关，应该做全面检查，如无其他器质性病变，先用冰硼散外敷，然后中医辨证施治。

**4.俞志勋：我妹妹在怀孕期间得了高血压，孩子七个月了，最后没保住，从这以后一直高血压，吃了好多药都不管用，一直降不下去，高压150mmHg，低压90mmHg，裴爷爷你帮忙看看怎么办，像她这样的，还能不能要小孩？**

答：这是妊高征，高血压按一般常规处理，可以怀孕，孕期要经常检查，必要时住院治疗，确保胎儿安全，大部分胎儿都能安全生产。

**5.情高致远：请问精索静脉曲张中医中药能治愈不，大概服药多长时间？**

答：轻度的可以采用活血化瘀、利水消肿等方法治疗，重度的则需要手术治疗。

**6.宋小宝：有可以下奶的药方吗？**

答：下奶的药方很多，但都不可靠。木通、王不留行、生麦芽都能下乳，但需要同时食用猪蹄汤。

**7.棉花糖：我已经给您去过一封信，现在又发第二封私信，我知道您对亚甲炎有研究，还有独到的中药治疗方法，请帮帮我。我是一名云南昆明听众，女，今年46岁。我不幸刚刚确诊得了亚甲炎，非常焦虑，现在还没有治疗，因为在网上看到说中药治疗这个病，效果更好，请裴老赐我个方子。**

答：亚甲炎确实是中医的强项，70%的患者出现甲亢，30%的患者出现甲减，或交替或转变，西医西药在其治疗上无所适从。中医采用调节气血、调节阴阳之法，达到双向调节，当然用一点强的松之类也是很好的。

**8.文文：女性，30岁，初次怀孕，怀孕二个月，吃了炸薯条，烤翅就感冒了，现在是头晕、鼻塞、流鼻涕、打喷嚏，没有发热，我能吃些什么不影响胎儿的东西？**

答：一般中药桑菊饮、银翘散都不影响胎儿，而且是治疗感冒的好方药。

**9.黑玫瑰：孩子10岁了，今年过完年就感觉嘴的周围十分干燥，不是嘴唇，也没有用舌头舔过，最近两个月在用儿童润唇膏，可现在离不开了，半小时不涂就不行，如果不涂就会干燥干裂。请问用什么药或者是药膏比较合适？**

答：这还是属于过敏性炎症，氟氢松软膏有效。

**10.笨笨冬瓜：请问盆腔结核兰州有没有能够治疗的办法？请求指点医院和医生。**

答：能够治疗，联合抗结核药物疗效很好，但需两三个疗程(一个疗程半年)。我研制的圣愈丹可代替抗结核药物，而且不需要那么长的时间，必要时你来我的门诊。

**11.丢失的心：是长在脚上，两只脚的脚心，脚的边缘，后跟，有时脚脖子也有，现在手上也有了，都是像小疹子似的，还有的是小水泡。现在可能是用药的关系，脚的边缘都爆皮了，比较硬，求您看看怎么治疗？**

答：湿疹是非常难治的，大部分湿疹反复发作，终生不愈。我建议先用黑豆馏油软膏外敷试试。

**12.李凤：女，25岁，2011年11月份腰部压缩性骨折，经过治疗痊愈，目前怀孕七个多月，腰部再次疼痛，压迫坐骨神经，腿部也有痛感，不能长时间坐立或者站立，该怎么办？**

答：这样的患者要保住胎儿就得经受一点痛苦，你想减少痛苦，可去专科医院治疗，因为大多数止痛药对胎儿有影响，我不支持经常服用止痛药。

13.心随吾动：男性，38岁，身高1.7m，体重67kg。10年前就有下身潮湿症状和早泄现象。2年前两边头发渐变白，现在小便黄伴有轻微尿等待。眼睛干涩口微苦，心烦易怒舌苔白厚，睡觉时有自汗现象，手心有时也有汗，颈椎有增生，有过敏性鼻炎。睡眠和食欲正常。请问这是肾病吗？

答：中医讲你这是肝肾阴虚合并脾肾阳虚，建议口服金匮肾气丸、知柏地黄丸、麦味地黄丸试试。

## 2014年6月13日

1.听雨：女，21岁，额头右边发际像银币一圈一圈白色的银屑，要很用力才能刮下来，刮下来后发现头皮油亮的，而且速度快，过两天又长出来了，经常要洗头，头发很快出油，容易痒，淋雨或晒太阳头皮就痒，掉头发也多，分散性掉发。用过很多洗发水都不行。请问您有什么方子吗？

答：这是头癣，建议口服斯皮仁诺或外涂特比奈芬膏。

2.闵伟：我今年37岁，声带上有息肉3个，声音嘶哑。有3年时间了，期间做过手术，没什么效果。想请教你有什么好方法吗？本人吸烟，偶尔喝酒。

答：声带息肉如果比较小，手术效果倒反不好，手术瘢痕倒比息肉还大，还有什么好处？当然较大的声带息肉是要做手术的，我建议你用中药治疗，确实有很多好的处方，通过辨证施治效果明显。

**3.刘美述：请问我去做婚检检查出来说有地中海贫血，这会对以后要孩子有什么影响吗？**

答：这可是个大问题，此病属于溶血性贫血范畴，凝血因子先天性缺损，目前还没有什么很好的治疗办法，注意调整饮食结构，多食蔬菜，心情舒畅，一部分病人照样可以生儿育女。

**4.仰望你的天空：我身上被蚊虫咬，就肿了起水泡流黄水。这该怎么办？**

答：蚊虫叮咬，咬伤的本身并没有什么，其危害主要是过敏，建议口服马来酸氯苯那敏、赛庚啶等。

**5.花锦离：我从去年晚上睡觉就一直脚心烧，请裴老指明原因，还有我有时心里有紧迫感、痛感，烦你老说出是什么原因？**

答：你没有说你的年龄，如果是中年以上，首先要考虑高血压、动脉硬化、冠心病，如果是青年女性，要考虑低血压、内分泌紊乱、月经不调等。

**6.独行天使：我今年不知道是什么原因，上呼吸道总是反复的感染。每次看医生吃药好了没多久，就又会嗓子有黄绿色的浓痰咳出来，然后就转变成嗓子干痒，咳嗽，声音嘶哑。今年已经反复有4、5次了，让人非常的苦恼。请问我要如何才能不犯这样的毛病呢？**

答：你可能有慢性咽炎或者是慢性鼻炎，这样的人就容易招致感冒。

## 2014年6月16日

**1.吴：我今年23岁，女，已经有一年月经不到三天就没了，血色暗红，量也特别少，因为平时工作很忙，作息时间也不规律，**

花了很多钱吃中药调理也没什么效果，前几天去医院检查疑似有巧克力囊肿，裴老，像我这种情况怎么办？

答：巧克力囊肿就能引起卵巢功能紊乱，是由子宫内膜异位症演变而成，青年女性必须及时进行治疗，否则会影响婚后生育，应该去专科医院就诊。

2.郭项：我奶奶在服用了您开的中药之后疗效特别好，前段时间复查完停了激素药后，开始头晕、恶心，我想问问您是否继续喝激素药？还是怎么治疗？

答：这是停完激素的副作用，如无其他不舒服，这些症状会慢慢减轻，要继续治疗，否则还会复发的。

3.拒绝超短裙：我媳妇产后十天左右，脸上有小痘痘，不知道是怎么引起的？有什么办法可以治疗？

答：产后雌性激素相对较低，雄性激素相对较高就容易产生颜面痤疮，一般无需治疗，等哺乳期过后会自然好转。

4.秦倩：我想问一下药流好还是人流好，都有那些弊端。

答：当然是人流好，药流是要不得的，它有严重的后遗症，就是卵巢早衰，更年期提前到来。

5.安：我一个朋友30岁得了肺结核，验痰验血都没有结核菌，但是医生看片子说是结核，同时伴有脾大，白细胞低，吃了很多升白药效果都不好，所以没办法正常吃抗结核药，很苦恼，有将近两个月时间了，请您指导一下有什么好办法吗？

答：不要急于抗结核治疗，脾大、白细胞低，说明造血系统有问题，这样的患者免疫往往比较低，在两肺上叶出现非特异性感染的可能性较大，没有经验的医生往往把这种感染看作结核。

6.婷：我父亲73岁，高血压十年了，2010年中风，2011年颈部动脉植入支架，半个月前因头晕眼花病情加重入院检查，结果脑萎缩、脑动脉粥样硬化、毛细血管不通、冠心病。我很希望你

**能给父亲诊治，但我们在广东，他年纪大了路途遥远，寄资料给你开药方行吗？**

答：高血压、动脉硬化还是以降压、降脂、降粘为最好的办法，没有这种基础治疗，发现了粥样硬化的栓塞（心、脑、肾）就去安装支架，这都是治标不治本的方法，我的经验，这种治标的方法反过来又能促进粥样硬化的发展，使常规治疗又上了一个台阶。

**7.梁永吉：我母亲今年刚60岁，在兰医二院刚做完卵巢肿瘤切除手术，已到晚期，术后进行了卡铂灌腹化疗和静脉滴注紫杉醇化疗，可由于身体太虚弱，后续化疗担心坚持不了，想请教您能不能通过中药缓解病情，防止复发？**

答：可以，这个时候就需要中药调理，它能够通过辨证施治提高生存质量，延长生存时间。

**8.直言不讳1：我的嗓音嘶哑已有一个半月了。由于天热和劳累上火而导致的，慢性咽炎加上用嗓过度，至今不能高声说话。请问这种情况该怎么办？**

答：这是慢性咽炎侵犯到了喉和声带，也就是城门失火殃及池鱼。

**9.刘美述：我家宝宝差不多六个月了，这次拉肚子都拉水了，这情况从昨天下午开始的，晚上没拉，结果今天早上又拉了，去医院医生开了蒙脱石散和醒脾养儿颗粒，交代宝宝只能喝奶水，这怎么回事？宝宝这几天也没吃什么怎么会拉肚子呢？**

答：不要吃这个蒙脱石散，这并不是一个理想的选择，我建议你服用七味白术散、参苓白术散试试。

**10.独家记忆：请问柏子养心丸能和归脾丸一起服用吗？有没有补气血的功效呢？**

答：这两个方子主要是补气血，补脾气、益心血。

11.tangzhiyin：我姑77岁，半个多月前左脚踝两侧踝尖下肿大，走路疼痛，拍过片子骨头没事，已有半个多月了，恳请裴老说说是什么原因，能给出个治疗的方法吗？

答：老人在不知不觉中受了外伤，崴了脚脖子，还是属于创伤性的关节周围炎，不要紧，云南白药局部热敷（如有急性炎症则需冷敷）。

12.王国霞：女性，26岁，气特别短，即使躺着不动也上不来气，舌头前两侧有点黑色，舌头好像有点肿，舌根有四五个疙瘩，舌质红有厚白胎，手足心发热，大便不爽，腰困，两肋胀满，头晕，眼睛干涩，有点花，腿软，乏力，还恶心，睡觉手麻，月经量少，各项检查都正常，您给我看看我是怎么了？

答：你这是一个肝肾阴虚的症候，阴虚则火旺，首先应该检查有无胆囊炎，其次要看看有无附件炎、盆腔炎、月经不调，确定诊断后再治疗。

13.念熙的小心思：女性，21岁，我昨天吃了一粒紧急避孕药，今天晚上发现有点出血。还没有到该来月经的时候。请问一下有问题吗？

答：紧急避孕仅仅是个权宜之计，最好是未雨绸缪，因为多次的紧急避孕就能够使卵巢早衰，青春期悄悄逝去，更年期提前到来，不划算，临时的问题倒不大。

14.袁美玲：我今年20岁，女性，我从14岁开始，经常性的失眠，几乎每晚都会做梦，黑眼圈一直很重，血压很低，冬天脚不管穿多厚，脚是凉的，走路走久了，脚僵硬，而且很容易上火，夏天只要一动就出汗，像下雨一样，我去医院看过，打过吊针，吃过药，反而变本加厉，这是怎么回事啊？

答：这是青春期综合征，其实质是植物神经功能紊乱，建议口服归脾丸、丹栀逍遥丸试试。

**15.冰艾：小孩会不会有风湿呢？**

答：风湿就是小孩得，你是多大的小孩，三岁以内的小孩是不会得风湿性关节炎的，但风湿热是常见的。

**16.史晓楠：我连着拉肚子两周，前几天有点改善，但今天可能是因为吃冰淇淋的原因，又开始拉肚子。我这是怎么回事？**

答：这是脾胃气虚兼阳虚，西医叫易激性肠炎（IBD），建议服用附子理中丸、七味白术散、参苓白术散试试。

**17.花锦离：请问上火牙疼咋办？**

答：上火牙疼多半是龋齿引起的牙根炎，服用甲硝唑、阿奇霉素、阿莫西林试试。

**18.玲珑剔透：我今年31岁去年检查有多囊卵巢，闭经三个月，经吃药来了，今年又出现这样的问题，我也吃地屈孕酮五天，现在停药八天了都未来月经。**

答：你说的是多囊卵巢吧？这样的患者中医中药有效，赶快治疗，如果任其发展，则会出现多囊卵巢综合征，体胖、多毛，甚至停经，丧失生育能力。

**19.一生有你：我想问一下盆腔积液15*25mm，医生说有点宫寒，生理期血块多，吃什么药好呢？**

答：这是盆腔瘀血综合征，说明你的妇科有炎症存在，要赶紧治疗，否则会影响卵巢功能，建议服用桂枝茯苓丸、丹栀逍遥丸、妇科再造丸试试。

## 2014年6月18日

**1.文则：男性，26岁，脾胃不好人比较瘦，打嗝，肚子冷痛快一年多了，甚至有想吐的感觉，还有胸闷、眼睛一到晚上8点**

**至10点这段时间干涩，疼起来就像辣椒搞到眼睛似的，两三分钟又恢复正常，请问用什么中药可以治疗？请问裴老我应怎样调理呢？**

答：你有慢性胆汁反流性胃炎，也可能影响到胃肠的吸收，就叫作胃肠综合征。由于营养缺乏，包括维生素和微量元素，从而全身可产生一系列症候，眼干眼痛还应排除沙眼，中医治疗此病较西医全面，能兼顾到整体。

**2.魏维刚：我得前列腺炎已经两年了，今年21岁，症状主要是会阴胀痛，阴囊潮湿，感觉下面老是湿湿的，射精痛，小腹两侧疼痛，尿痛，腰骶部疼痛，还有耳鸣，口苦口干，老是感觉自己没力气，没精神，老是犯困，这个该怎么治疗？**

答：这是典型的慢性前列腺炎，只是这种疾病，通常应该发生在中老年男性，你才21岁，估计你有手淫的习惯，这是个很不好的习惯，你要立即设法杜绝，否则你的前列腺炎会越来越重，影响婚育。

**3.阿青：我5岁的女儿得了手腕腱鞘囊肿，医生说半年之内不好就要开刀，我该怎么办？**

答：腱鞘囊肿是个小病，我的意见不要轻易开刀，也不要经常去刺激它，如无症状可终生不理。

**4.天使都哭了：男，50岁，晚上头老是冒汗，睡不着，精神还很好。白天也不想睡。连续两三天了。请问该怎么处理？**

答：这个年龄的男性有上述症状，首先要考虑有无动脉硬化，要经常检测血压、血脂；其次还要检查有无前列腺肥大。如果暂时没有全身各处器质性病变，则考虑植物神经功能紊乱，男性和女性都是有更年期的。男性的更年期通常在55~65岁之间。

**5.羊斤竹翠：女儿半岁，感冒流清鼻涕，打喷嚏，微咳发热38.3度，吃小儿解感颗粒半包，清开灵滴丸三丸两天没有效果，**

换药为小儿麻甘颗粒，儿童感热清丸，灌肠复方林巴比妥三分之一，地塞米松磷酸钠三分之一，苦木注射液一支，一天两次，药效过后还是烧，血象不高，病程七天，最高体温38.8℃，如何治疗？

答：这是病毒性感冒，西医治疗通常无炎可消，抗菌素无效，可以使用抗病毒药物，如利巴韦林、阿昔洛韦等。中医中药对此很有见地，诊断风寒感冒和里热，麻黄桂枝汤、大小青龙汤、荆防败毒散，通过辨证论治有效。

6.胖龙：我今年29岁，男性，今年开春以来膝关节疼痛、冰凉，尤其是天冷的时候。感觉膝关节痛，小腿冰、脚冰、我用小太阳电暖烤的话会舒服点。但是天冷了还是和以前一样。用凉水洗手后感觉手关节也痛。请裴老指点一下，可能是什么病？该检查什么？如何治疗？

答：这是风湿性关节炎或类风湿性关节炎，应检查类风湿因子、抗"o"、c-反应蛋白、白总分、血沉等，即可将二者区分，分别去治，则更有效。

7.秦倩：我家宝宝一岁七个月，最近喉咙里老是发炎、溃烂，请问是什么原因引起的？

答：这是扁桃腺炎，因其反复发作导致了口腔溃疡的产生，注意一旦有口腔溃疡产生，则说明该患者自免系统发生了紊乱，这样的患者会反复发作，经久不愈。

8.为鹰护航：我后脖子正中，无意中发现有一个像葡萄大小的肿块，能移动低头摸不着，只有头往后挺才能摸到，不痛不痒。有点担心，问问您该怎么办？

答：这有两个可能，一是腱鞘囊肿；二是淋巴结肿大。应拍颈椎X线片，排除颈椎增生，颈椎增生的患者容易产生邻近淋巴结肿大及腱鞘囊肿的产生。

**9.小玲：请问人工性荨麻疹要怎么治？女性，25岁，患病1年了，吃了很多西药和中药还是不好，这期间可以生小孩吗？**

答：小孩是可以要的，过了这个村就没有这个店。荨麻疹是个小病，古人云："癣疥之疾，不足为患。"荨麻疹也属于此类，不应过分治疗，不要长期服用激素，长期服用激素的人，对于受孕有一定影响。

**10.缘：小儿6个月，体重9kg，晚上睡觉不稳，易惊醒，醒来就哭，睡觉时后脑勺会出很多汗，平时手足凉且汗多，请问您有办法医治吗？**

答：6个月的小儿，植物神经系统发育还不够健全，大多数婴幼儿都有这一特点，不应该算病，不应过分治疗。

**11.海螺：核磁检查我的腰5–骶1椎间盘突出。骶管囊肿。具体症状就是右侧腰部疼痛，有时候右侧屁股也很疼痛。今天特别疼，怎么办？**

答：首先请你放心，腰5水平早已远离脊髓，即便影响马尾神经也属末梢。不会形成大的症状和功能障碍，不要轻易做手术，因为有时候手术形成的瘢痕比囊肿还要大，建议找中医辨证施治，只要不痛则万事大吉。

**12.雨后彩虹：今年39岁，女性，失眠已经8年多了，现在身体瘦弱，浑身乏力，头、眼睛、脚后跟都疼，吃了很多中药，都不见明显效果，很是痛苦，希望您能帮助。**

答：这首先要问问你的月经如何，妇科有无炎症，因为妇科炎症会引起月经不调，月经不调就会引起植物神经紊乱和内分泌紊乱相伴而行，从而产生上述症候，单纯使用安眠药并不能解决根本问题，因此需要中医活血化瘀、清热解毒、调节冲任，通过辨证论治会慢慢好转。

## 2014年6月19日

**1.石富芳：我朋友42岁，脸上起了好多的红疹，都半年了，不知道是什么原因。请问裴老怎么治疗？**

答：这还是痤疮，痤疮的类型很多，其本质是雌性激素偏少，雄性激素相对偏多，估计你的月经量已经偏少，这种病不能认为是过敏或者是感染，要调节内分泌，还要清热解毒，巅顶之上惟风能到，西医的治疗太单纯，要么是外敷药，要么是激素药，都不是治本的方法。

**2.静飞儿：狐臭用什么中药能根治？我是被传染的，现我弟也被传染了。**

答：狐臭是不传染的，和先天遗传基因有关，简单的办法是手术治疗，疗效也比较好，口服中药无效。

**3.周珍珍：本人女，27岁，婚后2年不孕，曾意外流产过，去医院检查输卵管通畅，中医把脉说宫寒，请问宫寒会引起不孕吗？怎么治疗？**

答：宫寒用西医的观点来说就是卵巢功能紊乱或低下，不要急，耐心治疗，这是中医中药的强项，通过辨证论治，大部分患者多能见效。

**4.琳琳：我一亲戚38岁，男性，得了肠道分化腺癌，请问有治愈的希望和治疗的方案吗？**

答：你这个问题问的不太确切，肠道有大肠、小肠、结肠，癌症发生在每一个部位都有所不同，治疗方法也不同，愈后也不同。

**5.楠楠：22岁，学生，没有婚孕，没有腹痛，只是经常感觉肚子胀，月经不规律，月经量也很少，还有小血块，白带特别多，**

**没有痛经，只是来月经时，感觉腰上无力。脸上还一直长痘痘，主要是嘴周围和额头上。请问该如何治疗？**

答：你的月经量少，脸上长痘痘，是雌性激素分泌水平较低，其治疗主要为调经，中医中药是调经的首选，如果方便可以来我的门诊。

**6.男人的路：男性，25岁，一个月前，由于长时间不间歇地站立行走导致小腿血管显现伴有轻微的小腿负重感，请问是不是静脉曲张？严重吗？如何治疗？**

答：静脉曲张要能看见，看不见不算静脉曲张，当然长期站立也是导致下肢静脉曲张的原因。

**7.默默的33：苔白、厚、饮食味重、舌头麻木、口渴，如果吃的肉多且喝酒，第二天就会舌苔发黑，人感觉燥热。请问这是什么原因？**

答：你最起码患有浅表性胃炎，舌苔的反应，对诊断胃肠道疾患尤其重要。

**8.魏清雯：男性，34岁，双足跟痛3月余，无其他症状，是什么情况，该怎么治疗呢？**

答：有三个可能：①跟骨增生；②痛风；③末梢神经炎。中医可辨证为：①气滞血瘀；②湿热下注；③血虚生风或肾虚生风。

**9.蓝天：孩子降生100天，突然发热，现在37.5℃，手脚心热，没精神，吃奶粉可以，拉肚子好长时间，昨天好了，小孩能吃什么药？发烧怎么办？**

答：这种发热对于婴幼儿来说，最大的可能是上感，这种上感通常与胃肠道植物神经功能紊乱相关，因此必须兼顾胃肠，七味白术散、八解散等，当然要辨证施治。

# 2014年6月20日

**1.曾县梅：我嗓子一发炎过两天就感冒，连带着左耳朵里面疼。这是怎么回事？**

答：你有慢性咽炎或者是有咽峡炎，就像一个火种一样，风一吹就点燃，这就是你容易感冒的原因。咽和耳之间有咽鼓管，咽喉部的炎症会影响咽鼓管，从而产生耳痛的症状。

2.---Mei：**本人今年26岁，男性，因发热服药后现在已经连续两天打嗝，很难受，胸腔都痛，请问有什么办法？**

答：这是发烧引起的植物神经功能紊乱，说明你原来胃肠道就不健全，这种紊乱就比别人明显从而产生了打嗝，要做系统检查，估计胃部有慢性炎症，感冒后出现胆汁反流的可能性较大，治疗的办法很多，但必须辨证论治。

**3.古道轻车：我有慢性胃炎，体检有小的胆囊息肉，没有其他问题，经常感觉气短，晚上睡觉经常两腿酸困，孕产之后一直脚底烧，现在孩子已经8岁了，请问气短、腿困是什么原因，有没有办法？**

答：胆囊息肉和慢性胃炎都能引起气短、腿困症状，要治疗最好是中医辨证施治，因中医中药整体调节机体作用面比较宽，疗效也较好。

**4.张勇：我女儿5岁半，以前脸上有脱皮现象，到了夏季又出现手心脚心开始脱皮，请问有什么好的办法治疗？**

答：建议给孩子服用维生素AD滴丸、vitc以改善上皮代谢，不要让孩子偏食，要合理喂养，这样对孩子的成长发育是有好处的。

5.tangtang：**我妹妹现孕16周，前些天感冒，现在感冒症状好**

了，但是白天嗓子还是不舒服偶尔咳嗽，到晚上特别是睡后喉咙肿痛，咳嗽厉害，已影响睡觉，起来坐着会稍微减轻一点，想问一下裴老，是得了什么病？现在在孕期没法吃药。该怎么办？会不会影响胎儿？

答：妊娠感冒，要请中医治疗，你有咽喉肿痛属于中医的风热感冒，这样的感冒一般用抗生素疗效最好，但妊娠用抗生素是不适当的，这就更需要中医辨证施治了。

6.笑校：我妇科B超检查提示，子宫内膜增厚，宫颈增大宫颈管息肉待排。右侧卵巢未见明显异常，左侧卵巢未显示。到现在一直不正常，最近月经完了之后隔几天又来了，已经十天啦，裴老有啥好的意见吗？中医来讲是什么导致的？舌苔中间有裂痕。

答：子宫内膜增生征的特点就是月经周期延长，经量增多，西医采用刮宫的方法，中医则采用调节冲任的方法，二者比较后者副作用少，见效快，不过需因人而异，辨证施治才能达到理想疗效。

7.笑校：女性，46岁。2013年初月经时间长，至少8天。量相对多，做的以下检查，大夫开了补血之类的药。①标本类型；宫颈涂片：未见恶性细胞和上皮内病变细胞；②标本，宫颈粘脱落细胞，结果阴性；③阴道分泌物，滴虫，霉菌，细菌性阴道病都是阴性。白细胞5-10/HP，清洁度二度。

答：你这是更年期功血，还是中医中药疗效较好，这是中医的拿手好戏，古人留下了很多治疗此病的效方，可供后人选用。

8.爱旅行：我是一个因为不得已的原因打掉了自己孩子的人，做的可视无痛，过了没几天就觉得大腿骨和坐骨连接的地方有点疼，只是躺着要起来的时候疼，其他时候都没感觉。请问这是什么原因？会是缺钙吗？

答：人流后容易产生各种关节肌肉的疼痛，中药将此病称为产后风，它包括相关部位的骨关节炎。这种关节炎可以向类风关，风湿关节炎，强直关发展，因此对产后风要积极治疗，否则会产生更严重的后遗症。

**9.子鹤：女性，今年24岁，每到夏天气温29℃以上就会感觉脸上阵阵发痒，身上偶尔也会。夏天被蚊子叮完后会留下很深的印迹，时隔一年多也未见消退，非常苦恼！请问裴老这是何种原因？如何改善？**

答:这是过敏，其中包含对热的过敏，建议常服防风通圣丸。

**10.漫天零点星：我母亲51岁，肺癌晚期低分化腺癌，胸膜淋巴转移，现吃易瑞沙21天，疼痛咳嗽均有所减轻，但胸闷气短憋气厉害，心率在110次/分左右，不能躺下睡觉，经抽胸水后现在胸水量不多，但因病人体虚且吃饭不好西医已没有更好的治疗方案，不知中药能否改善病人的生活质量，让她稍微舒服一点？**

答：你问对了，中医辨证施治，可以改善病人的生存质量也可以延长患者的生存时间，也能减轻靶向治疗（包括易瑞沙）及化疗的副作用，所以建议找中医辨证施治。

**11.张存录：我儿现12岁，是一名脑瘫儿，去年做了肢体纠正术，现已拄棍能移步。可是肢体很强直，左边重。能不能用中药调理？**

答：中药可以治疗此病。先天性的大脑发育不全，随着年龄的增长有部分症状可以得到一定程度的缓解。如果能配合中药治疗，恢复可能要快一些。

**12.兰色风铃：我想问一下我是多囊卵巢综合征，这个能治好吗？我非常想要个孩子，我是看中医还是西医好？**

答:多囊卵巢我治疗过很多，但治好过两个，多囊卵巢得到了纠正，囊肿消失，患者的体型恢复，月经转入正常，后来有了月经生了孩子，当然这仅是个别病例，不能说所有的多囊卵巢中医就都能治好。





**13.羽殇：我姨夫今年40多岁，有过敏性鼻炎，最近就鼻子里，大概在迎香穴的地方，老长一些脓包，鼻子肿，怎么办?**

答：慢性鼻炎，是常见病、多发病，皮肤的脓包和慢性鼻炎没有多大关系，可分别治疗。

**14.今生已错过：前几天我有喝过酒，然后这两天很严重的耳鸣。不知道怎么回事?**

答：耳鸣也是常见的症候，卡他性中耳炎、脑动脉硬化、周围神经病变都能引起耳鸣，喝酒不是耳鸣的病因，但是他能够影响耳鸣并使其加重，耳鸣很不好治。

## 2014年6月23日

**1.天使也忧伤q：我儿子今年七岁了，身高1.1m，要比同龄的孩子矮很多，体重20kg，不爱吃饭，请问这正常吗?**

答：这是正常的，有些孩子先长，有些孩子后长，有些孩子长得快，有些长得慢一点，这是基因的多态性决定的。

**2.唐晓玲：女孩6岁，鼻塞几天了，清鼻涕少许，医生开了清热解毒口服液，头孢颗粒，服用三天后基本好了，现在又鼻塞流少许清涕。现服用了清热解毒口服液和头孢两天，白天好一些，晚上严重一些，这个是不是成鼻炎了呢，服用什么药物好呢?**

答：这是慢性鼻炎，大多数属于过敏性，要做系统治疗，不能刚治好就不管，应坚持治疗一段时间就会好的。

**3.庖丁：女性，65岁，47岁做过甲状腺囊肿切除术，当时查出高血压，血清钙1.1，从年轻时睡眠质量不好，倒夜班30年左右，近一年明显消瘦、多汗，近两周左髋疼痛明显。二便正常，**

饮食正常，目前未发现血糖、肿瘤相关异常。请问这是什么原因引起的？

答：高血压本身就能出现这些症状，甲状腺囊肿切除一般不会有上述后遗症，你应重视高血压的治疗。

4.徐养锋：妈妈诊断为复发肺结核或者转肺Ca，手术做不了只能抗炎治疗，主要是咯血不止。请问裴老如何治疗？中医是否有效？该怎么办？

答:首先要将诊断搞清楚，到底是肺结核还是肺癌引起的咯血，这个很关键，不明确诊断治疗就是盲目的。

5.花儿：我今年18岁，11岁来的月经，前几年还算正常吧，这二三年有时半年才来一回。特别是在重要考试的时候就会来。妈妈带我看了中医，开了五副中药吃了三天就来了，再没吃药。现在又几个月不来了。想问裴爷爷我该怎么办呢？

答：不要紧，你这是青春期综合征的表现，你的月经比别的孩子早了一些。建议服用桂枝茯苓丸、逍遥丸试试。

6.薛灵：我从去年年末到现在一直口腔溃疡不断，您说是自免能力下降，可有医生讲是胃功能失调，想请教您这种可能性，或有什么方法可缓解？

答：这个胃功能失调是过去的老看法，最新研究认为是缺乏某种维生素，意思是让人们抓紧治疗，将其消灭在萌芽状态，不要让更多的并发症出现。

7.壘：我今年34岁，身高156cm，体重45kg，宝宝一岁半，我身体很瘦，想吃的胖点，可怎么也吃不胖，这是不是有什么病？爱吃凉的，怀孕时最胖才64.5kg，一生完孩子开始瘦的就更快了，我是母乳喂的，母乳很足，我也很能吃就是胖不了。我怕有什么潜在的病。想请问这种情况该怎么办？

答：你也没有什么病，好好抚养孩子，前面已经说过了，每个人的生理特点都不同。





**8.石富芳：我姐姐今年32岁，一直不能怀孕，检查是因为小时候肺炎引起的输卵管堵塞，通了两次都没有怀上，请问裴老这个可以调理吗？做了试管第一次成了可是三个月不小心流了，今年三月又去可是没成，心情一直不好，人也消瘦，求您给个建议，看看怎么能怀孕？**

答：怀孕的因素有：①雌性激素达到足够水平；②输卵管通畅；③男性的精子、女性的卵子均正常，你不做调经治疗，不做男、女精子、卵子的健康调治。即便是输卵管通畅，做了试管婴儿也是不成功的。建议你找有经验的中医大夫通过辨证治疗一下。

**9.琳琳：我亲戚升结肠上有肿块、取大网膜切片、诊断为转移性腺癌。请问您有没有什么方法能改善患者的生活质量和延长生命的可能性？**

答：转移癌必须搞清原发癌灶在哪里，这里有严格的治疗规范，不能违反，必须知道是什么癌，除了结肠转移还有哪些脏器的转移？病人的一般情况如何？

**10.夏沙：我母亲58了，两年前眼睛总是看到圆斑，去检查说是眼底坏了，压迫了神经，前两天另一只眼睛也发现了类似的情况，不知道应该如何治疗？**

答：这是老年性眼底病变，一侧有病影响到另一侧，叫作交感性眼病，要去眼科专科治疗。

**11.小山：我是一位日光性皮炎患者，多年来深受其困扰。夏季只有打遮阳伞才能度过。从五月份开始只要不注意在室外稍微待一会，就会发展到瘙痒直至溃烂。请问裴老，该怎么治疗呢，中医有什么好的办法没？**

答：西医抗组织胺、抗五羟色胺制剂常服，中医也有很好的疗效，但必须辨证论治。

12.小萍：我40岁开始得2型糖尿病，现在52岁，女性，每天注射胰岛素，目前发现久坐起来或早晨下床时小腿肚子以下脚部僵硬，走起来脚底有点痛，但走几分钟后症状就没了。其他各方面自我感觉良好，请问教授我这病症是属于糖尿病并发症吗？需要治疗吗？

答：你这还不是糖尿病所引起的周围神经炎，但是已经有这样的倾向。建议：①严格的饮食控制；②胰岛素的量应调整到使空腹血糖6.5mmol/L以下，餐后血糖11.1mmol/L以下；③加强运动；④口服郎迪，迪赛诺。

## 2014月6月25日

1.王帝：我家小孩8月大，呕吐一月多了，还发烧咳嗽，在武山县医院输了7天液，其他都好了就是拉肚子不好，拉的很臭，有蛋黄样颗粒的。请问一下吃什么好呢？

答：这是小儿上感发烧后继发的消化不良，七味白术散应该是首选，市面上不知有没有这个成药，参苓白术散、附子理中丸也可以试试，如果不行则需辨证施治。

2.李宏霞：我现年34岁，几天前查出来尿酸430多，而且膝关节和肩关节疼痛，我该怎么医治？

答：膝关节和肩关节疼痛，不一定是痛风，不过你的尿酸较高，应该引起警惕，最近一个时期嘌呤类食物（肉、蛋、奶）做短期禁忌，观察一段时间。

3.默默的33：我最近舌白、有线毛感、发麻，喝酒之后还有黑色，胃口也不好，请问是怎么回事？

答：你不要再喝酒了，从中医讲胃气已经受到了损伤，从西医讲最少你已经有了浅表性胃炎，不要掉以轻心。





**4.彭辉：最近小孩总是不自觉的眨眼睛，而且是很使劲地眨。刚去医院看过了，医生说是多动症。处方只是开了注射甲钴胺以及一些维生素。感觉这处方有点简单，想中药治疗一下，所以咨询一下，有没有适当的中成药治疗这种多动症？**

答：治疗多动症的中成药目前还没有发现市售，不过中医管这种病属脏躁症范畴，古人留下了很多的治疗方法，但是必须通过望闻问切才能开出好的处方。

**5.李丹：我想知道孕期促甲状腺激素偏高服优甲乐对胎儿以后发育有影响吗？**

答：促甲状腺素高说明有甲减，服优甲乐原则上是正确的，对胎儿没有影响。

**6.孙璠瑜：男性，63岁，下半身湿，总出汗，也就是阴囊潮湿怎么办？腿也总出汗，怎么回事呢？**

答：男性，63岁，应该是男人的更年期了，这个时期植物神经处在紊乱状态，上述症状就可以发生，另外一个原因，该年龄段的男人多有不同程度的前列腺增生、肥大，这一病变也可以出现甚至加重上述症状。

**7.拒绝超短裙：我母亲今年62岁，平时脚底麻木没有知觉，走路感觉肿胀，经常吃天麻丸，但是效果不好，请问是什么原因？中医有什么好办法治疗吗？**

答：中老年出现这样的症候，首先考虑动脉硬化，动脉硬化影响了血液的回流，尤其是下肢静脉回流。天麻丸可以预防动脉硬化，但疗效不一定很好。建议你服杞菊地黄、知柏地黄、金匮肾气之类，动脉硬化不一定合并高血压，七成合并高血压，三成并不合并高血压。

**8.点点：我女儿五周岁半，最近查出幽门螺旋杆菌阳性，去**

**年采用三联疗法，治疗一段时间没有效果，我们当地的医生不建议再用三联疗法，因为孩子太小副作用太大，但是我女儿有明显的疼痛感，以您的经验怎样处理最合适？**

答：对小孩来说我也同意，暂时不要用三联疗法，因为这种疗法会将小儿的胃肠道菌群搞乱，留下漫长的后遗症，我的经验是用中医中药进行调理，古人留下的半夏泻心汤、黄连汤、小柴胡汤都能有效的抑制幽门螺杆菌感染。

**9.张丽拉：我堂妹小孩三岁了，他出生的时候额头就长了几颗传染性软疣，请问有什么办法可以治疗，能根治吗？**

答：传染性软疣具有很强大的传染性，尤其是在小儿之间相互传染，如果疣的数量不多，先用消毒针刺破，酒精消毒，和别的孩子隔离，有条件时可注射干扰素。

**10.fdgfgf：我父亲今年70岁，去年做的心脏搭桥手术，术后脑梗，导致语言障碍，现在恢复的挺好，语言表达比较清楚，语速有些慢。但最近说话感觉有些笨，越急越说不好，像这种情况有什么好的治疗方法吗？**

答：治疗脑梗，中医的办法比较多，西医有好多静脉点滴药其实都是中药，如丹参、毛冬青、银杏、月见草、葛根等提取的中药制剂。如果采用中医辨证施治，长期服用活血化瘀、软坚散结、通经活络则疗效更好。

**11.买嘎得：我妈妈62岁，是原发性肺癌，转移胸膜，有气喘、咳嗽症状，没有胃口，消瘦，您能给一个方子可以延长生命和提高生存质量吗？**

答：其实你妈妈的肺癌还没有到达晚期，仅仅是胸膜转移，最多也就是纵隔淋巴结的转移，这样的患者，给一点化疗再加上服用中药，可以带瘤生存好长时间。请注意，化疗不可过分，越是有条件的患者，这里会诊，那里会诊，过分的化疗，还要加上过分的放疗，死的都很快，农村的患者没有条件过分治疗，只是简单的服服中药，生存时间相对较长。有一个农村老太太，右肺腺癌，没有经过什么治疗竟然活了20多年，这是我亲眼见到的。

12.云轻轻飘过：我今年23岁，男性，2年前曾因心动过速，腰酸背疼，胸闷心悸并手脚酸软到医院就医，但没有查出病因，开了一些药心动过速好了，但其他症状仍然存在，做过心肌炎，甲亢相关检查，腰椎CT都是正常的，只有类风湿因子、血沉较高，不知道到底怎么了？

答：其实你的病很清楚，年轻人血沉快，心慌气短基本上可以诊断风湿合并风湿性心脏病，要赶紧治疗。首先要抗风湿，见效的标准是血沉降至正常，风湿趋于稳定，让风湿性心肌炎不要向瓣膜病发展。

13.zjc：我是多囊卵巢综合征患者，我现在所有的检查指标都正常。就是不排卵吃排卵药都到第三片了也不排卵请问我的病还能治好吗？

答：不排卵说明你的雌性激素还不够，光服用促排卵药是不行的，雌性激素达到一定水平才会排卵，关于这个问题，中医有很多方药可以治疗。中医古代为什么出了那么多的妇科专家呢，明末清初的傅青主在这方面做出了杰出的贡献。

14.一弯残月何时圆：我的脾胃一直不太好，今年三月做了胃镜检查结果没什么大毛病，只是有点炎症。最近几月口腔内侧有齿痕，舌苔厚，饭后总是感觉胀。请问可以吃健脾丸或者白术散调理么？

答：其实你还说对了，健脾丸的主证就是脾胃气虚，你的病是慢性胃炎的前期症候，香砂六君丸、香砂养胃丸、健脾丸长吃就能将疾病根治在萌芽阶段。

15.李伟：我妹妹怀孕六个月，在医院做四维彩超，医生说胎儿有肾囊肿的情况，这个病严重吗？

答：六个月的胎儿，检查发现了肾囊肿不要害怕，肾囊肿在B超上和肾盂少量积水不容易区分，如果是肾盂积水，随着胎儿的发育这种积水会消失的，退一步讲即便就是肾囊肿那也不碍大事，正常分娩，好好喂养，这是上策。

## 2014年6月26日

1.乔梦梦：我父亲今年51岁，身体硬朗，平时抽烟，不喝酒。体检各方面都正常，身材均称，但是听他说夜里睡觉好几次都憋醒了，只出气不能吸气，感觉自己都过不来了，医院也查不出什么问题，请问这是什么原因？

答：晚上憋醒，估计是睡眠性的呼吸暂停，这样的患者常见于：①吸烟；②肥胖；③支气管肺炎合并肺气肿。晚上打鼾之人，最近科学研究证实这样的患者有潜在性的危险，我不知你父亲的具体情况，建议去大医院做系统检查。

2.一：我爱人40多岁，前几年有一次腿部突然无力（后诊断为豆角过敏，第二天就好了）做脑部CT，有脑萎缩，说相当于60多岁的人。现在他记性差，和这个有关系吗？我们应该怎么治疗？

答：脑萎缩经常是脑动脉硬化的产物，脑动脉硬化，70%的患者合并高血压，你说的一过性的腿软应该是脑动脉硬化的症候，你对豆角过敏不知道是哪里诊断的，对此病不能妄加评论。

3.小雪：我结婚前月经是正常的，后来结婚一年没有孩子，去检查输卵管不通，医生建议我做通水试验，后面就在家吃药3个月，也没有见好，反而月经越来越不正常了，现在月经不来，是怎么回事，我又去其他的医院检查说输卵管通了，想要个孩子，我们结婚已经三年了。





答：你可能患有附件炎或盆腔炎，这是祸根，输卵管不通是由炎症引起的，光通水是不行的，必须从根本治疗附件炎或盆腔炎，农村妇女经期卫生不是十分注意，大多数都有不同程度的妇科炎症，要进行治疗，中医中药方法较多效果确切，婚后不生孩子的人，经过治疗如无特殊情况大部分均能怀孕。

4.独处山林间：剖腹产，结扎手术四个月后卵巢出现囊肿，三个都是小于1cm，该怎么办？如果治疗需要断奶吗？

答：三个小囊肿如无症状可暂时不去管它，当哺乳期过后再做治疗，可手术亦可服药保守治疗。

5.薛文清：我小儿子现在刚好一岁，体重19kg，母乳喂养。体重严重超标，您能给个建议吗？

答：你的孩子太胖了，过度肥胖也不是好事，当然对小孩来说不能像大人一样去刻意减肥，顺其自然，随着孩子的发育，大部分肥胖儿都可能瘦下来。

6.梁红对：请问我月经量很少。但每个月都会来。曾患有甲状腺结节、肿大。请问这两个病是不是有关联啊？

答：单纯性结节性甲状腺肿和月经没有直接关系，如果它合并了甲亢（TSH降低）或甲减（TSH增高），那就会影响月经周期了。

7.幸福的调调：我父亲62岁，冠心病，高血压，静脉曲张比较严重，中医能够医治静脉曲张吗？

答：请问是什么部位的静脉曲张？胸壁静脉曲张是上腔静脉综合征的表现，食道静脉曲张是门脉高压的表现，下肢静脉的曲张是静脉瓣失灵所致，当然肿瘤的压迫也可以形成静脉曲张，你没有说明哪里的静脉曲张所以我只能笼统地说说。

8.石富芳：我今年30岁，女性，诊断：肠胃综合征、胆囊炎。

**吃了您的药，腹泻次数少了，可是还是早晨腹痛则泻，口干、乏力、晕眩、好睡、脸色暗黄、嘴唇发白，心悸、有时手抖，我应该怎么办？**

答：你的病有所好转但是还需进一步治疗，胃肠综合征是一个古老的名词，是由日本人提出的，20世纪60年代人们都用这个名词，后来出现了肠易激综合征（IBM）就将其代替了。长期营养（碳水化合物、蛋白质、脂肪）吸收不良，微量元素缺乏，电解质（钙、镁、钾、钠）紊乱，维生素（VitA、VitB、VitC）不足等，于是你就出现了上述的各种症候。

**9.强哥：我父亲63岁，体重74kg，静脉曲张有5~6年了（小腿很明显），请问如何医治？**

答：劳动人民苦了一辈子，直立或久坐，都是增加下肢静脉曲张的重要因素，严重的患者可行静脉结扎术，使其回流血液通过深层静脉，但是这种方法复发率很高，简单的办法是采用弹力袜压迫深层静脉，我从事临床50多年深刻体会到光采用服药的办法是治不好的。

**10.苏霁姗：我昨天可能吹风着凉了，导致今天腹泻，但是还有胃痛的症状，一直恶寒想吐的感觉，该吃点什么药才能见效？**

答：这说明你的胃肠屏障功能低下，估计你有慢性胃炎或者合并肠易激综合征，你要先治本才能不怕风。

## 2014年6月27日

**1.vg：我父亲今年46岁，去成都军区总医院检查，医生说是食道癌的可能性极大，而且有点严重，请问我在饮食方面应怎样注意，有什么好的中药疗法吗？**





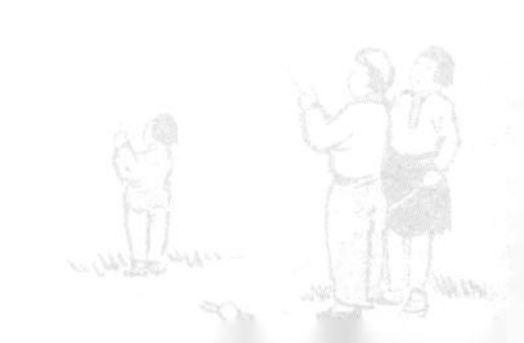

答：中医治疗食道癌，还是有很多方药可用的，如果能通过辨证施治则效果更好，如果是中下段食道癌建议先采用手术根治，然后适当化、放疗，长期服用中药能够提高生存质量。

**2.落幕后繁华_：裴老您好，检查出左侧背部多发脂肪瘤，脂肪层探及大小分别约28 mm × 8mm、14 mm × 6mm、9 mm × 4mm，形态规则，界限清。这病严重不，一般是什么因素引起的，应该怎么治疗？**

答：如果是单纯的脂肪瘤则可手术一切了之。多发性的脂肪瘤，如果合并关节疼痛等症状，就应该考虑脂膜炎了，那就不仅是手术的问题了。它属于自身免疫病，应该做全身检查，由专科医生进行治疗。

**3.鹏博助学–王跃军：我患化脓性骨髓炎多年，伤口有一个大苹果那么大，骨肉分开的，因费用太高，我无力治疗，请问能不能帮我看看有没有偏方之类的药物可以治疗？**

答：骨髓炎的治疗，西医采用清创刮割等手术治疗，疗效并不满意，相对来说中药疗效较好，建议你找中医去看。

**4.梁红：想咨询您甲状腺结节肿大一定要做手术吗？发现有4年了。但最近检查报告说结节钙化了。请问这种病是不是和月经量少有关系？**

答：结节性甲状腺肿是常见病多发病，如果没有合并疼痛、甲亢或甲减就不用管它，如果有钙化就更不用管它了，农村的妇女得这种病的很多不治疗也能活八九十岁。

## 2014年6月30日

**1.落花星雨：我36岁查出子宫内膜息肉和宫颈Ⅱ度糜烂，请**

问怎么治疗？

答：子宫内膜息肉可以做微创治疗，宫颈Ⅱ度糜烂消炎即可，中医相对疗效较好，有很多处方疗效确切，如能辨证施治则更加理想。

2.AUST何赵梅：近视眼最高多少度可以激光治疗？

答：近视眼的激光手术还不太成熟，不管多少度凡是做过的患者100%复发，有些复发的时间较长，有些很快就复发了，因此还没有规定多少度可以做手术。

3.君拂柳动吾心：麻烦问一下，我得了面部脂溢性皮炎，怎么办？

答：面部脂溢性皮炎，换句话说就是痤疮，通常是雄性激素相对增加，女人出现痤疮也是因雄性激素增加，要从根本上调节内分泌，治疗不容易，好在痤疮的出现是有时段的，治疗后会有所减轻，过时段就会完全治愈。

4.婧婧：我爸爸今年52岁，去年九月份不知怎么了，整个人神志不清说胡话，送到精神医院第二天就清醒了，医生说我爸是中邪了，可是这几天，又复发了一次，这次也是说胡话还打人，第二天又清醒了，请问裴老这是什么原因引起的，该做些什么检查？

答：有一种癫痫为精神性发作，我没有见病人，你应该去医院做系统检查，规范化治疗。

5.木子李：我女儿3岁多，这段时间感觉头皮上长了一层头皮屑，一般是什么原因引起的，是不是缺什么营养，需要补充点什么营养？

答：头皮屑一般是脂溢性皮炎的常见表现之一。建议勤洗头，中药用侧柏叶煎水洗头疗效最好。

6.包子：我26岁，今年4月29日剖腹产二胎后，骨盆和耻骨处经常痛，尤其是睡觉翻身的时候。从床上下来走路时也会有不适，感觉自己都像个瘸子。一胎是顺产，当时没有这个情况，一胎后就是腰痛。请问裴医生，这种情况正常吗？

答：大部分产妇都有这种情况，中医将此叫作产后风，其实就是围产期的骨关节劳损，如不及时治疗这种劳损就会向类风关、强直关、退行关转变。

7.梁红：我今年31岁，未婚，四年前检查出有甲状腺结节肿大，从发现这个病到现在无任何明显症状，只有晚上睡不着失眠，月经量少。今年B超检查发现结节钙化。只有抗甲状腺球蛋白抗体大于4000，抗甲状腺过氧化物酶抗体107.5。请问裴老这种病是吃药还是手术。听人说做手术会复发所以很怕，而且我怕做手术之后对生育有影响。裴老想听听您的意见。

答：其他的都没有什么问题，值得注意的是双抗体阳性，这是乔本氏病的诊断指标，这些指标是时刻转化的，建议你进行定期复查，如一直不转阴做甲状腺全套检查。

8.苹果园：男性，34岁，我每次都有尿不尽的情况，感觉抖干净了放回去又流一裤裆，是怎么回事？

答：你这是慢性前列腺炎，34岁的人得这个病有点太年轻，前列腺的炎性疾病有两种。一是中老年人前列腺增生，增生日久伴有炎症。二是年轻人婚前犯手淫病，婚后房劳过度，就容易出现前列腺的感染，应该积极治疗。

9.许思敏：我父亲今年69岁，这段时间检查出胃癌，食道转移性癌，请问这样的情况药物控制可以维持多久？化疗能否有更好的结果？他已经有扩散的迹象！

答：胃底接近贲门和食道下端，首选应该是手术，如有二级以上的淋巴结转移，就失去了手术机会，这时候放化疗疗效都不理想，我的经验是采用中药治疗，能适当地延长患者生存时间。

**10.今生已错过：乳腺增生怎么办？ 有什么方法可以根治？**

答：不要手术，有症状就吃些中药，没有症状就不去管它，急于去治疗它反而不好。

**11.春去春又来：我女儿今年15周岁，从去年开始，有时休息不好或劳累就头痛，太阳穴跳痛，脖子僵硬，后脑勺、眉棱骨痛，月经没有规律每月推后，吃调理月经中药，吃时月经好，不吃过一段时间又不规律，现在休学每月还会严重痛一次，请问裴老该如何治疗？**

答：这是神经性头痛，这种头痛与内分泌和植物神经系统都有密切的联系，过去称其为青春期综合征，中医辨证施治疗效最好，又调经又止痛，全面改善少女的精神状态。

**12.张存录：我母前天胆囊炎，胆囊结石。现在不痛了，大夫说要手术，我想保守治疗，以后用中药控制可以吗？**

答：可以，建议常服柴胡舒肝丸、消炎利胆片试试。

## 2014年7月2日

**1.花似雪：21岁，女性，19岁查出胆汁反流胃炎，20岁时浅表胃炎并十二指肠球部炎症。最近饮食不规律，肚脐眼上两寸针刺般痛，胃胀气，便秘腹泻交替，口吐苦水。请问您有什么好药方推荐吗？还有我这种情况依此类推会发展为更严重的胃溃疡或更加严重的病吗？**

答：只要很好的治疗，这种病是完全可以治愈的，切忌三天打鱼两天晒网，中医治这种病较西医灵活、多变、疗效好，建议找中医辨证施治，不要向往用一种中成药或一种单方去治愈此病。

**2.君君：我胆汁反流，胃下垂，两肋胀、嗳气、两边胸骨及后**

背灼烧、锁骨下痛闷。此方适合我不？柴胡10g、枳实10g、白芍10g、甘草6g、川芎6g、香附6g、丹参10g、木香10g、草蔻10g大黄10g、黄芩10g、黄连6g、元胡10g、川楝子20g、制乳香6g、制没药6g、蒲公英15g、败酱15g。

答：这好像是我或者是我的学生开出的方子，一般来说还适合你的症候，可以服用试试，当然如能通过望闻问切，进行辨证论治就会有更好的疗效。

3. 唐晓玲：肝Ca患者（现一直服用你的中草药和冲剂）口腔溃疡一直不断，食道有灼烧感，怎么办呢？

答：肝癌通过中药治疗能够使患者的生存时间大大延长，如有口腔溃疡，需要在原方上辨证加减，有效地抑制口腔溃疡，只有这样才能使辨证更加完善，切记拿着一方不进行随症变化，一方一药一成不变是不行的。

4.希望的田野：我岳母69岁、以前有胆结石并已切除、现在有时腹胀、心口火烧火燎感、不能吃饭。有什么方法能调理一下？

答：这是胆囊切除后综合征，胆囊切除后有一系列的后遗症，将其统称为胆囊切除后综合征，其中最主要的就是胆囊残端的炎症和胆汁反流性的胃炎，胆汁反流性胃炎有两大特点。一是胃酸增多，形成胃脘部的烧灼感；二是胃肠的逆蠕动增加形成了呃逆、呕吐，一般人认为胆囊切除一了百了，这种观点是错误的。

5.落幕后繁华_：我的脂肪瘤什么感觉都没有，医生说不用管，长的太大时手术切除，是不是这样，再没有药物控制吗？

答：脂肪瘤没有症候就不用管它，如果长在有碍美容的地方可以手术，是个小手术。

6.幸福的调调：我父亲62岁，冠心病、高血压、静脉曲张比较严重，中医怎样医治静脉曲张呢？

答：静脉曲张的中医疗法很多，但没有一个是确切有效的，如果严重就去手术，当然手术后的复发率也很高。

**7.雨后彩虹：我生完孩子后，现在孩子16岁，就一直气血亏，有妇科炎症，身体很瘦弱，于1998年将子宫次全切了，从那后失眠就更重了，该怎么办呢？**

答：这是一个相当复杂的问题，这里包含着植物神经系统、内分泌系统、代谢系统、中枢神经系统的紊乱。现代西医见到这种病就头痛，中医治疗这种病为强项，但必须辨证论治。

**8.Agatha：我今年27岁，未婚，患有阴道炎和慢性宫颈炎，总是反反复复，请问有什么好的办法吗？**

答：这是中医的强项，大部分患者都能治愈，你来我处不方便的话，可以服用桂枝茯苓丸、丹栀逍遥散、妇科再造丸试试。

**9.蓝色丁香花：我家小孩快3岁了，生下来40天确诊睾丸鞘膜积液，双侧都有，右侧大如核桃，左侧一点点，到现在都没有吸收，请问中医治疗有什么好的办法？**

答：这是个小病，等再大一点可以找西医做手术，手术的名称就为膜积液翻转术。

**10.果果：我最近胃一直不舒服，吃点什么都不好受，还有点便秘，感觉像是胃溃疡，我今年1月份生的小孩，出月子吃过苹果，患过胃病。今年33岁，每天早起胃里很空，感觉口气很重。现在还在喂奶，又不敢乱吃。不知道吃点什么药调理，中成药也行。**

答：你这是慢性胃炎合并植物神经功能紊乱，建议服用香砂六君子、香砂养胃丸，如果无效则需辨证论治。

**11.WANGHONGLI：我女儿今年8岁，不知什么原因总是打大响嗝，她的头发特别细像玉米须一样，而且头顶头皮上有白色的像头皮屑的一层白东西，头发还有一种奇怪的味道很难闻，看过好多医院都治不好，请教授给指点一下，谢谢！**

答：孩子胃肠有病，吸收不好，中医认为“中焦受气取汁，变化而赤，是谓血”、“发为血之余”，胃肠有病就会影响毛发的质量，还会影响头皮的健康，建议对孩子进行胃肠病的检查和治疗。

12.SaNex：我孩子夜里经常咳嗽，还有点喘，一直不好，请问吃什么药合适？

答：孩子可能有慢性咽炎，这种病就会形成咳嗽变异性哮喘，不能光治疗咳嗽，主要还要治疗慢性咽炎，慢性咽炎好了，咳嗽和喘就自然好了。

13.一：我今年24岁，三月底得了脂溢性皮炎，也有头屑，脸上好多疙瘩，都是黑点，心口和后背偶尔也有，这跟我在塑料厂上夜班有关吗？该怎么办？

答：一般和夜班无关，这是痤疮，其实痤疮也和毛囊炎是同类，都是皮脂腺的炎症，目前还没有治疗痤疮的有效成药。

14.燕燕：我30岁，结婚一年多了，没孩子，老公检查正常，做了B超和阴道分泌物检查有正常排卵，但就是没怀上，我在排卵期会有淡血水排出这正常吗？我该怎样调理，还是需要做其他啥检查？

答：排卵期的出血一般说明雌性激素的水平偏低，这样的患者怀孕率就会相对较少，中医调节这种病是其强项。

15.贾哥：请问未分化脊柱关节病吃啥药好点？

答：脊柱关节病还没有明确的诊断，是类风关？强直关？退行关？风湿关？治疗不应该放松，市售所有的治疗关节的药物都可以试试，但最好的办法就是中医辨证施治。

16.王凤好：肾囊肿做什么检查呢？多长时间再检查一次？

答：肾囊肿的检查，最便宜简便的就是B超，如果在1cm之内不要管他，属先天性，无症状。

17.悠悠岁月：男性，20岁，请问胆囊息肉0.2cm，怎么治疗？

答：如无症状可不治疗。如有症状说明合并了胆囊炎，建议服用消炎利胆片、小柴胡丸、柴胡舒肝丸等，不要做手术。

**18.胡淑娟：女性，38岁，最近早上醒了嘴里有点苦是咋回事？**

答：口苦说明胃肠道有功能或器质性病变，后者可引起前者，中医认为病在少阳，少阳者肝胆，“见肝之病，知肝传脾”说明胃肠有病。

**19.农村济公：关节滑囊炎有啥好办法吗？已经有半年了，每天做理疗，液体不多，肿的不厉害。**

答：滑膜炎通常是退行性骨关节炎的病理改变，西医注射玻璃酸钠有效，但不能根治，中药辨证施治疗效很好，另外关节结核、红斑性狼疮也可以产生关节腔积液，这叫作特异性的滑膜炎。

**20.倾听：我今年30岁，小孩5岁，有孩子后，我睡眠一直不好，而且肝火旺，以前皮肤很好，不知为什么今年开始我的皮肤老是起红疙瘩，变得特别敏感，起疙瘩时脸感觉发热，希望裴老能帮帮我！**

答：脸上的红疙瘩估计是痤疮，一般雌性激素偏低，雌性激素偏低脸上除了痤疮还可以出现眶上母斑，建议口服逍遥丸、八珍益母丸、河车再造丸试试。

## 2014年7月3日

**1.瓜瓜：我妈淋巴癌已经做完了一个化疗，精神状态还不错。我想问淋巴癌中晚期怎么治好呢？有人说化疗不如中医，那该怎么办？**

答：淋巴瘤有两种，一种是霍奇金，一种是非霍，如果是前者预后较好，病程很长，做4~6次化疗就可以了；如果是后者预后较前者差，六次化疗后隔段时间还要做，必要时还要放疗。





**2.xiaochen：我的头皮屑很多，已经有7年了，呈现白色的，还很大块，请问有什么方法可以控制呢?**

答：此为脂溢性皮炎的表现之一，关于治疗，目前还没有非常可靠的办法，建议勤洗头。介绍一个单方：侧柏叶煎水洗头。

**3.逸凡:我患有胆石症，约1厘米大，需要手术吗?如果不手术还可以服用些什么药物?**

答：1厘米大小的结石可以通过中药溶石排石，胆囊很重要。不要说切就切，胆囊切除后有二分之一的人会消化不好，甚至形成胆囊切除后综合征，终生不健康，当然结石很大又有嵌顿，那又是另外一回事了。

**4.心灵的窗口:我朋友的小孩，经常出汗，而且每天都说很累，请问这是什么原因?**

答：如果没有体内器质性病变，单纯汗多属于植物神经功能紊乱，如果不严重可不管它，随着孩子发育成长这种现象就会消失。

**5.敏：我儿子两岁了，一侧屁股下面接近大腿根部，有一个鹌鹑蛋大小的硬疙瘩，在皮肤里面。半年前发现的，找了一个医生看了说是上火，说多喝水就好了，可半年过去了，疙瘩没下去，而且还长大了。这个会很严重吗?如果去医院，应该就诊于什么科?**

答：如果在前面（腹股沟部），可能是淋巴结肿大，说明你的下肢可能有脚癣、脚气，如果在背面（臀部以下），则可能是腱鞘囊肿，如无疼痛可不管它。

**6.百里兰：家父今年63岁，双臂患有银屑病5年，胳膊皮肤发黑、结痂、掉屑，有没有好的方法可以根治?**

答：中医、西医对此都有一些办法，总的来说中医的疗效较西医好，你可找中医看看，还需要辨证施治。

**7.李阳：我今年19岁，刚做木匠两个月。早上醒来时，右手无名指老是弯曲、很难伸直，可是过一会就好了。最近每天早上都这样，这和我的职业有关系吗？**

答：那还是职业病，属于退行性骨关节炎，也就是慢性的骨关节劳损。

**8.一點點锝：我舅舅是肝癌晚期，病灶有17.2cm大小，做过一次介入，效果不是很明显。以前有轻微的腹胀和疼痛的现象，今年在您那看过，喝药后第一天第二天肚子比以前要胀，食欲也有所下降，请问是什么原因？**

答：巨块型肝癌平均寿命只有4~5个月，像这种病总体来说中医中药还能在一定程度上延长生命，改善生存适量。不要因为中药引起了胃胀就不吃了，那就舍去了唯一能够一定程度上延长生命，改善生存质量的方法。

**9.救救我的妈妈：我母亲，身患糖尿病11年，还有肾病、慢性肾衰竭。家庭因病致贫，现已无力救治。有什么办法救救我的妈妈？**

答：糖尿病肾病肾功能衰竭，如果是初期，还可以通过中西医结合的方法让其好转，如果是晚期则只有透析一条路，要知道透析路上是无回路的。

**10.安然：我28岁，男性。五月份您给我开了治疗支原体阳性的中药，并且让输阿奇霉素。五月中旬时查转阴，但是过几天后又出现腰痛，屁股痛，睾丸疼痛症状，随之我又复查了支原体仍是阴性，现在不知这是什么原因。到您这里调理到现在已经一个半月，我应该怎么处理？**

答：一个半月的时间还不够，非淋支原体转阴后还会延续很长时间，要继续治疗，直到症状消失为止。

**11.NBA酷MAN：我父亲患贲门癌晚期，现在不能进食，身体极度虚弱，骨瘦如柴，也去了几家大医院，效果都不大好，他这种病应该放弃治疗吗？**

答：不要放弃治疗，中医中药还有一些方法，作为儿女，一方面尽孝，一方面为父亲治疗，此为人之常情。

**12.刘美述：我哥哥24岁，突然发现屁股痛，一片红红的。坐立不得，去检查说有直肠肿瘤，会不会有生命危险？刚查出来几天，这该怎么办？**

答：直肠肿瘤都是恶性肿瘤，也叫直肠癌，一旦确诊，立即手术。必要时行造口术，配合化疗、放疗、中药，成活时间还很长。

## 2014年7月4日

**1.蒙素珍：女性，30岁，因为白带多去医院检查说是支原体感染，医生开了点消炎药和外用药，但没见好，请问中药有什么好办法吗？**

答：支原体、衣原体感染不好治。因其多是通过性生活传染，现将其列为性病范畴。该病原对大多数抗生素不敏感，而且容易产生耐药性，四环素类、红霉素类比较敏感，但近几年来也产生了明显的耐药性，中医中药有效，但需长期服药，还需辨证施治。

**2.李伟：我妹妹怀孕六个月，今天到医院检查出胎儿右肾42mm×28mm，体积增大，形态饱满，皮质回声欠清，内见多个无回声，较大的为14mm×13mm，左肾23mm×18mm。诊断意见：胎儿右肾体积增大伴多发无回声。考虑右肾囊性发育不良可能，建议引产。请问需要引产吗？**

答：如果你是高龄初产，宝贝不考虑流产，因为胎儿在母体内发育过程还在进行，临产时还可能有理想的转变。

**3.阳慧杰：我31岁，产后四个月，纯母乳喂养，近一个星期头发掉得厉害，还发黄。这两天偶尔会耳鸣，请问该怎么调理？**

答：这都是妊娠后哺乳期妇女的常见症候，建议口服郎迪、迪赛诺或钙镁片。

**4.ongyalin：我母亲患类风湿性关节炎伴骨关节退化有4、5年了，关节腔有积液，半月板有些损伤，腿骨有变形（但不影响走路），能给个中医处方吗？**

答：这是类风关、退行关形成的重叠症候，这样的患者应长期服用止痛药。胃肠多有毛病，胃肠吸收不好又引起全身营养不良、缺钙、微量元素、维生素等的缺乏，从而致使代谢、内分泌、植物神经各系统的紊乱，这样的病人应该进行综合治疗。一样单方、一样好药都是无济于事的。

**5.悻福筱钕人：我是一位乙肝大三阳患者，前些天刚生了宝宝，由于需要给小孩哺乳，拿乳汁去检测了一下DNA，结果是$6.69 \times 10^3$医生说传染性高不能喂奶，可我又不想老给宝宝吃奶粉，裴老，这结果真的是这样吗？该怎么办？**

答：你患有乙肝，而且是大三阳，就应该未雨绸缪，在妊娠7个月时开始实行妊娠三阻断，这样生出的孩子95%以上是好的，你现在应该检查孩子的血清，如果是乙肝，继续喂养，如不是乙肝患者，应立即停止喂奶。

**6.林燕玲：小孩出生14天后体检黄疸303，住院照蓝光5天，降低至150出院。两天后检查没有升高，后来打乙肝疫苗之前降到100以下。现在两个月了，去体检又升高到123，医生开了茵栀黄服用3天、停母乳3天后复查，母乳喂养，精神状态，进食都不错，请问严重吗？**

答：新生儿黄疸一般在30天内退完是正常现象。说明已经可以诊断为婴幼儿溶贫，可立即去医院专科调治，不要怕，宝宝出生后70天通过治疗大多数患儿都会好。





## 2014年7月11日

1.张延菊:我患有过敏性紫癜6年，各项检查持续正常，在您那里已经吃药5个月了，还在坚持吃，但是每天都会有新的、散在的出血点，站、坐的时间稍久点就会出现，效果不明显，最近食欲下降、恶心，该怎么治疗?

答：服用五个月的中药不是效果不明显而是非常有效，如果你不吃中药肾脏就会受到损害，过敏性紫癜合并紫癜肾的几率在不治疗的情况下几乎是100%。你现在小便正常这就是最大的收获，希望你继续治疗不要掉以轻心，剩余的症候会完全缓解。

2.鸿福万家：我女儿一周岁半，最近10天总是咽喉有痰很少咳嗽，这两天还流清涕，已经打了7支青霉素都不见好，小孩子又在农村，门诊又看不好，请问有什么中药可以吃？去年7个月大时还得过肠套叠、手足口病，体质比较差，我该怎么调养?

答:你的孩子体质很差，免疫功能低于常儿，因此才有手足口病产生，尤其是消化系统植物神经功能紊乱，才产生了肠套叠，这样的小孩慢性咽炎和慢性鼻炎可能经常存在，所以咽喉部不适、痰多、流涕等症状，盲目用抗生素只有短期疗效，建议你从提高免疫力方面着手，必要时找中医辨证治疗。

3.琴子：我去医院检查出有亚甲炎，要吃泮托拉唑钠肠溶片和醋酸泼尼松片。也做了颈部B超和甲状腺FT3：5.51，FT4：13.73，TSH：0.86，TC_Ab：0.30，TPO_Ab：0.20。结果都在参考值内，血沉77。这是亚甲炎吗?

答：你不一定是亚甲炎，亚甲炎的患者七成有甲亢史，三成有甲减史，血沉不会那么高，我倒考虑你是否患了自身免疫性疾患，自身免疫性疾患是一组包含范围很广的疾患，你应该做系统检查确定诊断后再进一步治疗。

**4.smile：月子期间（第17天）吹了冷风，头痛，有什么补救方法吗？会留下月子病吗？**

答：坐月子期间因为产妇的免疫系统功能低下最容易产生关节肌肉的变态反应，中医将此称之为产后风，它可以向各种关节、肌肉疾患演变，我的经验是尽早治疗将其遏制在萌芽状态，否则会影响终生。

**5.月关：我26岁，脱发有五年时间了。症状是头发特别油，头皮发红，有少量小红疙瘩，像我这种情况有没有办法治疗？**

答：脱发有两种：①圆形脱发也叫斑秃，这种类型好治，只要坚持治疗没有不好的；②脂溢性脱发，此类型难治，我行医50多年还没有治好过这类患者。

**6.潸然：我是一肝硬化、脾脏重度肿大患者，原计划于兰大一院做门静脉肝段支架介入手术，慕名前往你处进行诊疗后开始服用草药，现腹部不适感稍微减轻，但全身出现瘙痒现象，尤其脚手奇痒，瘙痒处外表皮肤视觉与触觉无任何变化。现在中药已服完，是否继续用药？**

答：说明你对某种药物有过敏，你可以来复诊，在下次治疗时将会在方药中既有治疗肝硬化失代偿的成分，还有治疗过敏的成分，疗效将会更好。

**7.无正：我老婆怀孕9月余，现在感冒了，应如何处理？**

答：可以服用中药，治疗感冒的中药，大部分对妊娠没有影响，有经验的中医再通过辨证施治，治疗感冒是没有问题的，不要轻信什么药物对胎儿都有影响，这种说法是错误的，比如荆芥、防风、羌活、独活等不但是治疗感冒的好药而且还是公认的保胎药。

**8.黎明之前---重生：女孩6周岁，活泼好动，夜里睡觉经常后背出汗，睡衣都湿了，白天活动量大后背也易出汗，晚上睡觉有经常性尿床，不知此两种情况是何因导致？是否有关联？**

答：小儿的各个系统都在发育中，还不是很健全，爱出汗或偶尔尿床都是正常现象，不必做过分干预，喂养婴幼儿只有两个重点，一是吃好，二是睡好。

**9.雍人之扰：我儿子8岁，白发多，脸上有白斑（不是白癜风），请问这该如何治疗？**

答：白发多和遗传基因有关，但后天的营养也可以影响其发展，建议常服迪赛诺（甲钴胺）、朗迪、钙片等。

**10.碧水蓝天：六旬妇女，子宫下垂，躺下时会缩进去，医生叫先消炎再手术，可否吃药解决？**

答：轻度的子宫下垂包括阴道前壁的脱垂都能治愈，严重的子宫脱垂就要手术治疗，这要看严重程度和患者的具体情况来确定治疗方案。

## 2014年7月7日

**1.阳子：我今年40岁，一接触含苯的油墨就呼吸困难，喘不上气，嗓子里面有哮鸣音，请问是过敏性哮喘吗？怎么治？**

答：这是过敏性哮喘，不管中医还是西医，治疗此病都有成套的办法，但有一点很重要，就是要脱离过敏原，你接触油墨，此物就是显而易见的致病因子，建议离开过敏原。

**2.dolt1x：男性，29岁，几年前得了腮腺炎，现颈部经常冒小**

疙瘩，说是颌下淋巴结炎，兰大一院普外科专家开了外面涂抹的膏药，不管用。后两年又急性会厌囊肿，兰大一院手术引流，未治愈，至今稍一受凉右半侧喉咙深处就肿胀难受，呼噜严重。很折磨人，该怎么办？

答：会厌部的囊肿，手术不容易完全康复，反复的感染会导致复发，你的打呼噜和颈部的淋巴结肿大都因此引起。建议中医辨证施治，疗效会好一些。

**3.崛起：我鼻梁老是冰冰的，并且鼻子塞，吃什么药好？**

答：这是慢性鼻炎，其带有过敏性质，西药马来酸氯苯那敏，赛庚啶都有效。中药辨证施治疗效更好，可找有经验的中医大夫试试。

**4.李明：癫痫不开颅用别的方法能治愈吗？**

答：癫痫如果颅内占位病变可以考虑手术，如果无占位病变则不需开颅手术。西药镇静，中药辨证是当前最好的治疗方法。

**5.周：女性，44岁。身体各指标正常，可气温一超过31度，就感觉浑身没力气，总想躺着，这怎么治疗呢？**

答：你说的身体各项指标正常指的是哪几项？人到中年以后，首先逐步变化的是心血管系统，动脉硬化会悄然而至，40多岁的患者会有内分泌的改变，雌性激素减少，可以说流水无情，春去已。应检查血压、血黏、血脂、血糖等。还要检查妇科，内分泌全项。

**6.蓝天：女性，64岁，患有高血压病，晚上稍微喝点水就得尿2~3次，大部分时间都会尿裤子，吃什么中成药能调理？**

答：这是老年性的尿道炎，人到老年，内分泌系统的改变，尿道和阴道口的干涩，会出现慢性炎性改变，中医讲湿热下注，气不统湿。中药辨证施治才能产生效果，单味中药是不会产生效果的。

7.吴升标：我四五年前检查过总胆红素、直接胆红素、间接胆红素都比较高，现在去检查也是比较高，总胆红素：41.5，直接胆红素：7.4，间接胆红素：34.1。这个会不会对身体有影响，该吃什么药比较好？

答：你的间接胆红素太高了，总胆红素也比较高，说明你有轻微的黄疸，如果为肝病，间接胆红素与直接胆红素应为3:1，这种黄疸属溶血性黄疸，这样的黄疸不太重，可考虑有自免倾向。这是个大问题不可掉以轻心。

8.刘安平：我妈今年4月份得了突发高血压脑出血，右侧肢体偏瘫，现在搀扶上可以走，右胳膊还是不能活动，吃什么药好？

答：你母亲是右侧偏瘫，应该同时伴有不同程度的语言障碍。因为语言中枢在大脑内囊附近，这样复杂的问题不是某单方可以解决的，还是要去专科门诊做系统治疗。

9.李阳：我朋友高压142mmHg，他很想出去服役，他该怎么降下去？

答：血压很快降下来也是弄虚作假，进入部队，极度的训练会使你的血压急速升高。

10.陈诚：我现在怀孕34周，被查出胎心率偏高（彩超胎心率最低160）胎儿宫内缺氧。在医院吸氧，输液两天有点好转。我这样的情况是不是对孩子影响很大？日常应该注意什么？怎样改善？

答：首先查查母体有什么疾病，如贫血、妊高症、自免病等，针对母体的具体疾病做具体治疗。妊娠8个月应该是胎儿已经发育完整，实在不行可以当机立断做剖腹产，还是保证母子双馨好办法。

11.青荇：我妈妈咳嗽好多年，咳得厉害时会小便失禁，多次住院查不出原因，有说是过敏源，有说心脏不好引起的，晚上比白天厉害。请问有什么良方？

答：你母亲估计患有慢性咽炎，该病大多具有自免倾向，它可引起上气道咳嗽综合征，鼻后滴流综合征，咳嗽变异性哮喘。咳嗽可增加腹腔压力，如有慢性尿道炎，腹压上升就会引起遗尿。

12.xppddtm：女性，18岁，上周末开始头痛恶心怕冷，一吃就吐，喝藿香正气水两天后就好了，昨天起床后又是同样的症状，吃了一天的药了，而且还加大了药量，由原来的一次一支变成了一次两支，但不见好转的迹象，睡前喝的药半夜起来就又吐了，该怎么办呢，需要做什么检查吗？

答：你这是上感引起的植物神经功能紊乱，通常叫作胃肠型的感冒，藿香正气水是不解决问题的，中医对此病有很灵活的辨证方法，疗效往往较西医强。

13.刺心：我母亲有腰椎间盘突出、高血压、高血糖、还有过脑出血。现在还是和正常人一样工作，但她经常半夜腿抽筋、偶尔腿软、发麻，加上她长年吃降压药，我担心她脑出血随时会有危险，该注意什么？

答：你母亲患有2型糖尿病合并高血压动脉硬化，脑出血的因素是经常存在的，要长期进行治疗，椎间盘突出应该内科保守治疗，西医的止痛剂和中医的辨证施治都有良好的治疗效果。

## 2014年7月9日

1.燕语：44岁女性，臀部四肢发凉腹部也发凉，黑眼圈严重，下巴发暗，皮肤粗糙黑暗有斑，白细胞、血压偏低，子宫腺肌瘤导致贫血，该怎么办？

答：这是个典型的贫血症候，子宫肌瘤导致出血过多，属失血性贫血，日久则产生上述症候。应首先治疗子宫肌瘤，手术是选择之一，中医中药也为理想的选择。





2.Vivian-杨琳：今天带去儿童医院，大夫说是鼻炎，开了滴鼻子的药。裴老，我平时要注意些什么以防宝宝鼻炎反复发作呢?

答：鼻炎大多数为过敏性鼻炎，仅滴鼻是解决不了问题的，中医治疗过敏性鼻炎，为其强项，但儿童需辨证施治。

3.敏儿:我父亲54岁，经常晚上失眠多梦，有什么好的方法吗?

答：54岁的男人失眠首先要考虑有没有动脉硬化存在，要检查血压、血黏、血脂、血尿酸。另外还要检查有无前列腺炎，可以做B超检查，其次要拍胸片，看看有无轻度的肺气肿。吸烟的中老年男性尤其要注意这一点。如果上述3种情况都不存在，那就好治，几副药就能见效，如查出有以上疾病，需辨证论治，逐步见效。

4.陈小敏：女性，今年24岁，10年前因考试紧张得了抑郁症，直到现在每天服药，现服碳酸锂，氯丙嗪，氯淡平，肌苷各两粒，医生说我是抑郁加躁狂症。有什么办法根治吗?

答：中药有很好的方法，和上述西药比较有标本兼治之功效，西药治疗抑郁症，总的方法就是镇静，而中药则有活血化瘀，清热解毒，平肝潜阳，安神镇定等方法，因人而异，配合使用，加减进退，大多见效。

5.普洱茶：我爸爸65岁，原来一直缺铁性贫血，一直吃药维持，最近情况不好住院治疗，初步诊断骨髓增生异常综合征，中医有什么好办法吗?

答：MDS是一种慢性增生性、恶性的血液病，其恶性程度与慢性白血病相同，对化疗多不敏感，目前西医对此病尚无理想的方法，我多年的经验，中医辨证施治对此病有效。

**6.沐霏妈妈：我妈妈50岁，左胳膊里面冰凉，这大热的天她还带厚袖套。有什么办法治疗没？**

答：你母亲多半是患了左上肢的周围神经炎，或周围血管动脉硬化症。中医认为“夫风之为病，当半身不遂，或但臂不遂者，此为痹，脉微而散，中风使然”。“西医治疗此病多用维生素$B_1$、$B_{12}$、甲钴胺片。中医治疗此病当辨证施治。

**7.四叶草：我妈近几天，两次脚突然就没力跪地下，差点摔伤，是啥原因，可以吃点什么药呢？**

答：中老年女性出现这种情况，首先应该考虑短暂性脑缺血(TIA)，其次还要考虑双侧膝关节退行性改变，如果是前者则属脑动脉硬化范畴，如果是后者，则属慢性关节劳损。

**8.陈浩：我小孩两岁，八月的时候右侧睾丸肿了一次，打了两天针就好了，现在又肿了，打了几天针好了又肿了，孩子疼的比较厉害，容易哭闹，查彩超大夫说附睾炎，有没有什么好办法？**

答：2岁小儿的附睾炎大多数属于逆行感染所致，孩子在哺乳期的尿布缺乏卫生，洗换不勤，是形成此病的主要原因，在治疗方面光消炎是不行的，中药有清热解毒，托里排脓，软坚散结等方法，比西药的单纯消炎要好一些，你可以找中医看看。

**9.满医生：我叔叔刚50岁，去年检查右肾萎缩，左肾囊肿，现在右肾区域晚间酸困不适，白天正常，左肾无任何不适，有什么好的治疗措施？**

答：这样的患者应该是以预防为主，治疗为辅。因为右肾的萎缩大多属先天，服药已不可能让其不萎缩，左肾的囊肿从病理上讲也属先天，此囊肿有可能继续长大，如果一生坚持清淡饮食，基本吃素，则可防止肾囊肿的长大。

**10.胖龙：男性，29岁，现在膝关节痛尤其是受凉后。c反应蛋白，血沉均无异常，血常规（门、急诊）经检查：红细胞平均**

血红蛋白浓度317。还拍了X光片，说有些增生。应该怎么办？

答：年轻人关节疼痛，首先考虑风湿性关节炎，这种关节炎首先侵犯大关节，膝关节就是人体的大关节，你虽然检查血常规，c反应蛋白，血沉均无异常，只能说明风湿性关节炎没有风湿活动，仍然按此病治疗，建议服些汤药试试看。

11.尘缘：我有咽炎十多年了，最近这几年感觉很严重，伴有扁桃体发炎，上个月将扁桃体切除，咽炎还是没有减轻。有没有好的方子？

答：我不主张扁桃体切除，因为扁桃体是人体重要的免疫器官，它像边防战士一样守卫在消化、呼吸两大系统的汇合处，切除了扁桃体非但不能好，反而会加重病情，非仅如此，还使全身抵抗力下降，从而导致全身其他病变接踵而来。

12.柳儿：我怕冷、气虚、易疲劳、易上火、身上经常有瘀血印，化验扎针要挤才流血。前年吃归脾丸和补中益气丸气色好点，但是连续吃一个星期就上火所以又不能经常吃。请问像我这种情况该怎么调养？

答：怕冷是中医认为的阳虚主要症候，阳虚说明机体的功能不足，服归脾丸和补中益气丸是对的，但也不能过分，因为药补阳虚不能单纯地补气补阳，王太仆说善补阳者，必阴中求阳，善补阴者必阳中求阴。你可以服用桂附八味丸试试。

13.在水一方：鱼鳞病能治愈吗？母亲是携带者，儿子发病。是性联性遗传，可以服用苦参片吗？

答：如果真正是鱼鳞病，这和遗传基因相关，与糟皮病不同，后者是缺乏维生素PP，中医还有些办法。如果真的为鱼鳞病则无好办法。

14.公子乐：我妹妹生完小孩后，从满月开始，脚后跟一直痛，站一会或者走一会路，脚后跟就酸痛，到现在已经八个月了。

准备采用药浴或者针灸的方法治疗，用什么方法比较好？她还在哺乳期。

答：那是肾虚，中医认为足后跟痛是肾虚，有一小部分是跟骨骨刺，属肾虚的足跟痛，中医有很多的方法，左归丸，虎潜丸，都是治疗此病的好方药，你可以试试，如果有跟骨骨刺则另当别论。

15.必要的矜持：我母亲从2003年开始舌头开裂还有气泡，现在有疼痛感觉，这是怎么回事？

答：那是舌炎，中医则认为胃火炽盛，黄连解毒汤，半夏泻心丸，都可试试。胸腺五肽注射也有显著疗效。

16.寓言：三岁的宝宝最近不爱吃饭，晚上睡觉会突然坐起来大哭大叫，像在做梦是怎么回事呢？有什么好办法吗？

答：这是小儿的植物神经功能紊乱，植物神经最敏感的部位是在胃肠，调节胃肠的消化功能是治疗小儿脏燥症的基本方法，农村管这种患儿叫“夜哭郎”，中药需辨证施治。

17.唯语言：本人21岁，阴道炎，宫颈炎反复发作。有什么药或什么办法调理吗？

答：21岁的女性患阴道炎，宫颈炎的比较少见，能用中药治疗，西药采用消炎药物也是可以的，要慎重待之。

## 2014年7月10日

1.秦佳：玻璃体混浊该怎么治疗？

答：玻璃体混浊目前还没有好的治疗办法，不知最近的进展如何，还需请教眼科专家。

2.茉莉花开：中度贫血，会引起发烧吗？要怎么调理？

答：贫血的种类很多，有再障、再生不良、巨幼贫、失血、缺铁，还有各类继发性贫血。在贫血的某个阶段，合并感冒或感染就能发烧，如果伴有发热就不是随便调理一下的问题，需住院治疗，查明发热的原因，才能有较好的效果。





**3.看云起云落：喉咙里有一个个的小泡，俗称”飞蛾”不知道中医病名是什么？**

答：那是慢性咽炎合并的滤泡增生，中医的病名叫咽痛。还没有其他的名词。

**4.胖龙：我从网上查了一下，说目前还不能根治风湿病是不是真的？还有李少波老先生的真气运行法对风湿病能治疗吗？**

答：对风湿病来说，其治疗的方法太多了，每一种方法都有完全治愈的病例，但是这种病是否痊愈的因素还不仅是大夫的治疗方法，患者的服药，工作性质，气候条件，精神状态都有一定作用，我治疗的风湿病很多，大部分都能治愈，也有少部分病人不能治愈。真气运行肯定对治疗风湿病有好处，也不能说全能治愈。

**5.飞翔兰天：乳腺纤维瘤中医有啥好办法吗？**

答：如果没有症状，我的意见可以暂时不去管它，刻意要去把它除掉当然手术效果最好，会复发。

**6.红色石头：我有一个同学，女性，21岁，这几天心口一直抽筋一样的痛，深呼吸的时候疼痛感更强，急求解答！**

答：估计你的血压比较低，也许还存在贫血，这两个因素都可以引起冠状动脉供血不全，从而产生上述症候。

# 2014年7月14日

**1.婷：八个月小孩这几天总是吃一顿拉一次稀便，有小泡泡的，还有些像蛋清样的。吃了几天妈咪爱都不见效，请问该给些什么药？睡觉经常突然大哭，像受了惊吓一样的，又是什么原因？**

答：这是小儿消化不良，酵母片、食母生、多酶片、保和丸、香砂六君丸、附子理中丸都可试试，如果不行，可找中医辨证论治是最好的选择。

**2.方波：男性，24岁，肚子老是胀，尤其是肚脐周围的地方。去医院检查有点浅表性胃炎，其他都正常，医生说是功能性消化不良，开了吗丁啉也没有效果，后来中药西药都吃了一些，但不理想，请问是什么原因？**

答：这个诊断是正确的，浅表性的胃炎因人而异，表现可轻可重，可以是这样也可以是那样，这是基因的多态性所决定的，正因为这样，用一个成药来治疗这种病往往疗效不好，这就要推崇中医的辨证施治了，中医之所以看似落后然而能够千年不倒就在于它的辨证施治，超前的符合了现代科学技术所提出的“基因多态性”。

**3.天使也忧伤q：我老公今年32岁，一直肠胃不好，好多年了，经常拉肚子，肚子痛，而且伴有口气还挺很严重的。尤其吃点辣的凉的就要马上去厕所。请问应该怎么办？吃点什么药才好？**

答：你的病我估计是易激性肠炎（IBM），刚才说过了，这种病虽然简单也不是很好治疗的，因人而异方法不同也需辨证论治。

**4.西域沙漠之狐：爱人32岁，月经期较长，稀稀落落10来天**

**才完，稍有着凉等就尿路感染，是什么原因？是否与上环有关？**

答：有个别上环的病人是这样，但是大多数经期延长的患者，都是由于妇科炎症导致内分泌紊乱，中医管这种病叫作漏证，腹痛而漏为气血瘀阻，不痛而漏为气不统血，前者以活血化瘀为治则，后者以益气摄血为治则。

**5.热带冰：我弟弟过敏性鼻炎，总是一个劲的打喷嚏，严重时引起哮喘，看了好多医生也没见效果，只能用一种喷雾药剂来缓解。能不能给个方子或者给个建议吃点啥药？**

答：你这是过敏性鼻炎合并过敏性哮喘，病原只有一个就是过敏，说明你弟弟是个过敏体质，首先应注意不要使用海鲜、菌类，对豆制品及肉类食物应酌情少吃，最近市面流行的舒利迭包含激素类物质，长期使用副作用较多，也不能使用，最好的办法是找中医辨证论治，当然辨证论治就要通过望、闻、问、切。

**6.一：本命年，女性，今年不知道怎么了，室温38℃一吹风扇就头痛，小腹痛，全身冰冷，手心却很热，痛经血块多，白带多黄绿色，成陀状，内阴常感急压痛，左多右少，面色不均，发黄。嘴唇发白，子宫厚6mm。这些是怎么回事？我该怎么办？**

答：你这是热盛于内，格阴于外，属于中医的格阴证，用柴胡四逆散、人参白虎汤试试。

## 2014年7月16日

**1.悻福筱钕人：刚出生的婴儿舌头上有乳白色的舌苔，而且小便黄，请问这是什么原因引起的？**

答：如果没有特殊的症状，正常的出生儿也可以是这样属于正常范畴。

**2.龚明：小外甥4岁多，一直高烧不退（39℃以上住在医院）两天了，求好方子退烧？**

答：小儿短期内高烧大半是上感所致，患有咽部和扁桃腺疾患的患儿，往往发烧就会延长几天，这属于反应性高烧，中医中药疗效较好，对一个4岁小孩来说必须通过望、闻、问、切才能开出一张好方子。

**3.大圣：我母亲70岁，夏天天热出汗后皮肤发痒，没有斑点，这是怎么回事？该如何治疗？**

答：这是患者对热和夏日空气中粉尘的过敏，中医说阳者风也，用消风止痒的方法疗效较好,可找中医看看。

**4.芊厅竹翠：我朋友接种麻疹疫苗，护士叮嘱半年不能要孩子，但他下个月要结婚，真的不能要小孩吗？**

答：麻疹疫苗虽然是灭活了的麻疹病毒，但是它仍然具有抗原性质，正是这种抗原性质可以激发人体产生相应抗体，正是这种抗体的存在就使人体对麻疹产生免疫性，这种免疫叫作被动免疫。可以要孩子，孩子也能顺便沾点光。

**5.笑校：女性，46岁，功血伴重度贫血，现在住院输血治疗，曾刮宫。大夫说这次就好了可能还会反弹，不行就切除，这种情况该怎么办？**

答：功血引起了贫血，这是常见的症候，我不主张对这种病采用子宫切除的办法，中医治疗功血应该说是它的强项，古人在这方面积累了很多经验，值得借鉴，不出血了贫血自然就好。

**6.淡泊–晋：包皮过长，早泄，一定要手术吗？**

答：包皮过长可以引起婚后早泄，如果经常早泄，夫妻生活不满意就需要做包皮环切。

**7.李燕辉：我今年25岁，痛经好多年了，小孩也2岁了。这是怎么回事？**



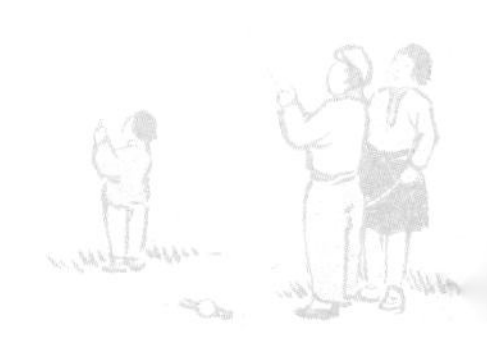

答：严重的痛经大多数都合并子宫内膜异位症，一部分子宫内膜异位症的患者最后就会形成巧克力囊肿，西医对这种病还没有理想的治疗方法，中医中药的活血化瘀、软坚散结、清热解毒相互配合是当前治疗此病最理想的方法。

8.美丽森林：男性，63岁。昨天半夜头痛如锥刺感，今天CT报告，脑动脉硬化。医生用药：天麻钩藤颗粒，头痛宁胶囊，氯酚羟考酮片。曾经经常头痛，血压：140/80mmHg，过去头部受过外伤做过手术。请问还需做别的检查吗？有更好的治疗方法没？

答：你的头痛可以诊断为脑震荡或者是脑挫伤的后遗症，脑动脉硬化的头痛不是锥刺样，而是一种似痛非痛头晕为主的症候。

9.李慧：姥姥三个月前做了骨折手术，最近她常常感到脚麻，腿胀，到医院检查医生说是压迫神经，由于住了多次医院，姥姥不愿意再去看病，有没有什么好方法可以治疗这种病呢？

答：你这是骨折手术后形成的神经损伤或神经影响，中医对此有一些办法，你可试试。

10.静：我最近过敏，诊断为荨麻疹。但是我是对称性的。双手肘和双手拇指虎口位置，红肿，痒，但几天消退。医院过敏源检验结果一切正常，说可能是免疫力低下的原因，但是单位体检我的一切指标正常。不知道是哪里问题？

答：荨麻疹是一种过敏反应，局部组织胺或五羟色胺浓度升高，现有的治疗此病的西药都是抗组织胺或抗五羟色胺制剂，只能治标不能治本。西医采用测定过敏源的方法，其实这种方法也是不奏效的，大千世界各种元素、因子充斥于环境中，你能检查到无穷无尽吗？凡是拿着这个检查单来找我看病的人都说花了几百元钱白花了，中医采用调节机体反应性的方法往往有效，当然要告诉患者，海鲜、菌类、肉类尽量少吃，因为异性蛋白是最容易引起过敏的。

**11.南师：我母亲80岁，一年前摔了一跤，右侧髋关节错位，现在双腿的膝关节、踝关节疼痛、麻木，右腿较左腿严重。之前一直服用中医院的损伤胶囊，效果不明显。该怎么办？**

答：髋关节脱位可能是半脱位，要是已经时间长了，可能周围纤维组织包裹就不好办了，正确的方法是当时采取复位，必要时要采取缓慢加压措施。

**12.老杨：我母亲是肝癌晚期，肿瘤有10cm，2014年7月3日在您那看过，开了7付中药和软肝消痞、古圣一号、胆胰颗粒，一直在坚持吃药，但现在母亲吃上药就恶心、厌食、疲乏。有时候还把吃的药吐掉，请问是什么原因？**

答：这在中医角度讲叫“见肝之病知肝传脾”，肝癌的患者胃肠容不得太多东西，只看一次是不行的，中药方剂需要调整，我看过的肝癌患者有慢慢好转的，较小的肝癌我治愈了几例。

## 2014年7月17日

**1.lipcoco的唯美：我妈妈检查出肝多发血管瘤，有必要做手术吗？**

答：不要紧，尤其是小的血管瘤更不要紧，我的经验是不要做手术，如有症状可服中药治疗，平常饮食要注意以清淡为主。

**2.缘：视网膜色素变性有办法治疗吗？**

答：这个病，目前还没有非常好的治疗办法。中药慢慢调理，视力会有一定恢复，但也无法恢复到正常。

**3.爱爱：我患慢性宫颈炎，病理示鳞状上皮化生与增生活跃，CIN I–II级，医生说叫我做利普刀，还说不知道要不要再做其他**

的手术，我们当地医院只能做微波，我该怎么办？





答：宫颈CINI-II级，仍然属于炎症范畴，增生活跃就应该积极治疗，做手术不管是射波刀也好，激光也好，我的意见暂缓局部治疗措施，因为激光、冷冻都会形成局部刺激反而激发病灶畸变，服服中药大部分患者都能治愈。

4.寻找灵魂的归宿：女性，30岁，生育两个小孩，曾患有肺结核、盆腔炎、慢性胃炎、关节炎、慢性肾炎病史，服中药后好转，但最近在医院检查，结果是系统性红斑狼疮，目前并未确诊，请问中医可以治愈吗？

答：如果确诊系统性红斑狼疮那还真是个严重问题，要找好的医院好的大夫，从而能延长生存时间、改善生存质量。

5.清：怀孕6周，腹痛（偶尔夜里痛醒，白天阵发性疼痛）有13天了，没有出血现象，初次怀孕，请问这是怎么回事？

答：你这是先兆流产，要赶快保胎，保胎的方法西药、中药都有独到之处，你可任意选择。

6.岳春：孩子现在1岁两个月，拉肚子已一星期了，吃了蒙脱石散、再林、醒脾养儿颗粒，作用不明显，孩子精神很好，急求解惑？

答：如果肚子不痛就应该考虑小儿消化不良，如果肚子痛还不能排除痢疾之类。服西药无效可选择用中药治疗，中医治疗小儿消化不良是强项。

## 2014年7月18日

1.dnkle：我患慢性荨麻疹、阴囊湿疹好几年了，中、西医都看过，涂了很多药，也吃了很多中药，还做过三个月的艾灸，都不见好，严重影响生活，苦不堪言！请问这该怎么办？感觉自己是湿热过敏体质，能治好吗？

答：还是要吃中药，只要你认真的连续服药，医生通过望闻问切都能治好，当然时间长了才能见效。

2.健康家园：女性，46岁，在兰大医院检查，诊断患有慢性胃炎、胃下垂、食管中段有憩室，请问不做手术中药可以治疗吗？

答：我的意见采取内科保守治疗，不要轻易去做手术。中医治疗这种病，通过辨证论治一般都有效，如果合并十二指肠憩室炎就比较难治，但是通过清热泻火、清热解毒、疏肝和胃等方法也能取得效果。

3.梁小宇：23岁，经彩超检查双侧输卵管积水3毫米，我打算自己输些头孢和甲硝唑，然后再吃点活血的中药。这样可不可以？

答：可以，但是最好通过中医中药辨证施治，因为辨证施治是中医用药的灵魂，它符合现代遗传学的理论，即基因的多态性，较之于西医的病同药同万人同量仅有年龄不同要高出一筹。

4.柳月琴箫：我今年23岁，是名学生，最近几个月掉发严重，心里也没有什么压力或负担，请问是怎么回事？我该怎么办？

答：掉发是每个人在生活中都曾经历过的事实，也是正常新陈代谢之使然，不必大惊小怪，当然掉发严重就要考虑有无其他疾病了，只需对原发病进行治疗即可，但斑秃和脂溢性脱发当属别论。

5.不吃鱼的猫：我婆婆今年40多岁，本来就是吃很多也不胖的人，最近更是因为心情问题吃不下睡不着，她大腿上总是有瘀青像被人拧的那种，我想问下她吃不胖的原因是心情郁结引起的还是胃部疾病引起的（她害怕做胃镜所以没检查）？

答：胖瘦高矮和遗传基因有关，后天的饮食对于某些人来说其影响是不同的。有些人喝凉水也胖，或有些人吃山珍海味也不胖。当然如果由某种器质性病变引起了消瘦另属别论。



6.Smile永恒：40岁，女性，最近夜里11点至12点膝盖难受很难入睡，一般都要按摩一段时间，严重时要打痛了才能再次入睡。这和我溃疡性结肠炎有关系吗？怎样才能让这种症状消失呢？

答：溃疡性结肠炎本身不引起骨关节疼痛，但是如果你有了类风湿性关节炎或退行性关节炎，病与病之间还是有关系的，会相互影响。

7.安之若素：我妈妈45岁，严重贫血，医生说还患有动脉硬化，吃哪种药好，怎么食疗？

答：你说的还不够清楚，如果有动脉硬化，大多数会合并高血压，贫血属什么性质，是再障，还是缺铁性贫血，或者是失血性贫血，都需要明确的病史才能诊治。

## 2014年7月21日

1.模范生：我亲戚乙肝大三阳，在您的门诊看病七个月了，效果很好。DNA由$10^7$降到$10^3$，原先一直吃的是恩替卡韦，这次您把药换成了阿德福韦酯，她感觉恩替卡韦效果很好而且也没有啥副作用，她怕阿德福韦酯效果弱，所以现在很矛盾，想叫我帮忙问一下您！

答：阿德福韦酯的疗效是较恩替卡韦略差一些，但它造价很便宜，根据我的经验只要配合中药治疗，效果和恩替卡韦持平，而且还要超过恩替卡韦，尤其是你的DNA快转阴前，服用阿德福韦酯疗效尤其显著。

2.papaya：一直发热每天最高39℃以上，可是我除了全身发热，并无异样，医院所有该做的检查都做过了，都查不出来，贫

**血HGB80g/L，血沉106mm/h，降钙素也高，医院怀疑我是成人斯蒂尔病，中医可以治疗吗？**

答：成人斯蒂尔病，这是很严重的病，西医用激素、免疫抑制剂仅有近期疗效，中药是此病的克星，你可试试。

**3.小安：男性，36岁，4月21日突发性耳鸣，听力严重下降，一直西医输液吃药，效果不理想。现在我在吃耳聋左慈丸，每晚温水泡脚，麻烦推荐个中医或药方！**

答：西药治疗突发性耳聋目前还没有很好的药物，维生素$B_1$、$B_{12}$、甲钴胺片等也没有根治的作用，耳聋左慈丸力度还不够，中药辨证论治要看医生的水平了。

**4.晓龙：我爸爸今年54岁，由于肾积水有3年之久，最近腰部有疼痛感，进行了体外碎石，吃了些中药，但是CT显示右肾4/5坏死，还有几天要做输尿管镜，先把输尿管结石解决掉，医生也是尽量说要保肾，具体要看后续恢复情况，请您给点意见。**

答：肾结石（包括输尿管结石）一部分会引起肾积水，这样的患者时间长了就会形成肾实质的坏死，处理的原则是碎石、排石，西医的碎石如果能配合中医的排石、溶石，疗效就比较好。

**5.梁红：女性，32岁，桥本氏甲状腺炎伴甲状腺多发结节4年，无明显症状，B超和CT检查提示结节有钙化。这个病中药可以治吗？**

答：乔本氏病它的实质是甲减，也可以出现一过性的甲亢，如果TSH正常，没有什么症状，可以暂时不管它。优甲乐可以少量长服。

**6.雨中慢步论：肌张力障碍——扭转痉挛，中医能否治疗？您治疗过此种病吗？采用什么方法？**

答：肌张力障碍的疾病很多，代表病变就是痉挛性斜颈，近年来发病率逐渐增多，西医的激素有效，但无远期疗效，中医的活血化瘀、软坚散结、清热解毒、祛风胜湿有效，至于落枕、闪腰、岔气也应该属于这种疾患，但症状轻微，属于一过性。

**7.张勇：5岁半女孩，晚上刚睡着后嘴不停地抽动，进入深睡眠后会好点，请问有什么好的办法？**

答：这是小儿植物神经功能紊乱，如果不严重就不管它了，不要乱吃药。如果严重，属于小儿多动症范畴，中医中药属于风症，用祛风解痉之法有效。

**8.0518：二胎产妇月子期间，关节痛、腰痛、身寒、出汗，孕前肾阳虚。请问怎样祛除身体里的寒？**

答：这是产后风，产后身体虚弱，容易出现外感，反复外感则成此证，这是中医中药的拿手好戏，一方面扶正固本，一方面祛风胜湿，双管齐下，药到病除。

**9.王杰：门诊诊断为甲减、咽炎、妇科炎症，吃了药拉肚子，全身抽筋特别严重，只要躺在床上就抽，身上像虫子咬，恶心，这些症状是正常的吗？**

答：甲减的主要症状就是浮肿，估计给你开了古圣Ⅱ号，大量利尿引起缺钙，故而抽搐，建议服用郎迪、迪赛诺，原有中药及成药继续服用。

**10.mhf123：我父亲贲门癌晚期，去年九月手术，化疗了三个疗程，四月份复查，除核磁显示后腹有一淋巴稍有肿大外，未见异常。现腹腔内有一东西，站或坐着可摸见，躺下不明显，且经常翻动，受其影响，现在腹胀，食欲差。请问裴教授，这个东西是肠气，还是肿瘤？**

答：贲门癌晚期周边淋巴结转移，癌体本身增大，就会在身体摸到肿块，手术、放疗、化疗均非所宜，唯一的办法就是内科保守，应该首选中医，还能延长生存时间，适当改善生存质量。

**11.杨均猷：我今年26岁，拍片说腰椎突出，吃西药后感觉不**

理想，又吃中药也不理想。现在想吃西药，请教你吃点啥西药，吃多久？

答：椎突目前属于难治病，中药有效，但需高明的医生辨证施治，不是一两个单方就能解决问题的。

12.沉淀：女性，40岁，虚胖有5、6个月了，每次月经几乎没血出来，只见少量暗红色分泌物，曾服用益母草煎汤无效，记得之前喝过一段时间青蒿，吃过穿心莲片，舌体胖大有齿痕，中间有裂痕。这些症状怎么治疗？

答：你的虚胖应该首先检查尿常规和肾功能，如果正常则应考虑内分泌紊乱，雌性激素偏低，因为你的月经量少，少到几乎没有，估计你过去做过多次人流，或者其中有一两次药流，这样的妇女更年期就会提前。

13.永不凋零的格桑花：白癜风能治愈吗？会不会遗传？

答:白癜风具有遗传倾向，治疗白癜风的方法很多，但都不够理想。中医中药必须辨证施治，长期服药。没有耐心的人是治不好白癜风的。

14.牵手：我每年到夏天，特别是出汗多时，前胸后背会出现很多小红点，不痒，这是什么问题，怎么治疗？另外我父亲70岁，患高血压，目前140／65mmHg，体检医生说是主动脉硬化，白细胞也偏低，该怎么治疗呢？

答：夏天出汗是人之常情，无需去治疗，你说的前胸后背出现的热疹，也就是痱子，如无症状，可不必管它，随着气候转凉则可自然痊愈。你父亲患高血压、动脉硬化，这是中老年最常见的症候，高血压的患者经常合并动脉硬化，但动脉硬化并不一定合并高血压，不合并高血压的动脉硬化仅占动脉硬化全部患者的30%左右，得了这种病，必须尽快进行治疗。有一些药，如阿司匹林既可作为1级预防药，有一定的治疗作用，可长期服用。降压、降脂则需根据实际情况有序进行。





**15.陈小雨：宝宝七个月，奶粉喂养，厌食，每次喂奶都要睡着了才吃，经常吐奶，稀便。要怎么治疗？**

答：这是小儿消化不良，酵母片、食母生、多酶片、保和丸、香砂六君、附子理中均可试试。

**16.小雪：孕妇被跳蚤咬了，腿脚上都是疙瘩，有什么办法可以止痒，消灭跳蚤？**

答：外用药炉甘石洗剂、止痒洗剂都可以应用，内服中药汤药也可以，但必须辨证施治。

**17.枫子：我爸爸患椎动脉型颈椎病，经常头晕头痛，理疗后会缓解，该怎么治疗？**

答：颈椎病分为椎板型、血管型、神经型、脊髓型，你说的是血管型，由于颈椎的椎突或增生，压迫了椎动脉，椎动脉由枕骨大孔进入颅内双侧汇合，叫作基底动脉，分出一支入小脑，成为小脑的主要供血，小脑主管人体的共济和平衡，因此引起眩晕，对于这一类型的颈椎病，切忌重力按摩和手术治疗，应该服用中药控制。

**18.陆顺：我才十几岁，工作到下午的时候眼皮就会严重下垂，是不是眼睛太大？**

答：这要检查一下肌酸激酶、同工酶、磷酸激酶，因为轻度重症肌无力最早的表现就是这样。

**19.我的前生是狼：我侄子20岁，大概十来岁时玩小狗，得了狗癣，一直不好该怎么办？**

答：狗癣和人癣一样都是真菌的感染，建议口服斯皮仁诺、特比萘芬试试看。

## 2014年7月23日

**1.男人无需赫赫有名：我今年23岁，从14岁有手淫的习惯，现在自感肾虚，正在吃金匮肾气丸，有半年了。有点好转，是否可继续服用，这个药有没有副作用，服用多久能治愈？**

答：你可以继续吃，不过年轻人不宜长吃，必要时可以换为六味地黄丸，因为阳虚和阴虚不是固定不变的，阴根于阳，阳根于阴，孤阴不生，独阳不长。补肾的方法不宜一成不变，应该六味地黄丸、桂附八味丸交替服用，才有利于阳气的复生。

**2.永不凋零的格桑花：男性，患有白癜风，结婚了可不可以要小孩……如果怀孕对小孩影响大吗？**

答：白癜风是有一些遗传倾向，但也不是100%遗传，遗传因素只占一小部分，应该正常生活，正常传宗接代，有了就治。

**3.朱婷：我妈妈57岁，膝盖处长有骨刺，贴膏药就不痛，但把腿都贴肿了，不贴又痛，请问有没有什么好办法治疗骨刺，能根治吗？**

答：骨刺实际上就是骨质增生，贴膏药不痛就贴贴膏药，膏药把腿贴肿了是膏药过敏，不要紧，治疗骨刺的办法还有理疗、按摩、刮痧、七星针等疗法，均可试试。

**4.雪曦：我妈妈患膜性肾病，服用西药有两个月左右了，有激素药还有一些补肾保肾的药，两三天前身上起了好多小红血点，有小米粒大小，请问是药物过敏还是皮肤病呢？会不会是病情严重了？**

答：膜性肾炎是可以治愈的，患者本身多属过敏体质，其实肾炎和过敏都属于变态反应范畴，肾炎属于变态反应第Ⅲ型，过敏性的皮疹属于第Ⅰ型。





5.风飞扬：我母亲65岁，血糖高，经常腹泻，饮食不注意，请问糖尿病患者拉肚子的原因和如何治疗？

答：糖尿病血糖控制不好，肠黏膜在高血糖的刺激下，副交感神经紧张性增强，就能够引起腹泻。你妈妈应该立即控制血糖，用降糖药物或者胰岛素将血糖控制在最佳状态。

6.天圆地方：我父亲今年77岁，4月份做B超和CT查出胃上部有两个鸡蛋大的肿瘤，由于曾患有心肺疾病，不能做胃镜活检确诊，正在进行保守治疗，伴有出血、干呕、进食困难等症状，但近期出现颜面及下肢水肿现象，一开始输血浆，还能消肿。现在输血浆很难消肿。请问怎么治疗？

答：胃黏膜下看得见摸得着的疙瘩基本都是胃癌，有一种隆起样增生属癌前病变，通常是很少的。胃癌出血是常见症状，同时还伴有消瘦、贫血、恶液质，恶液质就合并水肿，白蛋白对营养不良性的水肿有效，但对胃癌晚期患者没有大的作用。

7.尘缘：40岁，男性。这几年身体很差，两年前患有浅表性胃炎、轻微结肠炎、扁桃体炎、慢性咽炎，现扁桃体已切除，总是感觉颈椎僵硬，晚上睡觉两只手臂麻木。请问是什么原因？我该怎么检查与治疗？

答：颈椎僵硬、两只手臂麻木符合颈椎病，当然还要拍颈椎X线片，最好是MRI，治疗方面中药辨证施治有效果，理疗、按摩也有效。

8.谭小妞：我23岁，有痛经，月经量很少，脸上总是长痘痘，中医说我身体里血少得可怜，请问要怎要调理好？

答：月经偏少、脸上长痘是雌性激素偏低，未婚的女孩出现这一症状应该立即治疗。欢迎你来我的门诊，调经是中医的强项。

9.徐养锋：家父50岁左右，慢性肠炎时间很久了，如何治疗？

答：慢性肠炎有以下几种。①肠易激综合征（IBD）；②过敏性结肠炎；③溃疡性结肠炎；④克隆恩氏病；⑤特异性肠炎（结核、痢疾），请问你父亲是哪一种？

**10.沫沫：我24岁，女性，比较瘦，结婚一段时间了，刚开始房事的时候我阴道分泌液特别少，最近发现豆腐渣样的白带，下身没有异味但有瘙痒，房事完之后我老公却感觉痒。月经过后刚开始的几天没有，过几天豆腐渣白带就一直挺多，望您老分析一下并给出治疗的办法？**

答：你可能有阴道滴虫或者是霉菌性阴道炎，要进行治疗，否则相互传染，久而不愈。

**11.YouKnowAFart：我妈患十二指肠球炎、胃窦炎，请问平常都需要注意什么，吃什么好，有没有什么方法能够根治？**

答：清淡饮食，坚持用药，建议服用香砂养胃丸、香砂六君丸、摩罗丹试试，如果不行，就需要辨证施治。

**12.陈其肖：我老婆生完宝宝一个多月了，现在尿蛋白1+，腰部酸痛，需要怎么调养，和睡眠不足有关吗？**

答：你老婆在妊娠期就应该检查，有无妊高征，妊高征的患者合并尿蛋白阳性，全身浮肿，称之为子痫。如果是新发的，就不属于这一范畴，应该排除急性的肾小球肾炎或慢性肾小球肾炎。

**13.一帆风顺：我的两个胳膊上有很多红斑，不疼不痒，天热时很明显，天气凉时就不太明显，大夫说是毛细血管扩张引起的。说没什么好的方法。我想问下裴老你有什么好的方法吗？**

答：你的红斑如果从小就有就是胎记，属于血管瘤的性质，当然也可以叫作血管扩张。如果刚起来几天，那就是热诊，是对热和夏天粉尘的过敏。

**14.陌陌：我今年32岁，备孕一年无果，月经推迟、量少，经检查卵泡发育缓慢，中医诊断为宫寒，就在昨天经历了流产，**

HCG和孕酮都低，悲伤至极！我该怎么办？

答：你没有必要伤心，好好治疗还是有希望的，中医所谓的宫寒就是月经偏少、推后或者不来、白带也少，其实质就是雌性激素水平低下。中医的温宫散寒、活血化瘀，要比西医的替代疗法好，具有明显的优势，中医通过辨证论治都有让不孕妇女怀孕的实际病例。

15.文文：30岁，怀孕十五周，一躺下睡觉就觉得自己的心跳很快，根本没办法睡着，深呼吸一点都不管用，请问这是什么原因呢？

答：这是正常的妊娠反应，俗话叫作胎气。一方面你要忍耐，另外你可以转移视线，想一些愉快的事情，夫妻间互相安慰，这样就会减轻。

16.自得其乐：脑垂体微腺瘤用中医治疗能够治好吗？

答：脑垂体微腺瘤应该看是哪一个细胞的，垂体分前叶和后叶，垂体前叶分为：①嗜酸性细胞；②嗜碱性细胞；③嫌色细胞。嗜碱性细胞分泌：①促肾上腺皮质激素；②促甲状腺激素；③促性腺激素（就是卵泡刺激素和黄体生成素）。嗜酸性细胞分秘生长激素和泌乳素，嫌色细胞不分泌激素。垂体后叶分泌两种激素：①抗利尿激素；②加压素。你所说的垂体微腺瘤不知是哪一种细胞的，当然嫌色细胞比较多，因为无分泌功能，因此危害不大，仅仅有一点占位效应，最多引起一点头痛、头晕、恶心之类。服一点溴隐亭就能解决问题。这样的患者血清中泌乳素水平高，泌乳素是上述最敏感最容易出现的垂体激素。

17.工艺：我曾患荨麻疹，靠吃西可韦，依巴斯汀止痒。现在吃这些药还是出疹，痛苦无比。请问有什么办法治好吗？

答：病原体对药物都有耐药性，应该换药，其他的抗组织胺和抗5-羟色胺制剂。中医辨证施治效果好，可找老中医看看。

18.念：我朋友的妈妈，今年60岁，检查出是盆腔肿瘤，请问裴老师这样的病该如何治疗?

答：这是卵巢癌，伴有大量腹水就叫作麦格式综合征，根本问题是治疗卵巢癌，卵巢癌一经发现就可能存在转移，所以一次手术治疗往往疗效不佳，放化疗也没有很好的针对性。

## 2014年7月24日

1.高莉：我有个朋友每次来月经的时候口腔溃疡，严重的时候烂六七个，这是怎么回事，怎么治疗?

答：中医将此仍然称之为热入血室，火性上炎则为溃疡，其实质是你的朋友免疫系统较常人为差，皮肤黏膜屏障有所缺陷，月经来时出现口腔溃疡，你可不要小看这个问题，现代医学将反复发作的口腔溃疡看作是自免性疾患发生的前哨兵。

2.单小姐：我外公80岁，目前头颅CT检查发现有脑萎缩、腔隙性梗塞，另外腰椎突出，目前症状是膝盖及小腿部位如针扎样疼痛，手无力并伴有严重颤抖，理疗、热敷、西药等均无效果，还望裴老开具良方!

答：膝盖及小腿部位如针扎样疼痛、手无力并伴有严重颤抖均可视为周围血管硬化症，这与脑动脉硬化和脑萎缩、脑梗塞为同步病变，治疗和预防都是统一的，应该检查血压、血脂、血黏、血糖、血尿酸，应该根据具体情况进行治疗、预防。

3.别有一番滋味在心头：我眼睛经常有眼屎，滴了许多眼药水也不管用，前段时间吃了泻火药，好了几天，可是吃泻火药后感觉口干，我该吃点什么药好呢?

答：眼屎多首先考虑沙眼，北方人气候干燥适合沙眼病毒的传播，患病率很高，这几年人们生活水平提高了，家家能够做到个人自用一毛巾，使沙眼的发病率有所降低。





**4.咖啡：42岁，每次月经提前一个星期，月经来到第五天后会有黑色分泌物流出，两年前生完小孩之后，经常腰部痛。这是怎么回事？**

答：月经提前，腰部疼痛，说明妇科有感染、瘀血，应该还有白带增加，可服用丹栀逍遥丸、桂枝茯苓丸试试。

**5.右陇：我母亲52岁，是冠心病患者，腰椎、颈椎都不好。最近突感脸部不适，表现为舌头麻，吃东西爱咬两腮，有时脸部灼热感，手、胳膊有酸麻痛感。曾吃十多副草药没好转，到甘谷中医院检查说脑部CT正常，输了些营养神经的药，效果不明显。急求裴老指点！**

答：你母亲有冠心病，同时存在患有动脉硬化，你说的症状基本都是全身动脉硬化的表现，动脉硬化有七成高血压，有三成血压并不高，动脉硬化的患者经常合并高血脂、高血黏、高尿酸，如果检查数据确凿，就可以进行常规的预防和治疗。

**6.程：我母亲，50岁，双手麻木，疼痛。查风湿、类风湿、颈椎均正常，查肌电示：正中神经损害，诊断为腕管综合征。口服甲钴铵，医生说如果严重就做手术！不知中医有啥好办法没？**

答：正中神经损伤应该有外伤史，你是双手出现了麻木和疼痛，不应该是这个诊断，如果排除了风湿、类风湿、骨性关节炎、强直关，就应该考虑周围神经炎，治疗此病西医的甲钴胺片、维生素$B_1$、$B_{12}$都应该有效，但是不是马上见效，真正能很快见效的就是中医的辨证施治。

**7.爱樱桃ci：我妈妈今年48岁，血糖6.4左右。身体肿胀，尤其是腿部水肿已一年有余，而且双肩天气稍凉向上抬时感觉有点抬不起来，并且时常感觉尿频，疲乏无力。最近去医院做B超检**

**查出胆结石（多发），慢性胆囊炎，脂肪肝。想问问裴教授这是由什么原因引起的，应该怎么治疗？**

答：你虽然只说了几个症状，你妈妈的病已经历历在目：①2型糖尿病；②糖尿病肾病；③胆囊炎、胆石症；④双侧肩周炎。在上述四种疾患中最要命的病变就是糖尿病肾病，首先在内分泌科进行检查，将此病调节到最好的水平上，同时再治疗胆囊和双肩的病变。

**8.宁静致远：我的症状是胃痛并伴腹胀，消化很不好，口服中药会腹泻，请问是什么病？**

答：你这属于易激性肠炎（IBD），说明胃也存在毛病，有浅表性胃炎，也可能有慢性萎缩性胃炎。

**9.追风筝的风筝：我今年高中二年级，女性，自从初二起，在学校期间就经常打嗝，厉害的时候一天打20多个，升高中后打嗝次数减少了一点，在家很少打嗝，请问这是什么原因，以前曾喝中药调理，请问该怎么办？**

答：这是胆汁反流性胃炎的表现，胃镜检查则会诊断萎缩性胃炎，治疗此病中医是强项，西医的奥美拉唑、雷尼替丁、甲氰咪胍有效，但是这真要根治还需中药辨证论治，中药所用之法：疏肝和胃、益气降逆。

**10.念：我今年24岁，右侧小腹部会痛，腹股沟处也经常疼痛，我去医院检查子宫、输卵管都没有问题，医生也说不出个所以然，请问老师这是怎么回事？**

答:有两种可能：①慢性阑尾炎，要合并腹胀，大便次数改变，运动后加重，进食肉蛋类食物后疼痛加重，排便前后加重，局部有明显的压痛或反跳痛；②附件炎，常伴有白带增多，经来腹痛，月经提前或错后。

**11.文文：我妈妈50岁，汗特别多，体温、食欲不佳，经期前**

头晕，下腹隐痛，请问这是怎么回事？





答：你母亲已处于绝经期，产生了严重的植物神经功能紊乱，医学上叫作围绝经期综合征。

12.魏维刚：我患慢性前列腺炎，经常小便疼痛，腰部胀痛，没精神，口干、口苦，好治吗？该怎么治疗，腰部胀痛是不是肾虚？

答：慢性前列腺炎就会产生这些症状，从中医角度讲就是肾虚，属于肾阳虚范畴，好治不好治在你，三天打鱼两天晒网的治疗是不行的，坚持用药就会好转。

## 2014年7月25日

1.生活是个什么玩意儿：结核性胸膜炎吃花生有好处吗？吃什么药和食物可以预防复发？

答：结核性胸膜炎其实是结核菌及其毒素引起的变态反应，抗结核药物的应用是次要的，西医一般以抽吸、引流胸水加用激素和抗生素为主要治法，抗结核药物属于可用可不用之类，完全治愈后不需要进行抗结核药物，吃花生预防结核性胸膜炎还没有听到这个说法。

2.张丽萍：女性，34岁，确诊肝硬化已有5年，5年来每隔三四个月就得住院治疗，我该怎么办？

答：肝硬化分为肝炎性肝硬化、自免性肝硬化、酒精性肝硬化、药物性肝硬化，还有各种内科疾患引起的继发感染，如果不知道是什么原因引起的肝硬化，那还要做系统检查。

3.行者：我是乙肝十余年的患者，兰大二院怀疑肝癌，上月您老也面诊看了核磁片子排除肝癌诊断为肝硬化。给我开了乙肝灵、乙肝康、软肝消痞丸、古圣Ⅰ号、古圣Ⅱ号和草药，现在服药40多天肝功指标明显好转，转氨酶、总蛋白都正常，胆红素下降一半接近正常值，但AFP还是大于1000是不是真的确定患有肝癌，我要再次复查吗？

答：是谁领你来看的，如果AFP>1000不排除肝癌的诊断，当然为了保护你的情绪我对你的家属说了实话，这是一种策略，说句真话即便你是肝癌也不要紧，慢慢治疗，事缓则圆，不是像年轻西医说的那样可怕。

4.梁小宇：请问排卵期出血正常吗？

答：排卵期出血当然不正常，说明你的雌性激素水平偏低，中医将此称为气不统血，古人留下了很多有效的方药，中医在治疗此症方面有优势。

5.我是懒羊羊：脚气，有水泡，痒。怎么办？

答：你是南方人还是北方人？北方人所谓的脚气其实不是脚气，大多数是脚癣或者是湿疹，南方人的脚气才是真正的脚气病，它会引起一系列的后遗症和合并症。

6.雅君：我患有脑血管痉挛，经常头痛有什么办法能治好呢？

答：这叫神经性头痛，也叫偏头痛，西药有很多治疗此病的药物，大多数都是对症治疗，中药的辨证论治采用活血化瘀、祛风胜湿等法往往能够起到根治作用。

7.散淡隐者：我有一朋友，女性，因为以前经常弯腰，导致现在腰部肌肉僵硬，最近腰部活动受限，腰部能明显地摸到结节，因为身体较虚，所以在腰部艾灸，但第二天起来腰会酸，这是为什么？

答：这是腰肌劳损，按摩、理疗、针灸都有很好的疗效，中药独活寄生丸是治疗本病的专药，可试试。

8.张存录：我母亲前些日因胆囊炎住院，虽然这个病已好转，但由于贫血，经常头昏，请问吃什么药好？





答：贫血引起的头昏是比较好治的，归脾丸、八珍益母丸、天王补心丹均为治疗贫血头晕的可选药。当然如果你妈妈的血红蛋白在6g以下，还需要输点红细胞。

9.王天柱：婴儿产后百天，母乳喂养，大便每天两到三次，有点稀伴泡沫，一放屁就会遗屎，口服小儿促消化药不见效。应该做哪些检查？应该吃什么药？

答：一百天的婴幼儿，如果是母乳喂养，要注意喂养的时间和每次喂养的乳量，不可过多也不可过少，如果你选用奶粉则应首先注意奶粉的质量和出场的时间，选取公众信任的品牌，婴幼儿大便两三次不算多，不一定就要吃药，如无其他症状可暂时不管。

10.玲：6岁男孩，三、四岁时脸上出了几块硬币大小的白色斑，不是很明显、不疼不痒、没有屑，如果是白殿风要怎么治啊？

答：可能是患有白癜风，此病有遗传倾向，面部不宜采用外用药，以免局部刺激扩大病损。中药可试采用破故纸、白蒺藜、黄芪各等份共研为末，过箩，75%酒精浸泡三天三夜，取上清液，棉球局部轻敷。

## 2014年7月28日

1.茉莉花开：请问中度贫血会引起发烧吗？要怎么调理？

答：贫血的种类很多，有再障、再生不良、巨幼贫、失血性贫血、缺铁性贫血，还有各类继发性贫血。在贫血的某个阶段，合并感冒或感染就能发烧，如果伴有发热就不是随便调理一下的问题，需住院治疗，查明发热的原因，才能有比较好的效果。

**2.胖龙：我从网上查了一下，说目前还不能根治风湿病，是不是真的？李少波老先生的真气运行法能治愈风湿病吗？**

答：风湿病的治疗方法太多了，每一种方法都有完全治愈的病例，但是这种病是否痊愈的因素还不仅是大夫的治疗方法，患者的服药、工作性质、气候条件、精神状态都有一定作用。我治疗的风湿病很多，大部分都能治愈，也有少部分病人不能治愈。真气运行肯定对治疗风湿病有好处，也不能够说全能治愈。

**3.飞翔兰天：乳腺纤维瘤中医有啥好办法治疗吗？**

答：如果乳腺纤维腺瘤没有症状，我的意见可以暂时不去管它，刻意要去把它除掉当然手术效果最好，但会复发。

**4.红色石头：我有一个同学，女性，21岁，这几天胸前区针刺样疼痛，深呼吸的时候疼痛感更强，急求解答！**

答：估计你的血压比较低，也许还存在贫血，这两个因素都可以引起冠状动脉供血不足，从而产生上述症候。

## 2014年7月29日

**1.挑战自我：47岁，女性，每日晨起手部肿胀，这种情况有一周了，现眼睛也肿得厉害，查黄体酮是正常值的1/12，这是怎么回事？**

答：你已经47岁，进入了围绝经期，孕激素水平的下降是正常现象。当然，这种现象对大多数人来说都不会产生严重的临床症候，你却产生了明显的症候，就叫作围绝经期综合征，是内分泌紊乱的现象。我的经验是中医中药辨证施治优于西医的激素疗法。

**2.在水一方：手足口病愈后手指甲脱落怎样治疗好？**

答：建议口服郎迪，迪赛诺试试，不行的话再找中医辨证施治。

**3.赵小磊：母亲最近特别爱出汗，之前她是很少出汗的，有什么方法可以调理吗？**

答：你母亲多大年龄，是否到了围绝经期？这个时期内的中年妇女常见地出汗现象是围绝经期综合征的表现，建议查血脂、血压、血黏，看有无高血压、早期动脉硬化，这些因素的异常也可以产生出汗。

**4.为国为民：八珍糕怎么做？**

答：八珍糕我过去做过，将四君子汤、四物汤所属的八味药等量水煎3次，每次1小时，3次取汁合之，加白糖或蜂蜜（药汁之1/3量），文火再煎煮，徐徐搅拌，蒸发水分，成膏状，内储、备用。

**5.刘明涛：孩子5个月大了，母乳已停，最近孩子吃奶粉腹泻，吃药也不好，这是怎么回事？**

答：孩子脾胃虚弱，建议参苓白术散适量与优质奶粉混合喂养，三日后去参苓白术散，单用奶粉喂养，则会消除症状。

**6.周春伟:儿子刚出生15天就起皮肤湿疹了，请问如何治疗，平时注意什么？**

答：婴幼儿湿疹用氟氢松软膏疗效不及黑豆馏油软膏，但因前者无色、无嗅、无味而首选，后者则气味较大，不宜首选。

**7.雅哥：40岁，女性，患有溃疡性结肠炎已8年了，常吃美沙拉嗪肠溶片有什么副作用吗？**

答：美沙啦嗪属于水杨酸类合成药物，能抑制胃肠道炎性介质，使其炎性反应减弱，并无根治作用，溃疡性结肠炎带有鲜明的自身免疫倾向，它的炎症属于非特异性炎症，不是先有炎症而产生自免反应，而是先有自免反应而后产生的炎症反应，长期服用此药，会导致肠道菌群失调，建议中医中药治疗，我的经验是中药有治本作用，可以好转。

**8.陈小雨：乙肝大三阳有治愈或转小三阳的可能吗？要吃些什么药？**

答：大三阳转小三阳是乙肝治疗的近期目标，服用一年的大转小率：恩替卡韦40%左右，拉米夫叮30%左右，阿德福韦酯为20%左右，我用上述三种药物之一，合并中药汤剂一年的大转小率都有成倍的增长。

## 2014年7月30日

**1.汪青：先天性缺氧性小儿麻痹有什么运动康复方法可以治疗吗？**

答：小儿麻痹后遗症通过功能锻炼可以产生部分恢复，要完全恢复是不容易的。走路以稳妥为宜，尽量不要摔跤，经常摔跤可导致额外的骨损坏。

**2.鄭幺妹：女性，25岁，手指甲表面不光滑。背上有很多痘痘，不痛不痒。身上只要有破皮的地方，疤印就一直消失不了，小腿毛孔多年堵塞，不知是不是毛囊炎？早晨起床时，嘴角就有白色的异物（像线头），我该怎么治疗？**

答：你的表皮代谢有问题，才会出现上述症状，且你是斑痘体质，建议口服郎迪，迪赛诺试试。

**3.0402：银销病治疗康复后出现手指关节疼痛，这是怎么回事？如何治疗？**

答：银屑病本身可合并关节疼痛，叫作银屑病性关节炎，对银屑病的治疗仍应持续，不然会复发，关节炎的治疗请中医辨证施治最好，疗效确切、可靠。

4.冬冬：我20岁，消化不良，胃胀、嗳气、口臭、便秘，应该吃什么药，注意些什么？

答：你有慢性胃部疾患，常见的是慢性浅表性胃炎或慢性萎缩性胃炎，中医辨证属胃火炽盛，黄连汤、半夏泻心汤有效，通过辨证论治疗效更加确切。

5.孙璠瑜：28岁，患中度脂肪肝，舌边有齿痕，检查生化总胆红素和直接胆红素数值偏高一点，血常规检查红细胞、白细胞、血红蛋白浓度和红细胞压积数值均略高于正常值，最主要是感觉舌下静脉血管胀的厉害，很粗特别是左面的那根比右面的粗，怎么办？

答：28岁的人不应该有脂肪肝，如果有应该查血脂、血压、血黏、血尿酸，你的双亲有无肥胖及上述“三高”？这是代谢综合征，有一定的遗传性，检查完后，如果是单纯的脂肪肝，加强锻炼，清淡饮食，既是预防，又是治疗措施。

## 2014年8月1日

1.岳春：孩子现在15个月大，今天宝宝大便时就哭，我感觉是宝宝肛门疼，因为肛门周围比较红，而且这段时间宝宝老是用手抓外阴，请问是怎么回事？

答：孩子可能有蛲虫，在夜晚孩子睡着时，有小的白线虫自肛门出，可服用肠虫清即阿苯达唑。

2.于考建：我家小孩3个月，拉肚子拉了10多天没有好转，化验说没有什么异常。吃了思密达，也吃了妈咪爱，还没有好转，针也打了，想问下您该怎么办？

答：孩子是消化不良，服用西药不行，建议服服中成药试试。

如参苓白术散，健脾丸等。

**3.蓝天：女性，37岁，白带黄稠像豆腐脑一样，小腹痛胀，每天下午自感下肢肿胀，请问中医上这是什么病？有对应的中成药吗？**

答：有无下身发痒是很重要的，如无下身发痒则按感染性的阴道炎和附件炎治疗，如有下身发痒则应考虑滴虫或霉菌性阴道炎。

**4.灰太狼：我父亲今年63岁，经检查$L_3$～$L_4$膨出，椎管有效矢状径为1.5cm双侧隐窝已狭窄$L_4$～$L_5$椎间盘膨出硬膜脊囊受压，椎管有效矢状径为0.8cm双侧隐窝已狭窄。$L_5$～$S_1$椎间盘膨出硬脊膜囊无受压椎管有效矢状径为1.2cm，双侧隐窝无狭窄。怎么治疗？**

答：你这是椎突，也就是椎间盘突出或膨出，睡木板床为大家公认的好办法，具体方法为硬板、脱光仅留衬裤、平卧，每天坚持16小时，6个月后大部分见效，如未见效考虑你睡的时间不够、方法不对。

**5.王雪丽：扁桃腺炎有何预防办法？**

答：扁桃体炎也叫扁桃腺炎，扁桃腺炎一经发现应坚持治疗，如果不予理睬任其发展，还会引起一系列的合并症，诸如咽、鼻、耳、喉等的炎症，上可以引起气管炎、喘息性气管炎、肺炎等；如无扁桃腺炎，专门预防扁桃腺炎的既定方法还没有看到。

**6.幽你一默：去年夏天经常对着空调睡觉，以致左边胳膊疼痛，左侧上腹疼痛，经常咳白痰、便溏、腹胀、易上火。咽部容易出血，头发里和额头上有毛囊堵塞的情况，按上去很疼，压迫神经的感觉，睡眠差。请问这是怎么回事？**

答：你这不完全是空调引起的，左上腹疼痛应该考虑有无胰腺炎，经常发现胰腺炎的患者不光是消化系统还会引起全身植物神经功能紊乱，左半身感觉异常应该去医院做系统检查，不要以为是空调所致而延误了病情。

# 2014年8月4日

**1.刘劲梧：我今天感觉咽部有血腥味就咳嗽了几下，看到痰里伴有血丝，是怎么回事？我有慢性咽炎病史。**

答：慢性咽炎可以引起出血，慢性鼻炎也可以引起出血，如果血是鲜红色、量少，则咽部出血的可能性较大，建议中成药养阴清肺丸，百合固金丸服服观察。

**2.贾哥：我同学父亲50岁，兰大二院诊断为恶性神经鞘瘤，医生说没办法治疗，请您指点怎么办？**

答：神经鞘瘤多可全身泛发，屡切屡发，经久不愈，对放化疗不敏感，建议长期服用中药，可改善临床症状、延缓复发。

**3.李燕：宝宝两个月大，最近一个星期拉绿色大便，精神蛮好，吃睡都好，纯母乳喂养，请问是什么问题？**

答：绿色大便也属正常大便，不必要过多介意，只要孩子精神好、吃奶好就不必要过多的担心。

**4.微笑背后的泪：家中老父得痛风有两三年了，一直反反复复，不是手肿手痛就是脚肿痛，有什么药可以缓解吗？**

答：不知你父亲多大年龄，治疗痛风的药物很多，引起手肿脚肿的情况还可能有：①类风关；②慢性前列腺炎引起水肿和关节疼痛；③慢性肾脏疾患。所以建议更加具体的做一些相关检查。

**5.秀秀：请问有没有中成药可以治慢性盆腔炎？我患盆腔炎、慢性阴道炎、乳腺增生，曾因计划生育上环后月经不正常，现在取环已经两个月，月经还不正常，经后期不干净，常常腰痛不能忍受。**

答：你是附件炎导致的阴道炎、子宫内膜炎、盆腔炎、盆腔瘀血综合征，这些病中的任何一个都可以带动全部病情的发展，中医、西医都有很多方法治疗本病，相比之下中医中药辨证论治疗效较好，你可到中医门诊治疗。

**6.吴结华：我老婆32岁，月经量少，白带多而黄，小腹偶尔会阵痛，白带检查杆菌（++），白细胞（+++），超声提示：宫颈囊肿，盆腔少量积液，这种情况要不要紧，怎么治？**

答：你的病和刚才的那位患者大同小异，还是由附件炎所引起的盆腔炎，宫颈囊肿是纳氏腺囊肿，也是盆腔炎所致，单纯的西医消炎有作用但是不能治本，中医的活血化瘀、清热解毒、除湿止带、调节冲任等综合治疗，疗效非常显著。

**7.LUMA：女，35岁，膝盖怕冷，不能吹空调风扇，也不能吹自然风，最近几天头晕耳鸣，这会是什么问题呢？耳鸣与月经刚过有关系吗？**

答：怕冷怕风是外感或其后遗症的特点，如果你前些日子没有感冒，应该有全身关节疼痛，这是反应性的关节炎，大部分来自产后体虚，这样的人经常怕冷恶风，从西医观点来说属植物神经功能紊乱范畴。

**8.丹：请问我左侧鼻孔总是流鼻血是怎么回事？没有外伤、天气不干燥、春夏秋冬偶尔都会流，且每次都是左侧，右侧不流，这是怎么了？**

答：如果你没有血液方面的疾患，单纯的鼻出血也是非常多见的，鼻黏膜下一处血管非常裸露是引起鼻出血的常见原因，中医中药有很好的疗效，几副药就能解决大问题，必要时来我的门诊。

**9.曾经拥有：从去年开始左脚掌上长些像鸡眼一样的东西，不疼不痒。开始有针尖那么大小，后来大了，这是什么病？喷过唯达宁也不管用。**

答：这就是俗称的鸡眼，属疣类疾患，向外长者名曰疣，向内长者名曰鸡眼，不外不内平铺者为胼胝，对这种疾病还没有非常理想的药方。

10.蓝天：我妈妈没有下身发痒，但经常有腰困，这个月白带特别多，而且每个月排卵期都肚子痛得厉害，特别是左下腹，月经推后3~5天，痛经情况不严重，小腹胀。请问是什么病，怎么治疗?

答：根据所述症状，你妈妈的病为附件炎、月经不调、痛经，建议来门诊辨证治疗。

11.陈小雨：7个月的宝宝厌食、腹泻，早晨空腹吃东西呕吐，要给些什么药？能喂参苓白术散吗?

答：可以，参苓白术散就适合婴幼儿消化不良。

12.冬：我每天早上洗完脸眼睛里就一直有丝状的白色分泌物，这是什么原因？而且这种情况有将近半年时间了，左耳朵听力下降，经常耳鸣，这是什么原因?

答：你最大的可能就是沙眼，先买些适合沙眼的滴眼液，如果不行就找眼科专科治疗，另外，你还患有神经性耳鸣，需长期治疗。

13.小松鼠：我爸爸61岁，患甲亢10多年了，2011年吃了一次碘[131]，目前还是没有好，现在只能靠吃西药来缓解病痛，一停药就会很不舒服，容易感冒发烧。脖子不大，眼球突出，乏力，手脚发抖。喜欢吃肥猪肉，但是却越来越瘦。我爸爸的病还能治愈吗？要吃什么药呢?

答：甲亢时间长了，丙硫、甲硫氧等药物久而久之疗效就会不明显，你可改换中医中药治疗往往“柳暗花明又一村”。

14.高婷：我父亲52岁，四肢关节酸软已4年有余，夜间以及关节受凉吹风后酸困感加重，现在影响正常生活，夜间不舒影响

**睡觉，查过风湿及其他生化未见异常，请问该如何治疗?**

答：估计有退行性骨关节炎，中年以上的人，或轻或重这种关节的改变占50%以上，要补钙剂、维生素之类，建议口服郎迪，迪赛诺营养神经的药物。

## 2014年8月6日

**1. 陈浩：裴教授，我肚子没法吃凉的，也不能吃辣的，在饭馆吃饭马上就想上厕所，不是拉肚子，但是有点痛，昨天看中医开的药合适吗？毕澄茄10g，黄连6g，干姜3g，白术10g，防风5g，白芍15g，陈皮10g，白扁豆15g，诃子20g，生草3g。**

答：你最少有浅表性胃炎，这种胃炎经常合并胃肠道的过敏，过去叫过敏性肠炎，现在叫肠易激综合征（IBM)，这个方子很好，基本上还是香砂六君子体系，这个方子应该见效，你先服一段时间试试。

**2. 王熊熊：静脉曲张除手术外有什么治疗方法?**

答：是哪里的静脉曲张，如果是下肢静脉曲张当前最确切的治疗方法就是手术，我也用中药治过许多静脉曲张，有一定疗效但没有根治效果。

**3. 碧水蓝天：女性，66岁，医院诊断子宫脱垂Ⅱ度，现准备手术。术前可否饮山药西洋参瘦肉汤？术后呢?**

答：66岁的妇女，子宫Ⅱ度脱垂，我看就不一定做手术，因为一个较大的手术对老年人来说会破坏机体的反应性，降低机体的免疫功能，如果全身还有其他疾病就会形成骨牌效应，由此身体健康状况每况愈下，这是我个人的观点，不一定会被现代外科医生所接受，我建议你吃一段中药，常服补中益气丸、六味地黄丸、归脾丸等，必要时加以升阳举陷等汤剂。





**4. 天线宝宝：我28岁，卵巢早衰能治愈吗？还有就是霉菌性阴道炎除了用你开的药熏洗外，还用西药清洗阴道深处，放外用药吗？**

答：治疗霉菌的市售西药很多，有局部的也有口服的，中药汤剂可以在治疗卵巢早衰的复方中加入一两味中药，如马齿苋、白头翁、土茯苓、苦参等。卵巢早衰中医治疗占优势，我治疗过的卵巢早衰有一半以上都能治愈，当然还要看具体情况。

**5. 梦舒：母亲60岁，做彩超肝囊肿。有点脂肪肝怎么治疗。脂肪肝严重吗？**

答：肝囊肿如果在3cm之内就不必要去治疗。饮食上以清淡饮食为主就可以了，不会对健康形成明显的影响。脂肪肝胖人几乎程度不等的都有，也不必过于去介意，也是以清淡饮食为主，加强运动，当然严重的脂肪肝也会形成肝功能破坏，甚至发展成肝硬化。

**6. 随风淡去：我女儿，26岁，体重50kg，身高154cm，体重最重时55kg，因月经不正常，几个月才一次，一年前在北京大学第三医院查出多囊性卵巢，一直在吃西药（一种避孕药），曾经吃过两个月的中草药，没有多大效果。从网上查可能会不孕，这个病怎样才能治好？**

答：多囊卵巢还是去看中医为好，它不是卵巢囊肿，因此不能手术，它是卵巢内多发性囊泡，因此它主要影响卵巢功能，使卵巢功能衰退：月经偏少、推后、停经、向心性肥胖、多毛、不育。中医中药采用活血化瘀、软坚散结、清热解毒、疏肝理气、调节冲任，长期治疗有治愈的病例，我曾经治愈过不少人。

**7. Eva：前列腺炎致小腹胀痛，不能长时间憋尿（尿急不太明显，无尿频、尿不尽、无滴白，多次化验无细菌，常规白细胞稍**

**高），尤其是坐车尤为明显。**

答：前列腺炎是能引起小腹胀痛，但应该多少有一点膀胱刺激症状，你一点膀胱刺激症状都没有，小腹胀痛还不能完全认为是前列腺炎引起，还要考虑过敏性结肠炎、局限性回肠炎等。

**8. 爱旅行：我的脚心从两年前开始长水泡，破皮以后就干掉脱皮，也不像是脚气，因为它不传染，现在脚背上也长了，这是怎么回事呢？**

答：北方人的脚气大多数是脚癣，脚癣既能合并感染又能合并湿疹，由于足部很难保持清洁卫生，这种病就会屡治屡发、经久不愈。

**9. 周雄：我手脚出汗很厉害，还伴有虚汗，人也很瘦，这是什么病，有什么好办法治疗吗？**

答：中医认为出汗有两种，自汗或盗汗，前者是阳虚不固；后者是阴虚盗汗，手脚地出汗如果是在白天则应归于前者，用现代医学的话说就是体质虚弱，如果没有身体器质性疾病，建议用黄芪泡水长服，就会有效。

**10. 在水一方：女性，48岁，年轻时被窗户里的寒流吹过，坐月子时左脚受凉，现左边身子不能见风，稍一凉就痛，而且左边脸部又痛又麻，晒过后也痛，风吹日晒都会变红且痛，请问这种症状怎样治疗好？还能治愈吗？**

答：你这属于周围神经炎，中医则称为风湿疼痛，如果是产后因风而得则谓之产后风，中医治疗此证方法多样、疗效确切，常在祛风胜湿的同时还要考虑活血化瘀，所谓治风先活血，血活风自灭。

**11. 在水一方：我今年26岁，好几年了老是感觉腰痛，前几年一直以为是累的(我那时是站着工作12个小时)后来工作8小时感觉缓解了好多就没在意。最近又觉得痛的严重还总感觉腿没力**

气，一点精神都没，很疲倦，请问这是怎么了？



答：这样的疼痛，大多数是腰肌劳损，如果是女性还要考虑附件炎或盆腔疾患，因为这些病都会引起腰痛，总之腰痛是比较好治的，找中医看看就会取得满意的效果。

## 2014年8月7日

1. 梦舒：我有慢性胃炎，有时痛，吃什么中药治疗好？

答：慢性胃炎有疼痛症状的患者，估计有糜烂或者是合并溃疡，建议服用香砂六君丸、摩罗丹试试。

2. 贾英：胸部纤维瘤可以中医调理好吗？

答：如果瘤体不大也无症状，可以用中药慢慢调理，也可配一副丸药，让其慢慢发挥作用，必须做好长期治疗的准备。

3. 刘祺：我的手掌和脚掌一到夏季就脱皮，每年都是，这是什么情况？会不会是缺少什么维生素呢？

答：中医管这叫鹅掌风，是真菌感染，属手癣范畴，可以采用特比萘芬外擦，当然为了加强皮肤屏障还可口服VitC、VitA、VitD等。

4. 琳子:女，30岁，眼睛干涩，易疲劳，口易干，舌质红，舌前部少苔，舌后部有苔发黄，常伴有齿印。手心发热，月经量少，偶尔有点耳鸣，这是不是肝肾阴虚，该用什么药调理？

答：如果你没有其他器质性病变，单纯这一症候属中医肾阴虚范畴。眼睛干涩则属例外，请检查有无沙眼，长期服用六味地黄丸、知柏地黄丸、杞菊地黄丸试试。

5. 冯春燕：我家宝贝6个月了，除了要睡觉的时间才会吃东西，现在睡眠也少了，东西又不肯吃，我要怎么办才能让她醒的时候肯吃东西呢？

答：其实你这个孩子是个正常宝宝，不必过分去干预，“风也没动帆也没动，是你的心在动”，当前由于独生、晚生，宝宝太贵重了，父母十分溺爱，其实孩子是好的，过分的干预宝宝，使其无病而生病者不胜枚举。

6. 侯晶晶：吃饭手夹菜会发抖，是怎么回事？

答：你这是家族性的震颤，这样的情况很多不必过于操心，目前还没有一个很好的办法。

7. 淼淼：女孩，1岁9个月，有点地图舌，反复出现，最近在服醒脾养儿颗粒，之前未做治疗。请问该病怎么治疗？

答：我不知道你所说的醒脾养儿颗粒是个什么药，我还没用过这个药，不过我的经验是这种舌象不一定和胃肠消化有关，而是和小儿的自身免疫状态有关，建议口服胸腺肽胶囊。

8. xx：我25岁，月经特别不正常，以前偶尔会正常按月来，后面变成两三个月来一次。最近快五个月了一直没有来，未婚，没有性生活，这是怎么回事？

答：你这是内分泌功能紊乱，雌性激素分泌较少，我的经验是用中药，中药调节冲任的方法疗效最好，用激素疗法对于未婚妇女来说并不是理想的疗法。

9. 周桃圆：男性，22岁，较胖，五月份查出痛风，尿酸值527，吃了半个月别嘌醇片后尿酸值降到300左右，期间大概一个半月痛风没发作，暑假里没注意饮食，痛风又发作了。请问我该怎么治？还有痛风能痊愈根治吗？

答：基本吃素、加强运动、多饮水是痛风治疗的三大原则，秋水仙、别嘌呤、丙磺舒只是疼痛不可忍耐时不得已而为之，其实上述三药都能损害肾脏，个别病人会出现肾功能不全，不能长期服用，即使短期服用也有损害肾脏之虑。

**10. 独乐乐众乐乐：刚出生半个月的小侄女身上长了很多痱子，怎么办，痱子粉又没什么效果？**

答：可以用痱子粉，刚出生的婴儿对热、环境不太适应出现痱子是常见现象。

**11.夏天：卵巢早衰具体什么症状？还有，做了一次人流术，去医院复查的时候医生说要是准备再怀孕的话，在怀孕前要查四项病毒，这个要查吗？都查什么？**

答：卵巢早衰的症状就是月经量少、推后、隔月、痤疮、眶上母斑，孕前检查的常规检查有条件就去做，尤其是病毒检测。

**12. 陈浩：两岁孩子的附睾炎，中药是不是要强过打头孢，中药和头孢可以并用吗？**

答：西药和中药都能治疗此病，中药也好西药也行，或者中、西药并用都可以。

**13. 梁红：女，30岁，有慢性胆囊炎，还有胆囊息肉，没有明显症状。而且胆囊炎从读初中的时候就发现有了，但这几年又发现有胆囊息肉。请问这种病还治得好吗？吃中药还是要手术呢？**

答：说起来这是一个常见病、小病，西药中药都能治愈此病，中药治疗不仅能缓解症状，还可将息肉消除。

**14. 一：我现在夜里不吹风扇还浑身冻的起鸡皮疙瘩，身体冰冷，手心却全是汗，怎么回事？**

答：也许一开始你的病与吹风扇有关，一旦形成以后这种症候还会持续一段时间，不是说不吹风扇就好了，从西医观点看过分的吹风扇引起了植物神经功能紊乱，这种植物神经功能紊乱的自我调节还需要一定过程。

## 2014年8月8日

**1. S501J：男性，26岁，未婚，平时喜欢吃辣的东西，额上经常起一些痘痘，不仅如此，耳朵里面也有，能挤出像是脂肪粒的东西。请问这是什么？在生活中，有什么好的办法和注意的地方？**

答：这还是痤疮，其实也就是毛囊炎，因为在雄性激素偏高的情况下容易出现，所以男性青年通常会有。如果轻微，就不必刻意去做治疗，如果比较严重，尤其是具有瘢痕体质的人，经常容易留下瘢痕有碍观展，就需要进行治疗了，中药的辨证施治疗效较好，你可找中医看看。

**2. S501J：滑膜炎有什么好的治疗方法？或者平时应该注意些什么？**

答：滑膜炎通常是退行关的表现之一，关节腔积液会影响关节活动，西药的止痛剂以及玻璃酸钠关节腔内注射，仅有一时之效，中医辨证论治以及药渣热敷有效，因为此病属于关节慢性磨损所致，平常应注意保护关节，不能做剧烈的负重和活动。

**3. 丁震：70多岁的老人轻微摔了一下，摔后半小时昏迷，已经四五天了，胳膊和腿能够活动，只是手指无力，站立无力，主要是什么原因？**

答：老人摔倒出现了昏迷，首先要考虑颅内有无出血，脑组织有无震荡、挫伤，应去医院做颅脑CT，以明确诊断。

**4. 草原汉子：男性，36岁，查出两眼干涩，眼角老有白色分泌物，还有结膜炎，医院开得眼药水，用20天没任何效果，再没用过任何药，眼睛时好时坏，都不敢和人直面交流，这病有治愈好的吗？**

答：首先要考虑有无沙眼，其次再考虑卡他性结膜炎，后者常和过敏有关，可用氢化可的松眼药水试试。

**5. 颖璐：男性，48岁，腰痛，请问腰椎间盘突出和骨质增生该用理疗还是药物疗法？怎样能治愈？**

答：首先要确诊是椎突还是增生，如果是前者则应睡木板床，这是最简单有效的方法，如何睡，以前我讲过多次了，你可以参考我回答过的相关问题，如果是后者，推拿、按摩、小针刀都可试试。

**6. 飘落的雪：我女儿八岁多，自小就不爱吃饭，尤其是蔬菜，鼻梁眉心等处经常出现青筋，面黄肌瘦、头晕、全身无力，而且消化不好，吃点凉性食物，就会不自觉地把大便弄到衣服上，大夫看过说是脾胃不和，吃药也不见什么效果，吃什么药？应该怎么治疗？**

答：七八岁的孩子，不吃菜是个大问题，蔬菜里包含着微量元素及各种维生素，不论成人还是小孩都需要每天吃菜，不吃菜就会出现各种各样的不健康症候，因此你要鼓励孩子多吃新鲜蔬菜。当然已经形成的胃肠道消化功能减退还需用中药去调整，颜面微黄、食欲不振、腹胀、腹泻都是脾胃气虚，升降失施的表现，中医通过辨证调理就会好转。

**7. 秋：女性，38岁，身高158cm，体重约55kg，育一五岁男孩，现每月的月经量很少，两三天基本就完，头发干枯脱发严重，有轻微地中海贫血，视力差这两月感觉视力越发模糊，好像还有点重影，脸多褐斑，有时会腰酸背痛，咽喉多说几句话容易咽痛嗓音嘶哑，经常感觉浑身无力，请问这什么病，该看什么科，怎么治疗？**

答：如果是“地中海贫血”那就严重了，它属于先天性溶血范畴的贫血，很不好治，不知你有无确切的诊断史。

**8. 独乐乐众乐乐：3岁小孩，大哭就咳，大笑也咳嗽，一咳就吐，精神倒不错，是怎么回事？**

答：这样的孩子经常有慢性咽炎，正因为有慢性咽炎，大哭、大笑都能引起咽部的不适，从而引起咳嗽或呕吐。

**9. 冬：我老公28岁，现在晚上睡觉打呼噜打得很厉害，感觉嗓子里痰塞住的样子，他抽烟抽的比较凶，还有点微胖，他打呼是不是跟这两点有关系啊，吃清肺的药管用吗？**

答：28岁就打呼，应该及时治疗，因为打呼的人出现心血管疾患的几率比常人要多，因此治疗打呼成为预防心血管病的有效措施，国内发达地区医院近几年纷纷新设了鼾病科，专门治疗此病。

**10. 辛夷：我今年48岁，最近半年感觉两手中指关节痛，不能自主屈伸，而且感觉越来越重，手放热水里症状明显减轻，到医院查风湿因子都没什么问题，这是咋回事，怎么治？**

答：类风湿因子虽然没有问题还是要首先考虑类风关，要抓紧治疗，争取将此病消灭在萌芽状态。

**11. 吴结华：男性，五岁，流鼻涕，咳嗽（早上起床后咳，平时很少）一个月。吃过一星期药，未见好，隔两天又吃了一星期的药，还是没好，这是为何，另外天热出汗特别多，尤其是背部和鼻子、嘴唇周围，像水珠一样，身体表面凉，这正常吗？**

答：习惯性感冒经常是慢性过敏性鼻炎的合并症，你的治疗措施也许不是非常正确，因此争取一次治好，感冒治好后对慢性鼻炎还要继续治疗，争取好转。

**12. tzhzhx：睾丸下有时有硬硬的小块，腰困，有时睾丸痛。拜求附睾炎治疗方法。**

答：我向来不主张随便给病人个方子，因为方子是有限的，病情的变化是无限的，中医的特点就是通过灵活辨证施治才能适应这一无限变化的病情特点。





## 2014年8月11日

1.股市小人物：荨麻疹吃什么药可以治疗，主要是在腿部，有红色小疹，只要用手抓就会发展成一大片，疼痛并瘙痒。该怎么治疗?

答：荨麻疹是急性过敏性疾患，属于变态反应第一型，首先你在近期内不要吃肉蛋奶、豆类，他们属于异类蛋白，尤其是鱼虾。西医有很多治疗方法，譬如马来酸氯苯那敏，赛庚啶等，但比不上中医的辨证论治，建议你找中医门诊就诊。

2.一诺妈：我爸爸今年50岁，脚掌那块肉发白皮很厚，有股很难闻的味道，像是肉臭了一样，看过医生，医生也没说出个所以然来，这种情况已经一年多了，你看他这是怎么了？平时走路比较多。

答：前面我说过了，这是结缔组织增生，当然也可能合并病毒感染，向外长的叫疣，向里长的叫鸡眼，弥漫散开的叫胼胝体。

3.正在逝去的青春：月经周期每月都会提前一星期，呈黑色血块。小腹痛。手心脚心爱出汗，睡眠差，易疲劳，之前有医生诊断说是卵巢早衰，结果药吃到一半怀孕做人流，药就停了。如何治疗?

答：这不是卵巢早衰，这是月经不调，估计你妇科有炎症，除了腹痛外应该还有白带，中药辨证施治疗效很好，要抓紧治疗。

4.张岩青：肝癌患者，女性49岁，昨天到今天恶心的厉害，有什么办法吗？她正在服用胃安康和古圣二号及中药，钾也补了。

答：如果厉害，你可以来门诊专门治恶心呕吐，肝癌不是一两句就能说清的，希望你及时来，进行辨证论治，或许还能多活一段时间。

**5.丁震：老人摔倒出现了昏迷，头颅CT，脊柱核磁共振都正常，已经四五天了，胳膊和腿能够活动，只是手指无力，站立无力，主要是什么原因？**

答：那应该就是脑震荡后遗症，脑震荡可以出现多种后遗症，中药采用活血化瘀、镇肝潜阳等方法通过辨证论治，疗效确切。

**6.石惠文：我现怀孕快两个月，但因为我之前坐月子没注意落下许多月子病，想请教这孩子是打掉对我身体伤害大还是生下伤害大一些？本人33岁，已育两个孩子。**

答：过去这样的事情很多，计划生育以来就少了，孩子和大人不会受影响，就看你自己的经济条件和政策是否允许。

**7.付文鹃：我母亲54岁，常年在农村做体力劳动，患有腰椎和颈椎病，尤其是颈椎，压迫了神经。现在左手已经出现麻痹的现象，经常痉挛，要好几分钟才能把手指伸直。去过针灸，没多大效果，请问有什么办法，吃哪些药？她一直睡木板床。**

答：睡木板床只是治疗腰椎病的办法，对颈椎病没有疗效。你的上肢麻痹是颈椎病所致，把重点放在颈椎病上，颈椎病理疗、小针刀、轻手按摩有效，中医中药也有效，但要坚持，不到迫不得已，不主张手术。

**8.猪猪：男性，29岁，需要孕育下一代，但患有湿疹，反反复复，干脆让其自然。反倒比去年情况好些。最近在辟谷，希望辟谷养生法能对我体质提升有帮助，想听听您的看法。**

答：年轻人不要辟谷，辟谷是道教用来练功的饮食疗法，对于中老年人来说，短暂的辟谷对身体有好处，尤其是高血压、动脉硬化、糖尿病、肥胖等人，但长期辟谷也会使身体衰竭，甚至一蹶不振，湿疹对生孩子毫无影响，该生还要生。





9.S501J：做完阑尾手术已经三年了，可是还会感觉到疼痛，平常会吃一些消炎药，可是感觉没有什么作用。这是怎么了？需要做一些什么检查？或者有什么好的药物？

答：这是阑尾残端炎症，要及时治疗，否则会导致邻近器官的发炎，进而有出现肠粘连的可能，中医中药有很多行之有效的方药，但必须辨证论治。

10.郑州免费租房：现年29岁，眼睛从20岁开始就有了花眼的倾向，而现在若想顺利的读书学习，就需要150°~200°老花镜的帮助了。我这样算是正常的吗？反之，有没有纠正的良方？

答：老花就是远视，一般45岁以上的人才开始逐渐出现老花，你20岁就开始老花，有点太早，这和遗传基因有关，也不能说是一种病。

11.zhaojunping：我是大三阳，吃了您一年药现在成小三阳了。因胆囊炎睡下来一直肝区不舒服，并且有前列腺炎。这次方子里您加了治这些病的药，但最近小腹下会阴两侧胀，咕噜咕噜不舒服，这是什么原因？

答：还是前列腺炎所致，继续服药，把药吃完后来复诊。

12. 幸福快乐：我的胃一到立秋就难受，一到春天就好了，为什么？

答：秋与夏之间谓之长夏，此为多湿季节，外湿与内湿相合则易泄泻。

13. 乔璐璐：孩子舌上面像溃疡，有时面积大往四周扩张就没了，再起下一波。睡觉时呼出来的气是臭的，吃饭没事。不敢吃沙的西红柿。

答：这就叫地图舌，一般是植物神经功能紊乱的表现，植物神经功能最敏感的部位是胃肠，口臭使然，应在调节胃肠功能的同时，还要再注射一点胸腺五肽，疗效会更好。

**14. 慧：我是一名子宫腺肌瘤患者，今年41岁。一个月前因为痛经加重做了超声影像检查。诊断结果是：子宫前位，宫体大小为8.6cm×5.0cm×3.9cm，轮廓清晰，形态不规则；内膜厚度为0.4cm；前壁见3.0cm×2.3cm×2.5cm团状低回声，边界欠清，间有不规则无回声。这种病用中药能治愈或缓解病情吗？**

答：可以，中药治疗子宫肌瘤直径在5cm以下的大部分有效。

**15. 悟心：我儿子九岁，在感冒期间得了过敏性紫癜，经查血查尿，没有发现器官损伤，现在腿上的紫癜也已消失，是不是要查过敏原，如查准确性能有多大？**

答：再不要查过敏原了，大千世界无奇不有，你能查出什么，最容易引起的过敏的有肉蛋奶类、鱼虾海鲜类、豆类、菌类，大体上将上述类型的食品禁食一年以上。

## 2014年8月13日

**1.李阳：一到夏天我就会经常出汗，不动还好，稍微干点体力活就不停出汗（室内），而且量大。我这是病吗？**

答：动则出汗称之为自汗，中医认为“腠理不固，则时有汗出”，所谓腠理不固就是脾肺气虚，不能固表，所谓脾肺气虚，用现代医学的话说就是免疫系统和植物神经功能系统功能尚需调节。

**2. 496557154：女，25岁，未婚，脱发。因为环境的变化最近脱的更严重，脾气易怒，其他都说正常。请问这该怎么调理，中医有没有什么方子治疗脱发的？**

答：25岁的女性脾气大说明有内分泌紊乱。内分泌紊乱引起了植物神经系统紊乱，交感神经占优势。俗话说“男大当婚，女大当嫁"，25岁没有结婚就会出现上述表现。25岁的研究生、博士生因为有事业心不结婚，自己仍能心平气和，是由事业心使然。

**3. 燕语：我有个女同事，今年32岁，25岁那年结婚后就得了小脑萎缩，后来生了个女孩，西医也看了不见效果，小脑萎缩能治疗吗？**

答：小脑萎缩的原因是什么应该查明：①外伤；②动脉硬化(椎基底动脉硬化)；③脑梗塞；④后颅窝内的脉络膜炎。

**4. 施淞耀___颓废从脚开始：女性，今年32岁，患风疹3年，在成都华西医院查出过敏原是冷空气。吃过很多中药西药，大医院小偏方都试过了，一直不见好，这怎么办才好？**

答：这不是风疹，应该是荨麻疹。风疹是婴幼儿的常见病，成年人不会出风疹的，冷空气往往是荨麻疹的诱因，其实引起荨麻疹最多的是海鲜、菌类、肉类等。

**5. Ava：病人31岁，患外阴白斑中度，今年生产时才发现，过几年有生育二胎的计划，请问这个病能治愈吗，怎么治？**

答：外阴白斑是癌前病变，应积极治疗，中药有很多方药可以治疗外阴白斑，但要辨证论治，另外夫妻生活应该隔离。

**6. 风月宝鉴：我曾经得十多年荨麻疹，除了息斯敏就只有站着不动，忍上两分钟，等剧烈反应期过了就没事了，第一次发作最强，两天后全身是小脓疱。**

答：这种病非常多见，西药有很多抑制组织胺和五羟色胺的药物，都可以选用。中药采用活血化瘀、祛风止痒等方法加减进退多能治愈。

**7. 青青河边草：中年女性，半边脸正常出汗，半边脸不出汗是怎么回事？**

答：这还是植物神经功能紊乱，你要查查有没有慢性鼻炎、鼻窦炎、慢性咽炎、沙眼，这些病变都能改变局部交感神经和副交感神经的紧张性。

8. 来客：我现在每天早上起来口苦、尿黄，程度已经很严重了，平时有时候还有口臭，而且持续很长时间了，除了吃药还有什么方法可以治疗吗？

答：口臭、尿黄说明胃中有热，这是中医的观点，建议做一下胃镜，估计有浅表性或萎缩性胃炎伴有幽门螺杆菌阳性。中医半夏泻心丸、黄连丸、甘露消毒丹等，对这样的病人都有效。

9. 李朋元：我爷爷腿痛，膝盖不能收，针灸也扎了，可效果不好，他自己说是风湿，以前也痛过，但今年更甚，去医院检查又有腰椎管狭窄这个毛病，究竟是什么引起腿痛的，吃点什么药？

答：中老年人大多数是退行性骨关节炎，退行关严重的出现关节腔积液。椎管狭窄多由椎突引起，椎突还会引起坐骨神经痛，一生体力劳动的人容易得这种病。老年人的病还是请专科医生做全面检查，确定诊断后再治疗为妥。

10. 佝偻丈人：本人33岁，女，教师，患病六年。右脚掌脱皮，皮损约二分硬币，右手掌拇指根部皮损约四分之一掌部，已累及右手腕内侧，检验无真菌。经常发痒、裂口，皮肤严重增厚，皮损周边偶有小丘疹，抓破能渗出清水。舌头有清晰齿痕，食欲不振，形体瘦弱，精神倦怠，久治不愈。

答：这是脚癣和手癣合并湿疹，建议口服斯皮仁诺，外用特比奈芬软膏。

## 2014年8月14日

1. 苗欢：我白眼球上长了一个透明黏性的突起，长条形状的，不痛不痒也不充血，但就是有异物感，不舒服，没影响到视力。请问这是什么病？

答：如果是在眼球的两侧向内外伸展，这就叫作翼状胬肉，中医叫胬肉攀睛，严重的可以手术切除，轻度的则应点点眼药，眼药以含激素（氢化可的松）之消炎眼药水为好。

2. 易晴珞：我母亲今年48岁，经常胃难受。去年做过一次胃镜检查，没有问题，但是还是难受，有时一个月，有时可以持续两三个月，每次症状不一。今年一月前又开始难受，晨起心口痛，吃了东西胃左边就会不舒服，强压心口，打出嗝就会舒服一点，该怎么调理呢？

答：如果胃镜确定没有问题，则考虑胆囊和胰腺之毛病，应该去做上腹部B超，有一点要明确，轻、中度胰腺炎在B超上不显示的，胆囊炎则容易显示。

3. 逍遥游：家父今年48岁，高血压已有好几年了，近两三年感觉比较重一点，平时应当注意些什么，还有服用一些什么药物比较好？

答：你父亲还年轻，高血压已经好多年了，说明：①有家族因素；②爱吃肉，不运动；③体型偏胖。除了改变饮食结构外，还要加强运动，积极治疗，如果是轻型高血压（收缩压在140mmHg左右，舒张压在90mmHg左右，）选择一种降压西药就可以了，选哪一种还要因人而异。

4. 千里走单骑：孩子快5岁了，先心术后八个月，现在有漏斗胸，面黄肌瘦，秋冬季易感冒，想保守治疗。您有什么好的建议？

答：不知道你的孩子先心病是哪一种，当然从原则上讲先心病的患儿手术越早越好，你的孩子有漏斗胸，面黄肌瘦说明营养极度不良，胃肠吸收功能估计有障碍，尤其是脂溶性维生素VitA、VitD、VitE、VitK，钙磷代谢失调，治疗的原则不是补充维生素，而是调节胃肠，调节气血，这就需要有经验的中医医生辨证施治。

5. 小雪：我家宝宝现在两岁半，自从上个月得手足口病，发高烧好了以后，我发现晚上他只要刚睡着觉得时候身体就会有点哆嗦，有时腿颤一下，有时肩膀打战，白天倒没事，精神好，食欲也好，没什么异常。带他到医院查微量元素也不缺钙，我很担心，没得病之前睡觉很好。请问这是怎么回事？

答：手足口病就有这样的后遗症，病愈后好长时间仍有植物神经功能紊乱，中医在这方面有确切的疗效。

6. 吴升标：我朋友的脚因为被金属弄破皮，泡到雨水，没有及时去治疗。后来就烂了一点，到现在两年多了，从右脚到左脚都大面积感染，去医院检查，医生说是变应性血管炎。现在在吃激素（甲泼尼龙7片），两年间去了大医院检查，吃了很多药都没见好转。

答：急性感染变成了慢性的坏死和溃疡，光服用激素是不行的，必须要改善局部的血流，丰富局部的营养。试图达到这一目的，中医的托里透脓散、阳和汤、四妙散、四妙勇安丸，根据病情加减，疗效确切，切记如不及时治疗，坏死会侵犯邻近骨膜，形成骨髓炎，那时就更不好治了。

7. 汪青：男，22岁，想根治皮肤划痕，很痒、难受，还有我最近咳嗽老不好，前段时间中了暑。

答："痒"是过敏，用一些组织胺和五羟色胺抑制剂，如马来酸氯苯那敏、赛庚啶，也可以通过辨证论治服用中药，咳嗽那是另外一回事。





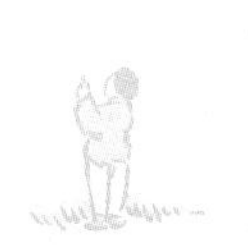

# 2014年8月15日

1. 杏林树下：病人在沈阳医大做了右半结肠截除术。低白蛋白，现在便血，恳求您指条明路。

答：病情你还没有说清楚，结肠切除术，是什么原因切除的，通常是结肠癌，如果是大便有血，就说明结肠癌又有复发，病情在加重，病人出现低蛋白血症是恶液质的表现之一。这要系统治疗，一个单方是不起作用的。

2. 依然：女性，43岁，去年十二月底，车祸，左头部落地，做CT是脑震荡，医生告诉患者右脑腔隙性脑梗，右脑之前没有任何的不适，住院治疗一个月，复查左头部没有问题，出院一个月左头部晕，服药后症状好转，之后每隔一段时间就出现类似的症状，右脑没有任何不适，吃什么药？

答：脑震荡就有这种后遗症，问题是43岁的女性原来有无高血压、动脉硬化。如果有，腔梗还可以解释。如果没有，腔梗就难以解释，再说43岁的人也还不能算作中老年人，发生腔梗的可能性很小，颅脑受伤后小的出血点往往会忽略，要做进一步检查，才能有的放矢，治疗有效。

3. 浪漫花香：我从事美发，手上常年发痒，上医院打了三个月卡介菌，长期接触会影响血液吗？

答：染发剂往往能引起过敏。不仅接受染发者过敏，染发者自己也可产生过敏，这种过敏必须要脱离过敏源，但你的职业又不允许你脱离过敏源，光吃药不能解决问题。

## 2014年8月17日

**1. 阿宝儿：我父亲今年71岁，2014年6月9日突发急性胰腺炎，很严重，大夫说是由胆引起，我爸一直有胆囊息肉，我们在医院住了38天，采用保守治疗，出院一个月后复查CT，胆还是肿大，最麻烦的是在胰腺周围形成囊肿，最大的11cm，该怎么治疗？**

答：胰腺炎大多数和胆囊炎并发，或先有胆囊炎后有胰腺炎，切除胆囊对胰腺炎的治愈并无帮助，还是采用保守治疗为好，中医治疗此病疗效确切，可找中医专科门诊治疗。

**2. 有你的未来：我今年22岁，上次从月经完了之后，有时候感觉阴道里特别痒，还有黄色的分泌物流出而且有时候有点多还有异味，这是怎么了？**

答：你有阴道滴虫或霉菌性阴道炎，需赶紧治疗，这种疾病并不难治，如果不抓紧治疗，它会引起各种妇科合并症和后遗症。

**3. 冬冬：我20岁，脾虚，有口臭，不知是胃有实火还是虚火。如果虚热能吃半夏泻心汤吗？**

答：口臭有两种可能，一种胃、肠有器质性病变，第二种胃肠植物神经功能紊乱，交感神经占优势。通过胃镜检查可区分之，需找专科门诊治疗，可服甘露消毒丹或半夏泻心汤。

**4.朱金洋：我朋友，女性，起床或者躺下睡觉时头会眩晕，有时躺着头往旁边歪也会晕，还会出现像呕吐的感觉，医院查了也查不出，会不会是神经受到损伤？平常应该怎样注意，或者吃点什么药？**

答：你这多半是耳源性眩晕，这种眩晕往往头动则重，闭目则轻，时有恶心呕吐。

**5.梁强：我父亲肝癌中晚期，腹部肿胀，小腿浮肿，有没有治疗的办法？**

答：这是个大问题，肝癌过去的老观念，存活时间平均4~5个月，现在虽然说有很多的方法治疗肝癌，但是过硬的方法还没有，我的经验是中药加西医支持治疗，能够存活2~3年没问题，还要有非常良好的家庭条件和医疗条件，一种单方或者单独的治疗无济于事。

**6.许愿：腺型肺癌化疗期间怎样安排饮食有利于抑制癌细胞和提高体质？**

答：饮食的安排应以清淡为主，因为化疗期间患者的胃肠消化功能低下，植物神经功能紊乱。越是清淡的饮食才能够消化吸收。抑制癌细胞主要利用化疗，其余的措施应该克服化疗副作用，保证化疗顺利进行。

**7.必要的矜持：我的手经常蜕皮干裂，有时候会感觉到痒，有时候不痒，这是什么病？能治好吗？**

答：这多半是手癣，百分百与湿疹合并，所以治疗手癣要比一般的体癣困难，因为手癣治好了，湿疹还不会好。湿疹又会促进手癣的复发。

## 2014年8月19日

**1.屏蔽记忆：女性，38岁，今日查出胆囊结石，大者直径约20mm，但自我感觉无疼痛或压痛感，请问如果不采取手术方式治疗可以吗？药物治疗可行吗？中医好还是西医好？还有B超检查肝实质回声增粗是怎么回事？严重吗？**

答：胆囊炎，胆石症原则上是“不痛不理”，当然在饮食上必须以清淡为主，少食肉类、油类，则可保持长期不痛，如有疼痛则可首先服用中药，疼痛如不能缓解再考虑手术，因为胆囊切除后有大约三分之一的患者留下胆囊残端的炎症、胆汁反流性胃病、慢性胰腺炎，称之为胆囊切除后综合征。长期患胆囊炎和胆石症的患者往往合并不同程度的肝瘀。回声增粗就是这个原因。

**2.窗子：40岁女性，耳鸣5年，入睡时没有症状，安静时特别厉害。请给以指导。**

答：这大半是神经性耳鸣，耳鸣产生的原因：①上感，咽鼓管炎；②卡他性中耳炎及化脓性中耳炎；③动脉硬化（脑、椎基底）；④颅脑外伤及感染后遗症；⑤剧烈的声音震动。此症非常不好治，可以说是当前疗效最不理想的疾患之一。

**3.唯一：女性，23岁，晚上睡觉的时候左边腰里有时候不舒服，不是疼，类似于岔气，但不是岔气，每次都是换个姿势就会好了，早上起来感觉左腰有点酸。这样有两三年了，这是怎么回事？**

答：这还是腰肌劳损，局部推拿按摩有效，理疗，小针刀皆可。

**4.英子：我朋友，女性，30岁，感觉胸闷，气有点不够用。怎么回事啊？是思想压力太大的表现吗？**

答：你提供的材料太少，这种情况应该有3种可能：①低血压引起的冠状动脉缺血；②高血压动脉硬化形成的冠心病；③植物神经功能紊乱，心脏神经官能症。

**5. 八大山人：我是五六颈椎骨折的患者，2009年手术至今手足麻木，是那种末梢神经炎，有没有中药可以调理的方子，去医院复查就叫我增加功能锻炼，开了点甲钴铵。**

答：颈椎骨折手术，只能缓解椎间的压力，防止脊髓和神经根的进一步损伤，对已经形成的损伤并无治疗作用，因此应长期服用$VitB_1$、$VitB_2$、$VitB_{12}$等，以营养神经细胞，使其有一定程度的恢复，中医中药在这方面是其强项，可以找中医看看。

**6. 胡淑娟：我每天晚上平躺睡觉，一直到现在38岁。可是最近平躺睡觉腰痛，左边躺也痛右边躺也痛。是怎么回事？只要不躺下就不痛。吃什么药？**

答：这还是腰肌劳损，治疗腰肌劳损的药物很多，中药具有祛风止痛、活血化瘀的中成药都有效，可以服服试试。

**7. 辉：我爸爸肺癌早期做手术后化疗3次，术后5个月又长出来了，大夫让放疗。有没有中药能更好地治这个病，有什么办法能彻底治愈这个病？**

答：原则上说肺癌彻底治愈的可能性不大，但是早期肺癌通过手术，放、化疗及中药辨证治疗后个别病人可以存活数十年。

**8. 双双：一个女性朋友，30岁左右阳虚体质，一到秋冬季就觉得腹胀、胃和小腹胀气，晚上较白天严重，请问有什么中成药可以吃？**

答：这是脾胃气虚导致了阳虚，香砂六君丸，附子理中丸均可试试。

**9. 木子李：我这两年总是觉得胃胀，想吃饭的时候又吃不了一点，过一会就饿了，去年去医院检查，医院没让我做胃镜，做了个超声查了肝胆脾部正常，能吃点什么药吗？**

答：估计你有慢性浅表性胃炎，中医认为饥而不食为寒热互结脾胃，应该检查胃镜，发现浅表性胃炎的同时有可能幽门螺杆菌阳性。

**10. 情高致远：男孩，7岁，偏胖，每天晚上睡觉到12点左右就突然醒来哭闹，像是很生气一样，第二天一问自己不知道，感觉不由孩子，平时身体健壮。就是汗多，这是怎么回事？还有左侧阴囊疝气，不是太大，几岁做手术最佳？**

答:小儿疝气可以引起消化系统功能紊乱，植物神经功能紊乱，晚上哭和此不无关系。疝气的手术就局部愈合理想考虑，年龄越小越好。但是，全麻对小儿的智力多少有些影响（这一问题尚有争论）。

**11. 松妈妈：外甥女3岁，舌头表面一块一块像脱皮，这边好了那边又开始了，反复这样，舌头伸出来像花白的。请问这是什么病？**

答：舌苔反应的主要问题是胃肠道的消化功能，胃肠道的消化功能又与胃肠内分泌系统息息相关。因此，可以试试胸腺五肽。

## 2014年8月20日

**1.行走水云间：女性，25岁，这段时间胃不舒服，隐痛，胃镜结果显示，慢性浅表性胃炎，喜暖畏寒，冬天手脚冰冷，在室外回到室内暖和地方有眩晕的感觉，月经一直推后，该要怎么调理才行？或吃点什么药？**

答：慢性浅表性胃炎一般是有胀无痛，有痛说明合并溃疡或者是糜烂，你的头晕，手脚凉等症状均是局部病变引起的植物神经功能紊乱，建议先服香砂六君丸，香砂养胃丸等成药试试，如果不行则需专科门诊治疗。

**2.玲：患者女性，30岁，孕晚期，银杏果的果液弄到胳膊上引起的皮肤奇痒，忍不住挠的红肿，起疙瘩了怎么办？**

答：这是局部过敏，氟氢松软膏擦擦试试。

**3.勐海之月：我妻子前段时间因为小脑上长了个瘤子做了手术，现在在恢复，但还是有之前的症状：从后脑勺到额头，跟海浪一样从后到前，手术前这样，当时头痛，现在头不痛了，还是平时晚上睡觉能听到海浪声，请问这是没治好还是怎么回事啊（手**

术后检查瘤体已摘除干净，是良性瘤，做病理诊断，医生说是毛细血管星形细胞瘤)

答：颅内肿瘤良性的只有脑膜瘤、垂体瘤、血管瘤。长在小脑的肿瘤以胶质瘤为主，你妻子的肿瘤属胶质瘤中的星状细胞瘤，其恶性程度不高，成活时间较长，这种肿瘤是切不干净的，你可以加强术后用药，消除后遗症，必要时你可来我的门诊。

4.华丽转身：我母亲，78岁，卵巢癌术后去了你的门诊，一直在吃古圣Ⅱ号已两个月，请问药能不能停，长期吃有没有副作用？

答：卵巢癌产生腹水可以说是基本的病理表现，预防腹水的产生，是卵巢癌术后的重要措施，古圣Ⅱ号有强大的利水作用，比西医现行的利水剂速尿等都要好。因为它是中药制剂，引起电解质紊乱的程度比较轻，因此作为预防腹水是比较理想的选择。

5.孙璠瑜：男性，63岁，在靠近直肠结肠上和直肠靠近肛门有两个息肉，一个是0.6cm×0.6cm，一个是0.8cm×0.8cm。还有在胃里有一个小息肉。这些息肉吃中药能消吗？必须手术吗？不手术吃中药能行吗？

答：息肉长在肛门附近应尽快手术摘除，此处受刺激既容易感染又容易癌变，胃黏膜上的息肉如无症状可暂不管它，胃黏膜息肉有时会自然消失。苏东坡有诗曰：“横看成岭侧成峰，远近高低各不同。”有时候常把胃黏膜的突出误认为息肉，有时自己就消失了。

## 2014年8月21日

1. wcy：我25岁，从2013年开始平均月经周期都是40天左右，

**还是会有两个月不来例假的情况，手脚比较凉，脸上偶尔会长斑，过段时间例假正常了，斑就下去了。近两个月又出现不来例假的情况，脸色也很不好，额头起痘痘，吃乌鸡白凤丸也不管用。请问有什么好的建议吗?**

答：你这是月经不调，有量少、隔月、面部黑斑的特点，说明你的雌性激素偏低，西药激素治疗缺乏治本的作用，中药调理应该作为首选。

**2. 张海山：我有变异性鼻炎十几年了，如果感冒，鼻孔流像水一样的清涕，现在鼻孔出气特别大，这是怎么回事?**

答：你这是过敏性鼻炎，西药抗组织胺、儿茶酚胺制剂、马来酸氯苯那敏、赛庚啶等都有一定的疗效，但无根治作用，中药辨证施治常常有好的疗效，欢迎你来我的门诊。

**3. 主流之外：我右手小胳膊内侧忽然就开始痒，一挠就起来一片不太明显的红色小疙瘩，时痒时不痒的，这是湿疹吗？我的皮肤比较干，经常会起细小的那种皮，不知道和这个有没有关系。**

答：图片中的显示像是变异性皮炎，此病反复发作，皮肤就会形成湿疹样的改变。

**4. 祝君安康：乳腺纤维瘤是不是一定要手术?**

答：不一定要手术，如无症状和不适，可暂时不管。对这种无症状的良性占位病变，采取超前的措施往往弊大于利。

**5. 木易：如果胃镜查是浅表性胃炎，并且幽门螺杆菌呈阳性，那应该怎么治疗?**

答：还是采用中药辨证治疗为妥，虽无症状，对幽门螺杆菌的治疗，中医中药亦很有效，黄连解毒汤，半夏泻心汤，黄连汤等较之于西医的三联疗法毫无逊色。

**6. 缘：小儿十二岁半，1.72m，偏瘦，喜欢喝冰水，现在起**

床或坐着、蹲着站起来时眼黑头晕，他这是怎么了？吃点什么好？

答：孩子在长身体，营养非常重要，要让孩子吃好喝好，不要吃零食，加强运动。生长太快的孩子大多数都显得消瘦，精力不太旺盛，是营养、微量元素、电解质供不应求所致。不过12岁1.72m有点生长太快，及时检查泌乳素、生长素有无异常，以排除垂体疾患。

7. 拒绝超短裙：两个月小孩由于洗澡着凉，导致腹泻，拉的是黄水，吃什么药好点？

答：参苓白术散、七味白术散、附子理中丸服服试试。

8. 医者仁心：女性，36岁，产后20余日，出现过敏性荨麻疹，给予钙剂，维生素C，口服氯雷他定5天疗效不佳，用什么药好？

答：建议服防风通圣丸试试。

9. 潸然：我是一肝硬化脾脏巨大患者，一月前在你处开始服用古圣Ⅰ号、古圣Ⅱ号、乙肝扫、乙肝康，同时服用中草药，现在自身感觉基本良好，但白细胞和血小板都低于服药前，白细胞为1.4，血小板只有10，现在我该怎么办？还有继续吃你的中药脾脏会不会变小？能变小的话幅度会有多大？

答：中医治病是辨证论治，每次就诊的重点都有所不同，你服药见效就应该连续就诊，不管是脾脏缩小也好，白细胞、血小板减少也好，都在辨证范围之内。

10. 苗欢：女孩4岁，疝气在大腿根部，只有生气和大便时才会掉下来，跟鸡蛋黄差不多大，有必要手术吗？

答：疝气手术的原则应该是越早越好，但是由于太小的婴幼儿进行全麻会留下不同程度的后遗症，三四岁的小孩应该是手术最佳时期。个别发病较轻的病例，随着孩子的成长发育有逐步痊愈的可能。

## 2014年8月25日

**1. 黄心山芋：14岁女孩的额头，脖子后面长疙瘩该怎样治疗？**

答：那是痤疮也叫青年痤疮，孩子在发育期间，内分泌功能还不稳定，雌性激素不足，雄性激素相对较高就会出现这种情况，一般不需要治疗，这个阶段过了就会自动好转。

**2. 爱旅行：我23岁，今年5月30号做的无痛人流，7月3号术后第一次月经量比较多，之后到现在都还没有来，都快两个月了，已经测过没有怀孕，请问我该怎么做？**

答：人流后通常都是这样，内分泌功能还没有完全恢复正常，再观察一两个月，必要时用中药调理比较理想。

**3. 燕燕：裴老你好，输卵管堵塞有什么好办法吗？**

答：输卵管堵塞大部分因为炎症，要从根本上治好附件炎、盆腔炎、盆腔瘀血综合征，经治疗后如果还有输卵管不通，可用通气、通水、手术等方法，中医中药解决这一问题是采用清热解毒、活血化瘀、软坚散结等方法。

**4. zxy：我几年前检查出慢性前列腺炎，金黄色葡萄球菌感染，有几年手淫史，现在性功能低下，阳痿早泄、尿等待、尿分叉，睾丸疼痛等症状，并且能感觉到脾肾虚症。不知道这样的症状怎么治疗或者说可以使用您的小子参芪合剂方子吗？**

答：我没有见病人，缺乏望闻问切资料，这个方子适合于炎症较轻、增生较重的慢性前列腺炎，对你的病情未必适用。

**5. 千雨千寻：女，成人。不喜欢喝水，脸到脖子总是不停长痘，大便也不成形。请问是阴虚吗？该怎样调理呢？**

答：这不是阴虚，你脸上和脖子上长的估计是痤疮，这样的患者往往与内分泌紊乱有关，你的月经如果偏少，就可能是雌性激素不足，用中医的话说就是宫胞虚寒。





**6. 丛笑：干燥综合征引起的类风湿，可以用中医治疗吗？**

答：干燥综合征和类风湿同是自身免疫疾患，中医治疗是强项。

**7. 石头山：我父亲今年83岁，不能正常排便，严重时8天都不能排便，刚开始喝的四消丸两天还能排一次，后来用开塞露，到现在以上两种都不管用了，您有好办法吗？**

答：老年性便秘，如果未合并肠道器质性病变，可用麻子仁丸和济川煎试试。

**8. 汪少峰：我是一名慢性胃炎患者，并伴有HP感染，两个月前第一次检查HP阳性(+)，医生给了一些西药，昨天去复查竟然变590多了。这是为什么？我好担心，而且我这两个月以来，每天持续性头晕，我该怎么办？**

答：幽门螺杆菌的致病性与浓度并不成正比，你不必担忧，每次样本的部位、取量都不同，你可以继续服用前药（三联、四联均可），直到无症状再去复查。

**9.喜洋洋：卵巢畸胎瘤一定要手术吗？中医对此有没有好的治疗方法？**

答：卵巢畸胎瘤还是以手术为首选，必要时术后可配合放疗、化疗、中药等。

**10.陆少华：我由于手淫三年，阳痿早泄腰痛，到结婚年龄了，特别着急。前几天去三甲医院看了西医，卵磷脂小体2+，白细胞大于10，前列腺炎，西医大夫也没啥好办法，开了两盒中成药，让坐热水浴。我这种情况能结婚吗，中医能看好吗？**

答：中医治疗有效，可以系统的进行中医辨证施治，病情好转后可以结婚，切记不要太着急，事缓则圆。

**11.光明磊落：八个月大的男孩子汗非常多，就是吃奶的时候头上也冒汗，是不是孩子有些虚，再就是到现在还没长牙，是怎么回事？**

答：八个月的孩子植物神经还正在发育，有的孩子出汗多，有的孩子出汗少，有的孩子出牙早，有的孩子出牙迟。我的意见是不要轻易应用药物。

**12.微笑天使：我奶奶近3月来，刚开始是拉肚子，拉肚子好了之后，走路开始缓慢，目光呆滞、胸闷、心慌、心神不定。2个星期前，在宿州市皖北医院检查说是缺钾，可是钾也补了，这些症状还是没有减轻。到底怎么回事呢？**

答：老年人腹泻不光是缺钾的问题，胃肠道的衰弱就会引起全身营养的缺乏，在腹泻停止后还应继续调理胃肠，事缓则圆。

**13.小贝：女性，30岁，先天性闭经，我一直没敢结婚，曾经在哈尔滨医院检查过，就让我做人工周期，吃倍美利，我吃了两个月来了两次，之后停药，就再也没来。我害怕，和男朋友在一起一年也没有怀孕，我这样还能不能治好？**

答：你首先应该做系统检查，阴道、子宫、盆腔有无先天性缺陷，还要做妇科内分泌的全套检查，有无功能障碍，如果都正常，服用中药是最好的选择。

**14. 墨鱼：本人女，25岁，因长期服用治疗肝病的西药，所以胃不是很好，有时会有胃酸的情况，但吃饭正常，有口臭的现象，也没有去医院做过检查，因为在治疗肝病，喝胃药不方便，在平时的日常饮食上有什么可以食疗的方法？对于口臭有什么办法？**

答：肝病90%都合并胃病，中医将此称作肝木克土，其实中医治肝都是在治胃，“四季脾旺不受邪”，治疗肝病中医疗效好，建议找中医诊疗。

15. 虔祭：我近一年了老感觉胸闷气短，偶有心慌，腰及腿发酸困，有时有像血管里不舒服一样的莫名感觉。今年夏天左腿有了静脉曲张。现在眼窝臀部明显消瘦。眼睛也老酸困。去医院检查血常规、免疫风湿、血糖、血压、血脂都正常。就是有点心律过快。请问我这是什么原因？可以有中成药调理吗？

答：查查血压，如果是低血压，所有的症状都是低血压引起的。建议服服归脾丸、天王补心丹。

16. 雄鹰：请问我的一个朋友经常偏头痛，治疗又不见好转，吃什么药好啊？

答：偏头痛是很难治疗的疾病，病人头痛大夫也头痛，欢迎你来我的门诊，经过中医的辨证施治给你整体调理。

## 2014年8月27日

1.夏天：我妈妈52岁，现在有点高血压和高血脂，颈椎不好，两只手会发麻，这个病目前吃什么药比较好？饮食怎么控制？

答：高血压、高血脂适合清淡饮食，肉、鸡蛋、牛奶亦尽量少吃，加强运动，必要时给予药物治疗，降血脂以他汀类药物为首选，降压类药物钙离子受体拮抗剂、β受体阻断剂、血管紧张素Ⅱ受体拮抗剂均可酌情使用。颈椎的问题原则上要由专科医师指导下，可服药、可按摩、亦可理疗。

2. 汪少峰：我想知道幽门螺杆菌如果杀不死会怎样，我最近腹股沟两边的淋巴结好像大了，和花生米差不多，不痛不痒。这个和幽门螺杆菌有关系吗？我去过医院医生说没事的，但我自己却不放心，因为我以前腹股沟的淋巴结好像没这么大。

答：幽门螺杆菌并非绝对致病，健康的胃也有幽门螺杆菌存在的可能，杀不死也没多大关系，腹股沟淋巴结像花生米一样大就要引起注意，下肢有无溃疡，前列腺、输精管、膀胱有无炎症，女性的妇科有无炎症等，排除上述原因还不能完全排除淋巴结肿大，但是与幽门螺杆菌感染没有关系，如无任何症状则不必去进行药物干预。

**3. 微笑天使：我奶奶拉肚子已经好了，可现在就是胸闷，心神不定，走路比较慢，腰直不起来，腿疼。她一直有“三高”。这些症状在今年5月之前是没有的。请问现在要怎样治疗？**

答：你奶奶有“三高”症状，不知是哪三高，如果是高血压、高血脂、高血黏，则应考虑脑动脉硬化、冠心病。

**4. 爱爱：我爸爸50多岁，他有左肾多发性结石，中度积水，脚肿，有时候眼睛也会肿，目前在吃中西药两种，停药脚又肿，医生建议割掉一个肾，说是怕得尿毒症，还有没有其他的治疗办法？对这方面最好的治疗方法是哪种？**

答：肾结石如果得不到很好的治疗，是能引起肾衰的。中医中药对此病有很好的疗效，如果你方便可以来我的门诊。

**5. 白云玉月：我哥得了肝硬化之后，现在不能行走了，是不是他得了肝性脊髓病，如何治疗？**

答：肝硬化失代偿有一部分患者能产生继发性骨髓抑制，这时候全血细胞减少称之为继发性再障；一部分肝硬化失代偿患者，还能引起脾功能亢进，以血小板和白细胞为主急剧下降，同样属于骨髓造血功能的紊乱。治疗不是一两句话能说明白的，你可以找专科就诊，综合治疗。

**6. 孤星伴月：我儿子今年17岁，这两年每年都会出现两次头晕呕吐的症状，今年春季一次，今天又是这个症状，检查血常规正常，CT正常，请问这是怎么回事，该怎样检查治疗？**

答：阵发性的眩晕呕吐，其中耳源性眩晕的可能性较大，典型病例有天旋地转、耳鸣呕吐、闭目则轻、头动则重等特点，这样的患者可诊断为美尼尔氏病，此病没有什么特殊检查，凭医生的经验定夺。西医用利水剂、脱水剂，中医用辨证施治都有异曲同工之妙。

7. 周珍珍：我27岁，比较胖，每到夏天就月经不调，已经2个月没来假例了，检查不是怀孕，肚子越来越胖，查了内分泌六项是正常的，今年检查输卵管是通畅的，一直没怀上，压力特别大，我现在想知道我这情况是不是宫寒，有没有什么中成药可调理？

答：治病要连续治疗，不能三天打鱼两天晒网，估计你是治疗了一半次再未坚持。胖人多虚，虚则不能种子，自古多孕妇女多为瘦人。你可来我处继续服药，如无器质性病变怀孕的可能性还是比较大的。

8. 碧玉妆树：一个亲戚，女性，50岁，务农。每天下午5点开始左背上部疼痛，晚上10点以后基本不痛了，持续一个月了，其他症状就是有时手臂发麻像电击一样。到地方医院说是劳损，拍了胸片也没有其他异常。请您帮忙给诊断一下。

答：她这是肩关节周围炎或肘关节周围炎，通常是肩关节和肘关节的退形行变，导致了周围肌腱和肌肉的慢性劳损。

9. 莫妮卡：我最近一段时间老是发各种荨麻疹，之前是很大、很痒的，诊断为丘状荨麻疹，好了以后，没过多久，腰上和腿上发了大片的红色风团，不痒，医生诊断也是荨麻疹，开了氯雷他定，还有另外一个抗过敏药（记不清名字），我想问下，荨麻疹可以通过中药调理体质根治吗？

答：中医和西医对荨麻疹都能治疗，而且方法和药物很多，但是此病属过敏性疾患，过敏源不能一时确定，且机体的过敏性与遗传有关，因此复发率极强，完全治愈率极低，不能服一两次药就停止治疗，要坚持服药治疗一段时间。

**10. 我坚强不起来：我妈妈在您那看病，是紫癜肾，最近她好像感冒了，嗓子疼，鼻子不通，心跳的快地很，呼吸困难，头还晕，是怎么回事？**

答：过敏性紫癜和紫癜肾最害怕感冒，感冒则必重、必发，正因为如此，此病对成年人来说已经近乎不治之症，建议及时来门诊调理。

**11. 建华：我从小就肚子怕凉，不管天热、天冷，被凉风吹到就会拉肚子。求治疗方法。**

答：中医管这叫脾胃气虚，西医管这叫易激症候群（IBM），建议常服香砂六君丸或附子理中丸。

**12. 米雅：我小孩五十天大，脸上有湿疹，去打防疫针，说不能打，这湿疹有药膏可以用吗？小孩肚子也一直响，平时白天大便三次，晚上都不大便，这是不是正常的？小孩爱哭，肚脐眼都肿的特大，现在用布缠着，麻烦您给治疗一下。**

答：你的孩子没有什么大毛病，脸上的湿疹可以用氟轻松软膏，最好的是黑豆馏油软膏，但是此药可以污染脸上的皮肤，小儿肚脐的大小，如果不是特殊的肿大就不去管它。

**13. 林中小溪：昨天测量血压，低压达到100，怎么办呢？有无前期食物调理？请帮忙指导下，我不想每天拿着降压药。**

答：你已经是个典型的高血压患者了，你还不想吃降压药的话，这就叫"讳疾忌医"，这样的患者自古以来就有，因此这个成语流传了很多年。

## 2014年8月28日

**1. 李新：男，30岁，尿毒症患者，近日化验：肌酐1392，尿**

素39，尿酸540，血红蛋白26，尿蛋白2+，潜血1+，精神不振，时流鼻血。此患者有治愈的希望吗？

答：这一患者已经到了慢性肾功能衰竭的极期，赶快透析是延长生命的唯一办法。血红蛋白26，应立即输血，否则这样的患者是不能生存的。

2. 陈小雨：我的手一到冬天就脱皮开裂、出血，夏天还好点就脱皮，是怎么回事？

答：这个问题已经回答过多次通常是手癣合并湿疹，病虽不大，但治疗不容易见效。

3. 吴下阿蒙：我78岁的父亲最近由医生查出患有冠心病和肾结石，请求你赐予这两种病的中医验方或疗法！

答：78岁的老人了，这两种病对耄耋老人来说都是可以致命的疾患，应该持慎重态度，我欢迎你带你的父亲来我的门诊。

4. 岳春：我母亲今年67岁，身体比较瘦，前些天受凉感冒。这几天感冒好了，却感觉头晕。额头有些胀胀的感觉。查了两天的血压，低压80mmHg高压158mmHg或者低压90mmHg高压148mmHg，请您指导一下？

答：你母亲在感冒后额头胀痛，有慢性鼻炎合并鼻窦炎的可能，另外高压超过了正常标准说明有高血压存在，后者也可以引起头痛，二者相互影响，使头痛加重，治疗方法以降压、消炎、祛风胜湿为主。

5. 薛文清：我44岁，男，血脂有点高。尿酸有时高，血压、血糖正常，平时也没有什么感觉，就是夜间睡觉在熟睡状态下有时会突然坐起来几秒钟，然后继续躺下又进入熟睡状态，这是怎么回事？

答：这是植物神经功能紊乱，是高血压、高血脂动脉硬化引起的植物神经功能紊乱，植物神经在睡眠状态时它的工作按部就班，保持人体的正常脉搏、呼吸，功能紊乱时就会出现这种状况，突然起坐是机体内部对功能紊乱的适应性反应。

**6. 月光仙子：我坐月子中，前半个月奶水充足，到了后半个月突然没有胀奶了，奶水明显减少，每天喝汤也不见效果。这与我的贫血有关系吗？**

答：贫血和奶水有关，所有机体的各方面障碍和衰竭都与奶水有关，比如生气、抑郁、睡眠不佳等，因此中医的催乳药大多要用几样扶正固本药还要用镇静安神药。

## 2014年8月29日

**1. jeans-girl：我女朋友这段时间感觉身体很热，用她的话就好像是身体里边的热量散发不出来一样，平时也没有吃辛辣或者是热量非常高的东西，就算吃了也是偶尔吃一点，这用什么方法改善呢？是不是中医比较好一点？**

答：你年龄多大，如果是未婚青年这是一种阴虚内热的表现，这样的患者在过去叫青春期综合征，还应该合并月经不调、急躁易怒等，因为资料不多，只能大概说说。

**2. 婷：28岁，女，身体的各部位突然长起了许多红点，痒的时候越抓越痒，就变成了红疹，大小不一，大的像蚊子咬后抓起的一样，还有的几粒小小的集成一堆，手指有的还有小水泡。请问怎么办？**

答：这是过敏，有可能是药物过敏，也有可能是环境过敏，可以统称为变应性皮炎，要抓紧治疗，否则会发展成湿疹而经久不愈，初期可内服马来酸氯苯拉敏、赛庚啶、氯雷他定等，外用氟轻松软膏试试。

3. 白可可：我的孩子是腹型过敏性紫癜，最近在您那吃的中药一直很好，现在学校已经开学了，孩子今年上二年级，我们暂时请了两周假，两周过后孩子能正常上学吗？

答：那要看具体情况，这样的病最好让孩子完全康复后再去上学，下次你来门诊我们根据具体情况再说。

4. 日月永：我今年26岁，静脉有点曲张，这很大程度影响了我的生活，白天都不敢下地活动，害怕这个病加重，请问你那能不能治疗，我是个学生还要学习，真的很无奈。

答：下肢静脉曲张，可先买个腿套，对浅层静脉形成压力迫使深层静脉侧支循环畅通，口服补中益气丸、桂附八味丸试试。当然还要尽量减少直立步行等。

5. --：我最近三个月嗳气严重，胃镜做了说是慢性浅表性胃炎，吃了一个星期药没效果，再去查说是幽门螺杆菌感染，吃了四联药物，前四天嗳气明显少了，可是后来又严重了，最近嗳气有时恶心干呕，躺着的时候就没有嗳气，就是胃肠里面好像有很多气一样咕咕叫，胃也不胀，血常规、肝功能正常，我这是什么病？

答：这是胆汁反流性胃炎，大多数情况下都合并胆道疾患，要胆胃同治才能事半功倍。

6. 如果爱下去：我母亲51岁，前天突然头晕恶心，不断呕吐，眩晕站不起来，去医院做完检查一切正常，就是血压有点偏高，以前无任何病史，目前还是头晕，只能睡着，住院时大夫说不出什么病，请问这是怎么了，严重不？

答：估计是耳源性眩晕，如果是阵发性天旋地转、头动则重，闭目则轻，合并耳鸣、呕吐则可诊断为美尼尔氏病，这种病不严重可以治愈。

7. 沐霏妈妈：我26岁，女性，这段时间肚子疼，晚上肚子咕噜咕噜响，嘴巴有酸水，想吐吐不出来，难受，这是什么情况，舌苔白，求一良方治疗。

答：这是慢性胃炎的初发症候，多半因饮食不当而引起，属中医的保和丸证和藿香正气丸证，建议服保和丸和藿香正气丸(或藿香正气水）试试。

## 2014年9月1日

1.张瑜：父亲78岁，7月17日在陆军总院诊断为“急性单核粒细胞白血病”，未做化疗，7月22日出院，近一周来，卧床不起，昨日血常规：WBC:2.0 × $10^9$/L，RBC:1.52 × $10^{12}$/L，HGB:47g/L，PLT:30 × $10^9$/L，生化：白蛋白：26（32~55)。求下一步治疗方案?

答：老年白血病非常不好治，对化疗药物不是很敏感，相对中药治疗比较理想，欢迎你到我的门诊来。

2.陈剑：我爸患浅表性腺癌伴肝转移，请问有没有中药或者偏方能治，后期怎样护理?

答：应该是胃腺癌合并肝转，由于已经肝转，手术、放化疗均非所宜，只有中医这一条路还可试行，在延长生存期和改善生存质量方面都会有好处。

3. 李康霞：我前几天出现幻觉一个月，现在稍有点好转，就是从我下午三点睡觉的时候感觉房间进来了一个人，然后直接压我身上了，当时都醒不来……从那以后就一直感觉到有人，而且特别害怕，我该怎么办?

答：这是植物神经功能紊乱，严重程度可以出现幻觉，不要紧，这种病往往是一过性的，但要好好治疗。

4. 好好爱你们：我28岁，女，我做的胃镜，说是浅表性胃炎，吃什么药好呢？





答：问题不大，这是胃病中最轻的一种，通过饮食调理往往就可以好转，必要时可通过药物调理。以清淡饮食，规律生活为主，如有症状可服用香砂养胃丸试试。

5. 落木_愀然：我父亲54岁，他左胸和左后背肘有疼痛，且伴有胃胀，打嗝也打不出来，还扯咯，一扯就两个小时。到医院检查，有慢性非萎缩性胃窦炎，HP阳性。心电图：窦性心动过缓，左室高电压。抽血查心肌酶谱、心衰标志物、心梗标志物，磷酸肌酸激酶887，请问他是什么病看什么科？

答：你有两种可能：①慢性胰腺炎；②隐匿性冠心病。如果血压、血脂都没有问题，应该首先考虑前者，如果是前者则需清淡饮食，严禁肉蛋奶等荤性食物，中药治疗此病为其强项，可考虑选择。

6. 小柯：我最近手抖得厉害，查血糖、查电解质和甲状腺都没有异常。究竟怎么回事？

答：通常常见的手抖有三种情况：①甲亢，通常合并心慌心悸、出汗、烦躁；②脑动脉硬化，椎体外系及脑干缺血，通常是中老年人合并高血压、高血脂、高血黏；③家族性震颤，家中几辈人有一个或几个人出现震颤。

7. 糖糖：我身边有乙肝，丙肝的人他们会传染吗？两种肝炎有什么区别，我该怎么防范？

答：乙肝的传染虽然理论上是消化道传染，其实主要还是乙肝病毒易感性的遗传，单纯的病毒接触并不一定造成感染。20世纪我国对乙肝流行病学的研究表明，我国几乎有80%的人都感染过，但发病的只有5%~8%。丙肝的传染主要是血行传染，没有血液接触是不会传染的，我国现有丙肝3000万~4000万人（根据最新资料估计，大多是在20世纪80年代末90年代初输过血的人，因为这个时期我国忽略了对献血者的检查）。

**8. 宋国祥：我今年24岁，血常规检查白细胞2.7，血小板54，一年多检查三次持续下降。左膝2012年受过轻伤，今年老感觉麻木冰凉，平时一直心慌，体乏无力，我想问我这是怎么了，该做哪些检查？**

答：你的检查已经差不多了，外伤引起了全身的变态反应，变态反应就是机体对变应原产生了应答反应，在你的身体内产生了变应原，你的身体用白细胞和血小板下降的方式做了应答性反应，治疗的办法西医中医都有，西医就是抑制机体的免疫反应，强的松能解决问题，但是是一过性的，中医治疗此病有优势，欢迎你来我的门诊。

**9. 霍艳红：我最近一月开始右侧臀部上面骨头痛，休息会好点，然后感觉腿凉，后来转移到左面腿凉，抽筋，最近开始左腿麻木，CT检查核磁报告腰间椎盘正常，请问还有什么原因会有这种症状？**

答：你这是坐骨神经的分支臀下皮神经的疼痛，经常因为长期坐着，有些人坐姿不正确，扭过来扭过去，损伤了臀下皮神经。

**10.星儿：男，28岁，经常干咳是怎么回事，医院检查说是慢支，生活中需要怎么调理？**

答：21世纪对慢支的认识越来越透彻，过去的慢支大多数都是因慢性鼻炎、慢性咽炎引起，一开始单纯的刺激引起的咳嗽叫作上气道咳嗽综合征。由于鼻后和咽中分泌物滴流而引起的咳嗽就叫作鼻后滴流综合征。再出现了哮喘就叫作咳嗽变异性哮喘，上述对过去的慢支赋予了新的含义。

**11.珍妮：长在脸上跟胳膊上的扁平疣，该怎么治疗才能彻底好？**

答：要彻底好不容易，要有耐心，中药的内服剂比起激光、冷冻等具有治本作用，但是疗效较慢，必须有耐心，欢迎你来我的门诊。

**12.欧阳若郁：我每天早上起来感觉口苦，而且去年一年老感觉胃里有气，经常打嗝，吃了一些胃药，现在口苦还很严重，吃什么药好?**

答：这不是个简单的问题，估计你有了胆汁反流性胃炎，还要检查一下你的肝胆有无毛病，胆汁反流经常和肝胆病相联系，搞清楚，治疗效果好。

**13.NoFear：雪莲花正常人能服用吗?**

答：可以服用，必须要对症，此药具有滋阴泻火，清热解毒作用，对于一般的鼻、咽、肺的炎症都是有效的，但必须要和其他药物相配合。

**14.醉清风：我患了慢性粒细胞白血病，白细胞是100，红细胞是72，像这种情况，中医治疗有效吗? 能治愈的可能性大吗?**

答：总体来说，中药治疗慢粒是有效的，如果和羟基脲、格列卫相配合则疗效更好。

**15. 符萝卜的爱：我怀孕快六个月。胎儿屁股朝外。可以用艾叶熏吗? 胎位会变正吗?**

答：不要乱熏，这不是常规的治法。5个多月的妊娠胎位还在变化中，连臀位都可采用妇女跪卧、屁股抬高的办法转换过来。其余的胎位可想而知。

**16. 婷：母亲74岁，有高血压胃病，体型纤瘦，很容易肝火盛，睡眠总是不好，白天坐着不久就打瞌睡，回到床上就睡不着，晚上很难入眠，睡醒后，大概是十二点左右就不能入眠了，一直到五点钟才有睡意。请问该怎么调理?**

答：老年高血压患者估计有脑动脉硬化，就出现了上述症状，要从根本上转变这种状况就必须进行系统检查，检查血脂、血压、血尿酸等。完全掌握病情后再进行中西医结合治疗。

## 2014年9月3日

**1.春晓：我父亲60岁，已患肺气肿7年，长期使用液体维持，液体加有地塞米松，不加又没效果，现全身发肿，能否有其他药物能够维持和消肿？**

答：肺心病、肺气肿不一定要用地塞米松，全身的水肿也不一定是地塞米松引起的。肺气肿、肺心病、心衰这是三个不同阶段的临床表现，大部分都是同时存在，心衰就会引起全身水肿，地塞米松仅对喘息性支气管炎有效，对肺气肿、肺心病、心衰都无效，这样复杂的病，欢迎你来我的门诊，我细细的给你辨证论治。

**2. 王莉：女性，27岁，一周只排便3、4次大便正常吗？有点腹泻，脸上也老是长痘痘。可以吃什么药改善？**

答：27岁的女青年长痘痘估计是未婚吧，这样的患者通常有不同程度的内分泌紊乱，雌性激素往往偏少，雄性激素相对较多，便会产生痘痘，便干，婚后就会逐渐好转。

**3.OZJ：宝宝刚十多天，母乳兼少量奶粉，每天拉屎十来次，大便金黄色不稀，正常吗？但经常听到宝宝肚子咕咕响，是不是进风了？怎么才能肚子不叫，怎样祛风？而且宝宝肚脐还没脱落完全，脱了又重新有脐屎似的，周边有点润但不红，怎么办？**

答：脐带没有脱落干净不是问题，会慢慢脱落的，肚子咕咕响，每日大便十余次说明你的奶粉还需要考虑是否适合宝宝，因为通常新生儿每日大便5~6次以下为正常。

4.念：我上医院做了B超：诊断为盆腔积液，深约1.5cm，膀胱子宫未见异常，双侧卵巢：左侧未见异常，右侧显示不清，但我就是右边疼，现在外阴还有些瘙痒，请问针对我的情况该如何治疗？

答：说明你有附件炎、盆腔炎，甚至有盆腔瘀血，这样的患者现在医学叫作盆腔瘀血综合征，下身发痒说明有霉菌或滴虫感染，前者白带较后者少，色白腻，如豆腐渣样；后者白带多，色黄有泡沫，治疗是个系统工程，欢迎你来我的门诊。

5.欢迎：女性，28岁，怀孕6周，去医院检查出促甲状腺素偏低，为0.13，请问这种情况对孕妇胎儿有什么影响？需要注意什么？

答：你的TSH稍微低了一些，如无震颤、出汗、心慌等症候则不能诊断甲亢，对胎儿的发育不会有影响。

6.风之韵：如果患有丙肝应怎样治疗，能根治吗？

答：丙肝是不好治愈的，几乎100%的慢性化，90%以上的患者最终都要变成肝硬化，高浓度的长效干扰素，也就是聚乙二醇干扰素（佩诺欣、派洛能）能够抑制病毒的生长，缓解病情的发展，保持长时间的健康状态，但是完全治愈的病例并不多，况且干扰素本身就有明显的毒副作用，如发烧和血象的改变等。中医中药对丙肝的治疗存在很大的潜力，20世纪90年代我用中药治疗丙肝取得过明显的疗效，有一些病人达到痊愈，如原甘肃省高级法院院长秦老目前已年近百岁，还精神矍铄，但因我诊务太忙，还缺乏系统的资料总结。

7.顺其自然：您看看我这个是湿疹吗？要怎么样治疗，而且我又在南方。

答：你的不是湿疹，很可能是鹅掌风，鹅掌风与湿疹不同，湿疹是过敏，鹅掌风是手癣，毕竟还没有看到你的皮肤具体特征，要用药还需具体观察。

8.杉杉：我妈脸上有雀斑，我们姐妹俩从小到大也长了好多，我现在担心的是我儿子、女儿（三岁）也会长，有没有办法调理？

答：你说对了，雀斑确实是遗传，好在雀斑只是皮肤表层的病理改变，应用冷冻、激光可以消除，当然太多了完全消除是有困难的。

9.真才是缘：男性，52岁，从去年六月开始，突然头晕，查核磁、CT均正常，后来吃中药到十一月中旬，体重减了6~7kg，去武警医院住院查体，他们诊断为神经功能紊乱，我去德胜门中医院治疗到五月份，体重减轻2kg，头晕心悸基本消失就是两腿无力，于是停药，最近又感觉复发，怎么回事？

答：52岁的男性出现了头晕，体重明显减轻，要考虑下列疾病的初发：①糖尿病；②动脉硬化；③胃肠病；④神经功能紊乱。希望你按照这一提示去做系统检查。

10.墨鱼：女性，25岁，前一天晚上吃的凉面，早起喝的豆浆，喝完胃不舒服，到单位开始头晕，中午去吃饭，晕的吃不了吐了，去诊所，说肠胃感冒，头晕是胃引起，没拿药，下午还晕，同事拿了藿香正气滴丸，有肝病没喝，下午头晕减轻，去量血压，医生说了数字没记下，说也不低，今早还是晕，请问裴老这是怎么回事？

答：你有肝病，这样的患者胃肠道功能本身就不健全，不管中医还是西医都认为肝病能直接影响胃肠，中医的说法是“见肝之病，知肝传脾”,西医的说法是“消化道吸收的营养通过门脉进入肝脏，如果肝功能障碍，则胃肠道消化、吸收功能受障”因此你的胃肠功能需要平时保护，不要乱吃乱喝，你吃的凉面、豆浆是否干净要考虑，当然还要考虑你感冒了也会引起这种情况。

11.毛评论：甲亢可以生孩子吗？每天按时吃药，脖子和眼睛会不会继续发展?





答：甲亢的患者可以生孩子，生的孩子不会是甲亢，但是你必须将甲亢症候通过药物控制在正常水平，一开始用西药控制(可用丙硫、甲硫氧、心得安)，怀孕后改用中药调理。

12.木子游：我有一段时间晚上做梦总是从嘴里往外拽东西，怎么拽也拽不断，好像是口香糖类似的东西，等醒来也没什么不适，总是做这样的梦。让我很郁闷。我要做什么检查吗?

答：梦可以是各种各样，没有什么特异性不是像传说所说的那样梦有吉凶、祸福之预言。中医中药治梦谓之安魂，治眠谓之安神，具体疗效比西药的安定、舒乐安定等要多样化，功效要多样化。

13.韩龙：我26岁，间断性头痛10年了，最近经常左侧头痛，伴眼眶胀痛，有时会有恶心干呕，疼痛时会出汗，也觉得怕风。平时感觉头蒙蒙的不太清醒，瞌睡也多。两月前做CT有蛛网膜囊肿(先天性)。最好是中医保守治疗还是手术治疗?

答：你的头痛和蛛网膜下腔的囊肿有关，手术不手术让专科医生去决定。

## 2014年9月4日

1.潸然：本人是肝硬化脾脏巨大患者，血小板与白细胞极低，一星期前开始服用你处的草药（第三次)，其他一切良好，但本应该十五天后来潮的月经今天来了，不知道是否影响病情？桃仁、红花、当归、川芎、赤芍、五灵脂、香附、丹皮、元胡、乌药、三棱、莪术、海藻、昆布、党参、乌蛇、蝉蜕、白蘚皮、地肤子、枳实、甘草、黄芪、丹参、白芍、秦艽、板蓝根。

答：你是肝硬化、脾功能亢进，目前急于解决的是巨脾问题，巨脾缩小有利于血象的改善，尤其是血小板的提高，月经的问题暂时不做重点，提前或退后都不是什么大问题，耐心服药。

**2.loli：女性，50岁，近两天耳鸣，听力下降。平常没有其他病史，请问该怎么办？**

答：前两天感冒了没有，这是引起突发性耳鸣的重要原因，咽鼓管的发炎，内耳的水肿均可引起这一症候，当然高血压、动脉硬化、贫血都可以引起耳鸣，你要去医院专科做系统检查，才能做出比较正确的结论。

**3.王小娜：我今年27岁，从去年开始食量大增，起初以为只是饭量增加，过去半年比较严重，大量进食后两三个小时就饿了，并且伴随有失眠，烦躁易怒，起初猜想可能是胃的毛病，做了胃镜，是糜烂性胃窦炎，吃了胃药，多食易饿的症状没有任何改善，请问，我需要做其他什么方面的检查？**

答：应该考虑几种病的早发症候：①糖尿病;②甲亢。慢性胃炎大多数都没有易饿善饥的情况，偶尔也有一半个这样的患者，中医管这叫作“胃热善饥”。

**4.受伤的心：我头部被人打了几拳头，当时CT检查正常，可经常头晕是怎么回事？该做哪些检查呢？**

答：你这是脑震荡后遗症。要进行治疗，否则会发展为严重的神经衰弱。

**5.睫毛：我现在可以用香附子炖鸡汤喝么？听说有病人喝这个脖子变小了。如果按规律吃药，脖子会不会有继续变粗的可能？**

答：甲亢不一定脖子粗，相反地方性甲状腺肿是引起大脖子的根本原因，后者因缺碘而形成，口服碘剂或含碘物质，如海带、海藻、昆布等脖子就会变小，甲亢则恰恰相反，不能服用含碘物质，你应该好好检查，你是否是甲亢，我估计你可能是甲减，这种甲减是在甲亢的基础上出现的，这样的患者就应该诊断为慢性甲状腺炎或乔本氏病，慢性甲状腺炎和亚急性甲状腺炎（亚甲炎）同属甲状腺的慢性感染，前者是7分甲减，3分甲亢，后者是7分甲亢，3分甲减，这种状况在经常地变换中，临床经验不足的医生掌握不了它的变化，必须找专业的有经验的医生，才能争取到好的诊疗效果。

**6.陌陌：上次看你的门诊了，说是卵巢早衰，你开的药吃完，月经来过一次，比以前好了很多，想问问还继续吃药吗？**

答：卵巢早衰可不是一蹴而就的事，要连续治疗，中药是从根本上解决卵巢功能不足的问题，要让其自身分泌增加，而不是像西药用雌激素或孕激素做替代疗法（IPT），越替代越糟糕，一个学生不上学，找一个枪手年年替代考试，孩子能有水平吗！

**7.骑着蜗牛追大奔：肝癌晚期了有什么中药和西药能治疗或控制病情的恶化呢？**

答：晚期肝癌的患者，我的经验是绝对的不能手术、放化疗、介入、伽马刀、X刀、射频刀等，利用保守内科支持，再以中药为主，进行辨证施治还能存活一段时间，越想急于见效越无效。

**8.张晓龙：我最近几天，眼睛发红，干涩发痒，还有血丝，早上起来有大量眼屎，眼睛都睁不开，请问是不是红眼病？该怎么治疗？**

答：对！这就是红眼病，医学上叫作卡他性结膜炎，经常在春秋季节发病，有一定的传染性，尤其对小孩的传染性较强，西药可的松青霉素眼药水有效，中药辨证施治更有效。

**9.h121212：看到您说胃下垂用补中益气汤治疗，我有胃下垂，但由于不方便熬药，我买浓缩丸补中益气丸可以吃吗？效果一样吗？要多少个疗程的？一个疗程几天？**

答：胃下垂是有原因的，原发性的胃下垂一般很少见，要找出发生胃下垂的原因，比如全身任何部位的器质性病变都能引起营养不良、消瘦、贫血甚至恶液质都能引起胃下垂，所以治疗胃下垂的根本办法就是要把原发性的病症治好，然后剩下的胃下垂再用补中益气之类是有效的。

## 2014年9月5日

**1. 李新：女性，74岁，患上感左耳深部痛5天，脓血样分泌物，左面部肿有溃烂点伴针刺样痛，口腔溃疡。用菌必治3克、双黄连粉针1.8克，中药用清上蠲痛汤、清胃散、五味消毒饮合方已5天，效果不太好，求您指点！**

答：你这是上感导致化脓性中耳炎，口腔溃疡的形成说明感染较重，已经具有自免病倾向。应该急查血象、C–反应蛋白、降钙素原、白介–2及血沉等指标，必要时可采用广谱抗生素加适当激素静脉点滴，中药则应采用仙方活命饮、托里托脓散、黄连解毒汤、人参白虎汤之类。

**2. 婊尐儿：你好，请问有乙肝的患者，各项指标都正常之后，能不能要小孩子呢？**

答：能要小孩，即便是各样指标都不正常也能要小孩。小三陌生的孩子是好孩子就不说了，即便是大三阳妊娠7月开始实行三阻断，生的孩子也是非肝炎的好宝宝。

**3. 我爱小鲁尼：8岁，男孩，舌尖糜烂，非常痛，请问吃些什么药可以好的快一些？**

答：这是舌炎，和维生素B、维生素C缺乏有关；也和自身免疫有关，建议口服迪赛诺、胸腺肽等。

4. selina：你好，60岁，女性，最近偶尔会胃痛，刚刚好点，只是喝了几口常温的矿泉水，就满身出汗，想吐想拉的感觉，请问这是什么原因？应该吃点什么药调理？以前没有胃痛过，只是常常会返酸水。

答：估计她有慢性胃炎或者合并糜烂、溃疡等，凉的刺激又引起了胃肠植物神经功能紊乱，就会产生你所说的症候，香砂六君子、香砂养胃丸都可常服。

5. 安蓝：我早上刷牙总是想吐，每次刷牙都干呕，有时会很严重，得难受好几分钟才缓过来。这个状况有好几年了吧，请问有什么办法可以解决？

答：这还是局部的刺激引起了胃肠植物神经功能紊乱，我曾经多次说过胃肠道是植物神经功能最敏感的部位，晕车、生气、激动、忧愁都能引起植物神经功能紊乱，这种紊乱首先是胃肠道的反应。

6. 独处山林间：六个月宝宝免疫力(免疫球蛋白)低怎么办？食量睡眠都好，已服匹多莫德分散片二个月。

答：婴幼儿吃得好，睡得好，拉得好，尿得好，再不要乱查这些指标了，更不要根据这些指标去乱吃药，因为检验指标根据时间地点的不同也存在一定的误差。

7. 众：我老是失眠，而且头顶还掉了很多头发（掉头发位置很油，头两边不掉），26岁了，男性。失眠有大概4–5年了，请问怎么办？

答：这是神经衰弱，《金匮要略》说：“夫失精家，少腹悬急，阴头寒，目眩发落…”这样的年轻人大多都是“失精家”要完全治好这种病，还需要加强自律、生活节律规整，再配合适当的药物。

8. 云中芬芳：我每次吃饭，饭端到嘴边恶心，不能下咽，尤其是油腻的东西，这种症状已经好几年，最近比较严重，几乎不能吃东西。今天做了B超，脾、胆、肾、肝功化验，丙氨酸氨基转移酶偏高，右小腹按压疼痛，吃茴香三硫片疼痛有所缓解，胃镜下周做，这可能是什么引起的恶心，还需要做哪些检查？

答：首先应该检查胃，其实很多胃病初起都可以见到这种症候，其次要考虑的就是肝，肝功应该再做一次，如果你是个女的还要检查你有无妇科疾患。

## 2014年9月9日

1. 关中乡党：男，33岁，吃甜品后口里发酸是什么原因？

答：因为这是唾液淀粉酶增加，甜食刺激唾液腺反射性的增加分泌，酸是糖化过程的产物。

2. 黄阿敏：我23岁，睡眠质量很差，一闭眼睛就开始做梦，白天晚上都会严重做梦，有时候外面的声音也会串到我梦中，导致我睡起来特别累，头特别闷，早晨一直打瞌睡，无法正常学习，气色也差。我喝了无数的中药，没什么大的效果，请问裴大夫有什么好的办法可以解决？

答：你是男是女还不清楚，只能说说，这是植物神经功能紊乱，这种情况经常合并血压偏低，睡眠质量不高，记忆力减退，疲乏无力。中医管这种症状叫心脾两虚。

3. NoFear：我父亲皮肤不能受外力压迫，每次碰重了就这样，而且有伤口也不易愈合，请您给解答一下这是什么症状？

答：从照片上来看，你父亲的手指粗大，青紫，应该是杵状指，这样的患者往往有血氧饱和度低，可能有慢支，肺气肿，肺心病。手背上的瘀血斑也是组织缺氧所致，当然创伤仅仅是诱因。

**4. 宅妻達姆：我本身是原发性血小板减少的患者，平时化验血小板数量在60~70左右，看了西医，连续吃药可达90以上。但一停药就会恢复原样。为何我每次月经期血小板会急剧减少到40，容易皮下出血（尤其大腿部位无故瘀青）我该怎样治疗？需要长期用药吗？**

答：血小板减少也叫特发性血小板减少（ITP），该病具有明显的自免倾向，目前已将此病列入自免病分类，西药主要是激素和免疫抑制剂，有效，但是没有根治的效果，停药后往往复发。中医中药对此病有特殊疗效，主要需要辨证论治。

**5. 毛委员：男性，25岁，胆囊息肉，肝内结石，怎么治疗最好？**

答：胆囊息肉就容易造成胆系感染，也容易形成结石，西医的治法是一切了之，其实在胆囊切除后有大约一半的患者可以产生残端炎症或局部粘连，病人的疼痛如前，甚至会合并胆汁反流性胃炎，胰腺炎，所以我不主张急于切除胆囊，可以先用中药调治，许多胆囊息肉并不一定就是息肉，胆囊皱襞在B超上的声像往往被误判为息肉，我在临床上用中药治好了很多胆囊息肉，其实大部分是把不同角度所看的胆囊皱襞看成了息肉。

**6. 灯火阑珊：18岁，女性，以前反复尿路感染经戀诊断为局灶性肾炎，后服药指数正常，近期小便出来慢，出来后变快，尿出前尿道伴有刺痛感，尿后阴道持久烧灼感，化验指数全部正常，服用了一周的抗生素及清淋颗粒，症状有所好转一点，但不彻底，我该怎么办？**

答：这是慢性泌尿系感染，细菌的感染仅仅是病因之一，尿道组织的增生是更重要的原因，增生就是慢性炎症，这种病理就能产生尿道刺激症状，西医光用抗生素可以产生一定疗效，但不能很快痊愈，中医就不同了，既有清热解毒又有活血化瘀，还有利尿通淋，形成了总和治疗方法，疗效明显。

7. 流年：我妻子今年30岁，尚未怀孕过，最近诊断为一侧输卵管结核，请问：该病痊愈有希望吗？痊愈后还能受孕吗？

答：输卵管结核经常是腹膜结核的延续，腹膜结核是常见病，多发病，如果治疗不彻底就会波及输卵管，因为输卵管伞端与腹腔相通，中医将此称为“干血痨”，你的妻子需抓紧治疗，否则就会超过生育的最佳时期。

8. 快乐永驻：请问烧伤植皮一段时间后，疤痕总是痒，越挠越痒是怎么回事？

答：瘢痕大部分都发痒，植皮后的瘢痕就更容易发痒，这属于排异反应现象，属于变态反应的第Ⅰ型，应该服用抗组织胺和抗5-羟色胺制剂、氯雷他定、马来酸等。

9. 一杯浊酒任平生：我47岁，女性，情绪低落，头昏，极度疲倦好几年了，做过CT，有轻微颈椎病，血压、血糖、血脂都正常。2008年做过胆囊切除术，2011年查出有子宫肌瘤，宫颈糜烂，医生说需做利普刀跟子宫切除，请问子宫切除有没有必要？

答：没有必要。你已经47岁了，转眼就到了绝经期，没有月经了子宫就会开始萎缩，肌瘤还能再长多少？子宫肌瘤癌变的可能本来就非常小，更年期过后这种可能就更小了。

10. 爱围脖嫊尐儿：我今年34岁，女性，经常失眠记忆力差，做彩超有多发性肝囊肿和多发性肾囊肿（先天的），其他的没什么，身体偏瘦。最近老是感觉胃不舒服，睡一觉起来感觉很累，胃不消化但不疼，一般是吃了饭不要躺下（饭后3~4小时内）就不难受了，再就小腿像有虫子爬一样难受。

答：肝囊肿，肾囊肿通常一般都没有症状，临床上不将其当疾病看待，当然也有很严重的肝囊肿和肾囊肿，那属例外。你现在的症候可能和慢性胃病有关，应该找专科医生去检查治疗。

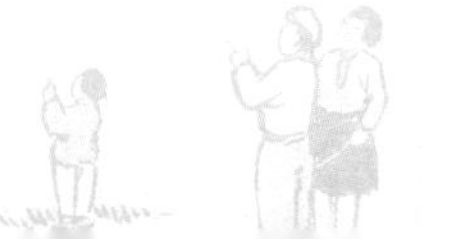

11. 骑着蜗牛追大奔：我老婆33岁，已生育一男孩，严重贫血，今年怀孕6月，胎儿正常，医生检查结果前置胎位，在怀孕两月后老是稀稀拉拉的出血，也看过很多医生保过胎，在快6月流产，胎盘严重糜烂，颜色偏黑。其后怀孕依然出血，想要孩子，请问是什么病因？用什么药治疗？

答：你这是习惯性的流产，贫血本身就可以引起流产，如果是一个严重的贫血就更容易导致流产。贫血有缺铁性贫血，再生障碍性贫血，溶血性贫血，还有血液系统疾病所致的贫血，应找出病因，不要盲目地怀孩子。

12. 老鱼：请问一下老做梦是什么原因导致的？一睡下就开始。

答：做梦是心血虚的表现，这一组症候中除做梦外还有心悸、健忘、失眠等。

13. 郑子轩：宝宝刚满月没多久，夜里哭闹，食量明显减少，拉的大便是黑色的，平时一天两次，现在一天一次而且也不多。请问他是肚子胀所以夜里不睡吗？

答：有黑便就要做详细检查，这是个严重的症候，不能掉以轻心，说明宝宝有上消化道出血。

14. 杉杉：宝宝十个月因为支原体肺炎，上个月断断续续输液24天，8月26出院后睡觉时喉咙里一直有痰，请问有没有中药可以吃？吃过氨溴特罗，现在在吃阿奇霉素和羧甲淀粉钠溶液。

答：支原体引起的肺炎叫作非典型肺炎（不是前几年的那个SARS），病程比一般的肺炎要略长一些，四环素类药物，红霉素类药物有效，可惜这些药物因为价格便宜现在都不生产了，留下的只有阿奇霉素，你用用看，如果方便欢迎你来我的门诊。目前还没有适合你孩子的中成药。

15. 丁强：我儿子六岁，肚子疼，已住院一周，大夫第一天诊断为肠胃遗传性病毒发炎，第二天诊断为阑尾炎，需手术，我未同意，第三天脚上与腿弯处出现大量血斑，诊断为过敏性紫癜，现已打激素，但孩子全身发白无血色，身体虚弱，我听说过敏性紫癜中医疗效最好，请问我该怎么办？

答：你这个孩子诊断过敏性紫癜是正确的，这种病有两个类型，一个是关节型，一个是腹型。腹型的主要症状除下肢的紫癜外还有腹痛，腹痛的特点为阵发性疼痛。中医中药的疗效确实很好，你可以找中医看看。

16. 刘统勋：每天大便后带有鼻涕一样浓稠的东西，一天大便三四次，食物好像不消化一样，后半夜小腹和胃部痛，吃生冷马上就发作，这是什么原因引起的？

答：你这是肠炎，肠炎有两种，一种是特异性肠炎，一种是非特异性肠炎。前者有痢疾，沙门氏菌的感染；后者有过敏性肠炎和溃疡性结肠炎，要去医院做系统检查治疗。

17. 玲：孕妇流鼻涕、鼻塞，鼻腔里干热，喉咙痒，有异物感，稍微咳嗽有痰，体温37℃，能吃哪些药缓解一下吗？

答：上呼吸道有感染，估计是慢性鼻炎、咽炎。中药养阴清肺丸、荆防败毒散都可服用。

18. 梁永健：男性，25岁。旧伤几年了，最近一次脱臼离上次有两年多。我的右手肩膀位置有习惯性脱臼，请问有没有什么恢复方法，或内服治疗方法？

答：右肩关节周围韧带松弛了，建议手术治疗。

19. 灿灿的妈咪：女，24岁，2012年12月9号刚剖腹生一个孩子，开始月经正常，可是现在就两个月一次，我因为上班，作息不规律。这是怎么回事？

答：你这是内分泌紊乱，和那次剖腹产有一定关系，这是我在临床上经常看到的。你可找中医调节，大部分都能见效。

20. 忘忧草：我属于内寒体质，怕冷，可耳朵几乎天天上火、痒。请问该怎样看，或者该怎样调理？





答:怕冷说明你是阳虚体质。耳朵里痒，中医属于风。西医属于过敏。外耳道湿疹就发痒，属于常见病。怕冷和耳道的发痒没有直接关系。外耳道用氟轻松软膏，怕冷用桂附八味丸。

## 2014年9月10日

1. 小媛：六个月女宝宝身上长了好多红红的斑（图片未附），不知道是什么，到医院打针好了。但是过几个小时又会长上来，脸上都是，有三天了，是过敏吗，应该怎么办？

答：还是过敏，婴幼儿的植物神经功能还不太稳定，末梢介质（乙酰胆碱、儿茶酚胺、肾上腺素、组织胺、5-羟色胺等）的释放还不够规律，在过敏的情况下最容易得上述皮疹，在不过敏的时候也可以出现皮疹，如无不舒不必刻意去药物治疗。

2. 忘忧草：我婆婆是2型糖尿病，有五年了，开始吃药，这两年胃不好，只能打胰岛素，有什么方法能治疗除根吗？

答：胃不好就要治胃，中药治疗胃病堪称一绝。是以全身调节达到治胃的目的，其重点是调节机体反应性，在治胃的同时还能兼顾糖尿病，对其同样治疗，不像西医：制酸、解痉、排空、增酶，每个药有自己的专项作用，对全身的调节忽略了。糖尿病虽说不能根除，但是只要控制好饮食，生活规律，加强运动，胰岛素和降糖药搭配使用，活80、90岁是没问题的。

3. 陶然亭：67岁，诊断为胃窦低分化腺癌，平扫CT显示胃与胰腺粘在一起，但不能判断胰腺已感染，其他部位无明显扩散，当前症状：食欲减退，食后胃痛胃胀，后背痛。考虑到年龄问题，家人不想再让病人接受手术、化疗之痛，请问有没有可行的治疗方案？

答：胃窦癌侵犯胰腺是常见的事，这是癌组织自外部浸润和植入所致，这样的病人根据我的经验不适合手术、化疗、放疗。采用中药舒肝、利胆、和胃，适当配合西医的支持（消炎），相对能延长生存期，提高生存质量。

4. 刘冬燕：老人80岁，确诊食道癌晚期，现在头有点痛，别的地方不痛，进食困难，请问中药药方能改善病情吗？

答：食道癌如果在下段，虽然80岁如果没有周边组织的转移，仍然可以考虑手术，手术后配合适当的化疗或放疗。如果是中段或上段则可以考虑保守治疗，头痛应该首先考虑老人有无动脉硬化，血压是高是低，其次考虑神经性头痛。食道癌转脑的可能性较少。

5. hyacinth：本人女，26岁，最近下巴、额头还有脸颊长了很多痘，吃了几副中药，没见好转，脸色也发黄，睡眠不太好，不知道是什么原因，应该看哪个科？

答：26岁的女性出现颜面痤疮，未婚者居多，属于内分泌紊乱，雌性激素偏低所致，俗话说男大当婚，女大当嫁。这样的女性婚后痤疮就会转好，生下孩子后痤疮就不翼而飞了。

6. 闹伶：女，29岁。我嗓子里有痰已经四年时间了，白色成形的。不用咳自己就吐出来。以前吃过很多祛痰的药也不管用。曾有过鼻炎、咽炎。不过现在鼻炎、咽炎感觉好了。不知什么原因就是有痰。这个痰跟鼻炎、咽炎有关系吗？请问吃什么药可以治好？

答：有关系，鼻炎和咽炎是一对孪生姐妹，大部分同时存在，存在的象征就是有痰，你还有痰说明你的咽炎或鼻炎还没好，需继续治疗。

7. 秋月无声：请问病毒性疣怎么医治？今年33岁，脸上长了三个，有一个还凸起老高，这个是五月份开始长起的；另外两个也有准备凸起的趋势，其中一个2009年去医院用激光去除后重新长的。两手的手背也长了好多，都是2009年开始长的，之前去医院皮肤科看医生说没事，很烦恼。





答：疣都是病毒引起的，有寻常疣、扁平疣、传染性软疣、尖锐湿疣……西医的激光、冷冻仅仅治标，并没有治本，去掉了还会再长。中医中药在治疣方面非常有效，但是疗程很长，不耐心的年轻人经不住考验，因为中药实在很难喝。

8. 关中乡党：男性，33岁，发酸嘴里有味，口臭，有时好尴尬。请问是怎么回事？

答：口臭用中医的话说，胃中有热，热则臭之，胃开窍于口，故口臭；用西医的话说有胃炎伴糜烂或胃溃疡。

9. 知行合一：我儿子3岁4个月，最近一个月以来晚上睡觉经常鼻塞，白天状况好些，怎么处理？

答：孩子有慢性鼻炎或者鼻甲肥大，鼻中隔偏曲之类，这和遗传有关，有时候一家人都是这个情况。先滴点外用药试试（鼻炎净），大了以后再说。

10. 裴家二公子：我有两个问题向你请教一下：①老婆腰椎间盘突出怎样治疗才是最好的方法？②孩子无论什么季节会经常流鼻血，如何是好？

答：你爱人的椎突我讲过很多次，你可以去看看！孩子流鼻血是大问题，我估计孩子鼻腔黏膜下血管较常人裸露，中医中药对此有非常好的疗效，如果方便你可以来我的门诊。

11. 夏天：我今年30岁，这个月月经推迟了6天，而且伴有腰困和乳房痛，来了以后两天就没了，量也比较少，我打算要小孩，这种情况要管吗？

答：30岁的女人，月经推迟，偏少，是雌性激素低下的表现，要积极调节。月经正常了说明雌激素和孕激素平衡，才有希望种子。中医在这方面是强项，西医的调经太单纯，根据内分泌检测治疗缺什么补什么，忘记了人的自身调节力量。中医不是补激素而是让自身产生激素。

**12. 沙里飞：我妻子50岁了，在右肩胛骨上面长了个大约5厘米的脂肪瘤，应该怎么治疗啊？**

答:如无不舒，则不必管它，不要刻意去做手术，因为任何一个手术对人体的正气都会有一定程度的伤害。

## 2014年9月12日

**1. 宋欢：我三叔60岁，2014年5月胰腺炎做了手术，后胆囊出现结石，因以前胆管支架，结石无法排出，现在疼痛，吃饭呕吐，头晕。原先95kg体重减至65kg，该怎么做进一步治疗？饮食有何禁忌？**

答：胰腺炎一般不宜做手术（如完全坏死性胰腺炎导致休克例外），这样的患者应该采取积极的保守治疗，做了手术会有一系列的后遗症，目前还是应该采用内科保守治疗，中医对此病的治疗效果较好，可找中医试试，支架只能解决胆汁的引流，对疼痛无效，禁食肉蛋奶清淡饮食。

**2. 生活就是平平淡淡：女，37岁，妇科巧克力囊肿切除，已作两次手术，右侧卵巢已切除，左侧切除一半现在为了抑制巧克力囊肿再生，打了4针退经的药(硫酸铜)，如果看中医的话，能不能起作用啊？**

答：巧克力囊肿大多数是子宫内膜异位形成，这样的患者多有严重的痛经，我不主张对巧克力囊肿动不动就做手术，因为子宫内膜异位没有解决，巧克力囊肿切了还会长出。子宫内膜异位和妇科的炎症、内分泌的紊乱有着密切的联系，应该从根本上进行综合治疗。在这方面中医积累了非常丰富的经验，既解决了盆腔的炎症、瘀血，又解决了内分泌的紊乱和痛经，还可以从根本上防止巧克力囊肿的再生。

**3. 陶然亭：病人胃窦癌晚期，现在医院输液，请问这样会不会拖延病情？如果在输液的同时中药治疗，会不会有影响？还有饮食上现在该怎么注意？如何才能减轻病人的疼痛？如何才能延长生存期？**

答：胃窦癌的标准治疗方案：①手术；②化疗；③必要时放疗；④内科支持和中药辅助治疗。如果到了晚期失去了手术机会可以以中药为主，放化疗为辅，如果已经肝转放化疗亦不适宜，只有进行中医辨证施治了。

**4. 上善若水：俩脚底长了趾疣，两年前就去过医院冷冻几次好了，前几天发现又有了，不想冷冻了，影响走路，对于这样的自身免疫疾病中医有什么治本办法没？**

答：趾疣不算是自身免疫性疾病，它是一种病毒性感染，不想做激光、冷冻，中药有效，但疗程很长，没有耐心的人很难做到完全治愈。

**5. 笨笨的妈妈：我父亲65岁，肩胛骨有点麻麻的感觉，请问是什么情况？**

答：那应该还是肩周炎或肩周炎的早期，劳动了一辈子，肩关节自然磨损形成了退行性骨病就是这个表现。

**6. 一起二过的年代：最近几个月月经前一周就感觉阴道有吹气的感觉，伴随整个月经期，之后稍好些。爱感冒不爱发烧，而且爱出汗，特别是耳后从发根直往下流。本人偏胖，40多岁，睡觉不太好，还爱掉头发，尤其是感冒后，体检没太大毛病。就是**

2006年的冬天出现了血压高，至今每天一粒尼莫地平片。

答：你这是习惯性感冒，如果你是40多岁，可能合并围绝经期综合征。

7. 保婊尐儿：我23岁，不知道是用的面膜过敏了还是吃的什么不合适，最近眼角皮出现小红片，有点痒痒的难受，怎么回事？

答：那是过敏性皮疹，女同志化妆品、面膜的选择要慎重。因为现在有许多假冒伪劣产品都能引起过敏。

8. 李新：以前向你咨询过化脓性中耳炎，查血象WBC6.11，中性73.4，CRP小于5.00，PCT小于0.1，血沉0.5mm/h，白介素2县医院不能查。头孢曲松钠3克，替硝唑0.4克，克林霉素1.2克连用6天。同时服用中药。现在太阳穴周围及上方、乳突下方同侧牙齿疼痛，面部麻木，耳内无脓。求您指点。

答：你的用药还是对的，现在的症状仍然和化脓性中耳炎有关，继续治疗可能产生疗效，如果效果不佳欢迎来我的门诊。

9. 何雪：我一个朋友24岁，查出糖尿病一年多了，想要小孩，怎么治疗？

答：你的朋友是1型糖尿病还是2型糖尿病，因为你朋友太年轻，二者的治疗虽然大同小异，但前者是胰岛素缺如，见于儿童和青少年，占所有糖尿病人的2%~5%；后者是胰岛素抵抗，见于中老年，占全部糖尿病人的95%~97%，总的来说，你朋友要怀小孩可以，但治疗必须进行，不可中断，尤其是前者的胰岛素治疗一点也不能中断。

10. 生活就是平平淡淡：我今年37岁，男性，我在晚上刚睡觉的时候，盖上被子，双腿出汗，热到后半夜的时候，双腿发冷，同样是盖着被子，这是怎么回事？

答：这是植物神经功能紊乱，建议口服钙剂、甲钴胺片。

11. 辛夷：我今年48岁，这个月月经开始不正常，其他没有感觉不正常的地方，需要中药调理一下么？

答：这是更年期的正常表现，无需服药。

12. 鋾宝贝：男性，32岁，2007年吃恩替卡韦半年后，由大三阳转小三阳、病毒由7次方转阴，吃药至2009年停药。而后每半年监控病毒，一直为阴，肝功正常。今年初复查病毒在3次方，总胆红素和直接胆红素轻微升高，彩超和其他肝功正常，医生诊断轻微黄疸开了退黄疸和养肝的中药。吃药一个月复查后，总胆红素和直接胆红素恢复正常，病毒仍在3次方，该患者是地贫携带者，且有胆囊息肉，请问：①地贫携带者、胆囊息肉是否会影响总胆红素和直接胆红素上升，怎么样判定是溶血性黄疸？②病毒3次方，肝功正常，彩超正常，后续该怎么治疗？

答：乙肝携带者、胆囊息肉都可以导致黄疸的波动，如无其他症状可专心治疗病毒携带，建议口服核苷制剂，如阿迪仙、何普汀、恩替卡韦等，一直到HBV-DNA变为$2\times10^2$以下。

13. 梁：我是局灶节段性肾炎，肾活检12个肾小球一个局灶节段硬化，一个伴星月体形成，部分小球球囊粘连。无高血压无水肿其他都正常。中药能治好吗？还是定期复查？

答：你这是慢性肾小球肾炎，也叫星月体型肾炎，最新的名字叫节段性肾炎，当前西药治疗肾病除了激素和免疫抑制剂之外还没有非常理想的药物，中医中药通过辨证施治往往能取得较好的疗效。

14. 石头：我母亲65岁，糖尿病、高血压、冠心病多年，去年照CT还有一块陈旧性脑梗，不涉及四肢，就是左眼珠有时向外有点儿偏，最近左耳有像进水一样的感觉，听声音有隔着纸的感觉，现在在天津中医院住院大夫输液是前列地尔，请你指导！

答：脑梗的治疗不能心急，事缓则圆，丹参、月见草、银杏叶、灯盏花、葛根、毛冬青等制剂静脉点滴或口服片长期应用都有一定疗效，中药辨证施治则疗效更佳，最近西医也有很多方法，但是像溶栓、颅内支架做过的病人有找我的，反应都说不好，这当然不代表全部。

**15. lucha：我家小儿昨天查出心肌炎，血中乳酸脱氢酶到了2174.参考值是313~618，心电图是伴窦性心律不齐。孩子8岁在上学，家人很着急，怎么办？**

答：首先让孩子休学一年，西药辅酶Q10、磷酸果糖疗效都比较好，但必须长期服用，中药辨证施治疗效最好，但必须长期服药。

**16. LEO：我今年28岁，服用恩替卡韦两年了，当时是大三阳，DNA5 × $10^7$，服用半年后DNA是10的二次方，但是大三阳一直没有转成小三阳，而且感觉胃不好，有口臭，想请教下您，恩替卡韦要一直服用下去吗，我马上要结婚了，如果准备生孩子是不是有其他的药方？**

答：你已经快到小三阳了，国际指南规定小于10的二次方就是小三阳，你不但可以结婚，还可以生孩子，生下的孩子应该是一个好宝宝，如果还不放心，妊娠7月开始三阻断，生下的孩子95%以上都是好孩子。

**17. 浪漫农夫：我妈今年61岁，晚上睡觉时双脚发热，冬天也不能盖被子，吃了好多药都没有用，怎么回事？**

答：老年风湿性多肌炎就是这样，建议口服布洛芬、芬必得等试试。

**18. 赵人民：我女儿18岁，去年这个时候没痰，干咳一个多月，今年又是，跟去年一样的干咳，没什么其他症状，已经一个星期了就是咳嗽，请您老帮帮忙！我给她喝的养阴清肺糖浆没见效果。**

答：这样的患者大部分都是慢性咽炎或慢性鼻炎引起的上气道咳嗽综合征，不但要消炎，还要给一点抗过敏的药物才能有效。



## 2014年9月15日

**1. 玲珑鸟：中年女性，43岁，左心功能减低，肺动脉高压，前负荷增加，这个问题大不大？需要做什么治疗吗？**

答：说明你有慢性气管炎或者是轻度肺气肿，这样的人才能有肺动脉高压、右心室的前负荷就会增加。不要紧，这种情况进行治疗，尤其是中西结合治疗，采用宽胸理气、利水消肿的方法就能使肺动脉高压缓解又使右心室负荷降低，如果你不治疗病情加重，会形成典型的肺心病甚至出现心衰，心衰的主要指标是下肢浮肿，严重的出现肝脏肿大、颈静脉怒张。这里还要说明，长期生活在高海拔地区的人，因为缺氧，血氧饱和度偏低也会出现上述状况，这种状况不叫肺心病叫作高原反应性疾病。

**2. 阿果：7岁的小女孩咳嗽半个月了，之前没有发烧，现在是发烧38.5度，她有过敏性鼻炎，之前西医治过，中药也吃过，现在又去看西医，开了些药回来吃，到现在还是没有好，怎么办呢？**

答：这样的小孩，有慢性鼻炎的同时多半还有慢性咽炎，两种疾病都带有一定的过敏性，稍微不慎就会产生过敏反应，感冒就是这种过敏反应的产物，“邪之所凑，其气必虚”，机体的免疫系统功能低下，就会招致反复感冒。治疗的关键是结合西医的抗生素加上中医的祛风胜湿、发汗解表，彻底治好慢性鼻炎和慢性咽炎，才有可能杜绝习惯性感冒，这就要求家长有耐心，这不是一蹴而就的事情。

**3. 情高致远：女儿两岁了，右眼皮下起了个包，麦粒肿，俗**

**称针眼。用了眼药水脓包自己溃破了，出了一些脓，好一些了，可是左眼皮下又出了一个，中药有好方法治疗吗?**

答：麦粒肿就是睫毛的毛囊炎，长在其他地方就是疖子，最好用点抗生素好得快点，脓包破了就会慢慢愈合。

**4. 一起二过的年代：习惯性感冒能治吗?**

答：习惯性感冒的治疗中药疗效最好，中医通过扶正固本、清热解毒、祛风胜湿等方法，当然最好再用一点胸腺肽之类增强免疫力的药物。

**5. ynz：我老婆今年38岁，两年前右面部出现斑块，现左边也出现了，经多方治疗，诊断为内分泌失调，效果不佳，现特向您求一良方。**

答：估计你可能做过多次人流或药流之类，这样的女性更年期就会提前到来，也就是雌性激素减少，中医《上古天真论》中曰“形坏而无子”，就是这个道理。

**6. 小小：我今年24岁，女性，青春期胸背部长痘，经常抓后背部，有大面积黑色痘印留下，有好几年了，看过中医吃了中药也没多大效果。今年痘印比以前有淡化的迹象。这种现象还需要中医治疗吗? 还是让它自己慢慢淡化?**

答：24岁的女性，前胸后背出现的应该是青春痘也叫痤疮，是内分泌紊乱，常言道，男大当婚女大当嫁，这种病的实质是雌性激素偏低，雄性激素偏高，婚后就会很快得到缓解，痤疮也因此消失。

**7. 929516aini：我怀孕八个多月了，最近流鼻血，而且痰里也有血，是上火厉害还是怎么回事?**

答：建议你赶紧去查一个血象，有个别女性在妊娠晚期因血小板的减少而出现出血，当然还要排除各种血液病，必要时还需做骨穿才能确定血液病的诊断。

8. 燕子：血液病MDS-M2是一种什么病，目前怎么治，有中药吃吗？

答：MDS是骨髓增生异常综合征，M2是急性粒细胞性白血病，这是两种不同的疾病，MDS可以转化为白血病，但经常会转化为M5，而不是M2，如果你真的转化为M2，这种病例是非常少见的，应该完整地保留病历资料，可供临床研究。中药配合西药化疗，疗效肯定，来找我看病的血液病患者很多，如果有机会你可以来我的门诊就诊。

9. 好久不见：我今年19岁，双腿的小腿和膝盖总是憋胀的酸痛，特别是晚上，走路稍微多一点儿就会痛好几天，膝盖更明显，想请问您这是什么病？怎么治？大概有半年了。

答：这是风湿性的多肌痛，中老年人多见，年轻人也可出现。

10. 生活就是平平淡淡：我孩子今年8岁，男，4~5天一次大便，从出生到现在一直这样，这个正常吗？

答：这是植物神经功能紊乱，交感神经的紧张性偏高所致。

11. 玲珑鸟:我有一个男性朋友，22岁，我听他说小时候不小心把水搞到耳朵里面，后面就发炎有脓液出来，那时候他父母不知道给吃了什么就没有脓液出来了，前段时间不知道怎么回事，突然痛又有脓液回来了，我看到有一个洞，他去医院吃了一个月的药好像那洞好点，后面感冒又变回原样了，请问要怎么治疗，吃什么药？

答：这是化脓性中耳炎，该病多半合并骨膜穿孔，要及时治疗，否则将会留下耳聋、耳鸣的后遗症。

12. 霍艳红：上次你给我诊断臀下皮神经扭伤、腿抽筋、麻木，请问这个有什么好的治疗方法吗？

答：该病最好的办法就是推拿、按摩、理疗、针灸。

13. 山中的穷人：我爱人是大三阳，怀孕之前检查出来未治疗，目前已经怀孕八个月了，吃的是拉米夫定有一个半月，这需要吃多久，孩子能否被阻断传染？请问您这药对胎儿有多大影响呢？老感觉嘴臭，请问您这是什么问题？

答：还能来得及，赶快实行三阻断，本来是7、8、9月各注射200万单位高效免疫球蛋白，你迟了一月，可以在8、9、10月分别注射一次也可以，分娩后的阻断，要去大医院的产科，他们都会做的，这样你可保证95%的孩子是个好宝宝，另外拉米夫定还要继续服用。

14. 林中小溪：我老婆左腰痛史2年有余，曾多地寻找医院检查，无法得出病因，特在广州做CT（最佳切片扫描）未发现骨骼有伤，现又发作较为厉害，难以行走，无奈之下特请求帮助或推荐治疗该病症的医院或医生。

答：这是腰肌劳损，严重的腰肌劳损如果是急性就叫作闪腰岔气，推拿按摩最有效，针灸理疗也不错，如果是吃药应该是巩固阶段的事了。

15. 玲珑鸟：今天我一个朋友告诉我，她16岁来的月经，以后都不正常，像今年已经有四个月都没来了，也看过医生，吃过中药，但没有好，今年才20岁，是怎么回事，如何治疗？

答：赶紧治疗，现在的女孩子都是13~14岁来月经，你已经迟了两年，说明子宫有偏小的可能，但是这也不要紧，赶快调经，中药活血化瘀、调节冲任，实际上就是促进子宫的功能，月经按时来了小的子宫可以很快恢复正常，这就叫用进废退。

16. 我是一片云：四十多岁的中年人，在儿时得过中耳炎，现在已经转为慢性鼓膜穿孔，严重影响听力，今年开始伴有耳鸣，请问您有有效的治疗方法吗？做鼓膜修补术可以提高听力吗？有广告说中药物理治疗可以治愈，可信吗？

答：这种病不要异想天开一剂灵丹妙药就使你的听力恢复，

耳鸣停止。我治过的这样的病人凡是有耐心坚持服药的都能好转，没有耐心朝三暮四，想一蹴而就的，没有一个好的。鼓膜修补术各地都在开展，真正预后好的不多，我还没有见过修补术后和好人一样的。

17. 生活是个什么玩意儿：结核性胸膜炎经胸腔镜穿刺，抗结核药物治疗三个月，出院还需吃多长时间药呢？医生说每个月都需要到医院复查拿药，说当地防疫站的药不管用是不是真的啊？这都近五个月了，可是做胸腔镜时左边胸腔使劲吸气里面还是不舒服，这会不会有事呢？

答：结核性胸膜炎也叫渗出性胸膜炎，它不是结核杆菌在继续作祟，它是结核杆菌在胸膜引起的变态反应，抗生素和抗结核治疗已经是很次要的了，50年前我做主治医师的时候，当时大家都不主张用抗生素，用点激素，用点抗生素防止杂菌感染，反复穿刺抽水几次，病人就好了，剩下的干性胸膜炎服用中药小柴胡制剂没有一个不好的。我个人不主张用抗生素，是不是现在有人主张用，我还没有见到这方面的资料。

18. 森森：家父有鼻炎，最近CT确诊的，医生说要手术，中医可有好方法？

答：鼻炎的手术只有在鼻中隔高度弯曲、鼻甲明显肥大和化脓性鼻窦炎反复冲洗穿刺不见疗效的情况下才采用。

## 2014年9月17日

1. jh121212：我是一个21岁的男生，鼻中隔偏曲和鼻甲肥大，鼻子左右间接性鼻塞，不流鼻涕，但有白色的黏状物，里面干燥，还有口气，吃了10天的通窍鼻炎胶囊，口气减轻很多，但其他症

**状没什么变化，我这种情况怎么处理？另外，我现在还扁桃体肿大，吃厚朴汤在慢慢消肿。**

答：鼻中隔偏曲和鼻甲肥大就容易形成慢性炎症，鼻腔与外界相通容易引起过敏，所以慢性鼻炎大半都是过敏性鼻炎，鼻、咽相邻，“城门失火殃及池鱼”，慢性咽炎应运而生，鼻咽位于上呼吸道之上口，一方面招致外感，一方面炎症向下蔓延，可以产生咳嗽变异性哮喘、上气道咳嗽综合征、鼻后滴流综合征，最后导致肺间质纤维化、肺气肿。必须重视治疗，一个单方或一个验方是不解决问题的。

**2. 影儿：我耳鸣已经有四个多月了，去医院检查说是神经性耳鸣，没有别的毛病，吃了这么久的药也不管用，我是一名高三的学生，学习压力大，该怎么治疗？**

答：少年耳鸣，多半是上感导致卡他性中耳炎，形成了中耳病变，第八对脑神经反射性的功能轻度障碍。治疗比较复杂，中医中药需要辨证论治，你可找中医就诊。

**3. 师军军：我老婆今年26岁，做过一次人流，做过一次黄体破裂开腹手术。结婚一年半了，还没有怀孕。做了输卵管造影，说是位置过高，不易拾卵，输卵管通而不畅，轻度粘连，多囊卵巢，要做腹腔镜手术，费用在一万多。我老婆也不想做手术，请问中医有没有办法？**

答：这种病不能手术，多囊卵巢不是卵巢囊肿，怎么能做手术呢？其实盆腔的炎症是该患者的根本问题，既可以使输卵管通而不畅又可以诱发多囊卵巢，多囊卵巢是可以治愈的，中药比较理想，如果已经发展为多囊卵巢综合征（满月脸、水牛腹、多毛症），那就不好治了。

**4. 马文娅：我妈妈最近两周不论坐着还是站着都腰痛，而且右侧身体从头到脚麻木。是腰间盘病症吗？需不需要做什么检查？**

答：是椎间盘突出症，椎突不论是颈突还是腰突都能出现这种症状，此外，还需要检查血脂、血压、颅脑CT以排除颅内缺血性改变。

5.陈育斌：我今年24岁，男性，最近两年体检都是牙齿阻生，医生的建议拔出牙齿，不拔每年会发炎3~4次，我想问下拔了会有什么其他影响吗？

答：24岁的人，最后的牙齿容易阻生，叫作智齿难生，必要时给予手术切开消炎、止痛、漱口让其自然长出是最理想的办法，这颗牙齿是有用的。

6. 月亮吃草：男性，39岁，长期咽喉刺激性咳嗽，痒，无痰或少痰，时好时坏，反反复复。因此戒烟6年了，身体有点瘦。各类药收效甚微。请问怎么办？

答：这是慢性咽炎引起的上呼吸道咳嗽综合征，中医疗效最好。

7. 鋾鋾宝贝：前期咨询过您乙肝病毒3次方，肝功正常的后续治疗，您建议口服核苷制剂。现在本地专科门诊医生建议先观察，每月检查肝功及病毒定量，考虑到吃核苷制剂怕出现耐药，不能乱停药，患者肝功稳定，病毒近三个月一直在3次方，请问是否可先观察一段时间，或者是否可用中药先调理？

答：核苷制剂是当前公认的抑制病毒药物，不要观察了，要将疾病消灭在萌芽状态，病毒复制在$10^3$，建议你还是要服用阿德福韦酯或恩替卡韦之类的核苷制剂，等降至$2×10^2$以下就可以逐渐停止服用了。

8. 骑着蜗牛追大奔：我妹夫38岁，最近几年他头上老长疮，一挠就破皮，流血水，血水流到哪便长到哪，不痒不痛的，血水干了就是一块块结疤又从结疤处开始长，夏天不长，秋冬季一开始变凉就长了，请问这是什么疮啊？需要用什么药物或者用什么

**药物擦才见效呢？**

答：这是毛囊炎，毛囊炎伴有过敏形成湿疹样改变，老百姓叫黄水疮，有些人就是不痛不痒，这和机体的敏感性有关，建议采用抗生素、激素类，外用中药制剂黑豆馏油软膏等。

**9. 梁：我弟弟最近开始说胡话，存在的不存在的都说，表情木讷，没有笑容，感觉很麻木，以前活泼的很。前几年说一些人控制他身不由己之类的话。这是什么病？**

答：轻则抑郁症重则精神分裂症。

**10. 钟意FM：我奶奶70岁，从去年下半年开始肚子开始变得大了，胸部以下的腹部肉眼看到挺大，平时觉得胀，不疼，吃饭正常，大便一两天一次，平时喜欢坐在小板凳上弯腰干活，高血压，常年吃丹参片、脑路通、脉通，春天村里老年人检查时医生说心脏不太好。睡眠比以前好。需要去做哪些检查吗，这是怎么了？**

答：如果真的心脏不太好就要考虑有无心衰，心衰的典型表现有下肢浮肿、肝大、腹水，心脏听诊、做腹部B超是最必要的检查方法。

**11. 和和：我父亲已75岁，血压正常（常喝降压药），最近心前区及后背有发烧感，稍动心率90次左右。医生建议做冠脉造影，现服丹参滴丸和冠心苏合丸可以吗？该如何保养？**

答：光吃这两种药还有点欠缺，你是高血压、动脉硬化合并冠心病，冠脉造影做不做都行，但是抓紧治疗是主要的，如果是严重的冠心病、心梗、急性冠脉综合征（ACS）、T波弓背向上或弓背向下的心梗，是心脏介入的指征。

**12. 楚天孤雁：我妈小三阳，DNA<1000，总蛋白、白蛋白等六七项均在正常值内，但谷丙转氨酶162，谷草转氨酶77，请问以后该怎么治？**

答：虽然是小三阳，但肝功异常，仍然属慢活肝范畴，必须抓紧治疗，中医降酶疗效确切。

13. 虔祭：男性，今年33岁，现在有点胸闷，最主要是腰和眼困。这两年明显牙龈、臀部两侧肌肉萎缩似的。臀部老酸酸的。今年新增左腿静脉曲张，但不很厉害。去几家医院查血液，血脂、血压、血糖，风湿免疫都合格。是不是我有什么慢性病？该如何检查治疗？

答：臀部的肌肉萎缩要考虑运动神经元病，牙龈萎缩要考虑萎缩性牙龈炎，两者没有必然联系，重点在于前者要去神经内科做相关检查。

14. Liu小妖儿：我爸爸44岁了，经常喝酒抽烟，去年干活时，头晕，腿软了，就立即去医院检查，说是脑血栓，在医院治疗了一段时间，回家后吃药了，在家休息了一年，在这期间也去过医院检查，做磁共振，脑CT，说是脑供血不足，近期干活了，头又开始晕了，您说我爸爸应该是什么情况？

答：脑血栓这个名词已经废弃了，脑血管动脉硬化管腔狭窄，脑部血液供应不足叫作脑动脉供血不足，过去叫作脑血栓，外来的栓子脱落卡在脑动脉叫作栓塞。

## 2014年9月18日

1. 雪染枫叶：我今年24岁，耳鸣几个月了，血压还算正常。前边看了医生，他就开了点六味地黄丸，不过吃了好像效果不怎么明显，怎么治疗好？

答:如果血压不高的话那很可能就是神经性耳鸣，中药可以治疗，但要辨证施治，你可以找当地中医就诊。

2. 天蓝蓝：胃癌晚期中西医结合能不能延长生存期？有没有治好的可能呢？我看过网上有您治愈该类病的病例，这样的话还有没有治好的希望啊？就算治不好，能治到什么程度啊？

答：我一生治好过3个胃癌，还是在不经意中由于患者不断地服药，10多年后他们拿着处方来谢我，我才知道他们被治好了。但是，刻意想治好的病例仅仅能缓解病情，没有一个最终治好的。这就是说中药有治好胃癌的可能性，但是还没有形成规范性的方法，需要通过实验研究进一步完善。

3. 毕之航：我父亲66岁，前段时间出现视力模糊，检查说属玻璃体混浊，是白内障初期，血糖正常，请问中医能用药吗，西医说，非得长成后手术，无药可治，对吗？

答：白内障是水晶体混浊，可以引起视力模糊，玻璃体是不大容易混浊的，最多你有几个暗点形成飞蚊症并不影响视力，你的视力模糊是白内障所致，如果视力在0.3以上，加强运动、清淡饮食、心情舒畅，适当的点一些白内停之类，也许发展速度会慢一点。

4. 宁静致远：女，37，额头特别怕吹冷风，空调风是一丁点儿都不能吹；从去年起一进入冬天，就得戴帽子，得戴到春天。额头基本不出汗，和别人一样的运动量，别人满头浑身大汗，我只有浑身大汗；相同情况下比别人耐热（怕冷）。您看我这是什么情况？能怎么调理呢？

答：全身怕冷属阳虚，额头更怕冷，亦属阳虚，根据我的经验，这样的患者多半合并慢性鼻炎和额窦炎，中医中药对此非常有效，一方面对整体要壮阳，对局部要清热泻火、通窍宣阳。

5. 余木：我妻子2012年4月份生的孩子，生完孩子2年多来，伴有全身发烧、发湿、疼痛等症状，阴雨天尤为明显。化验多次，血沉、抗“O”等均正常，类分湿因子偏高，请问，您有什么好的治疗办法？

答：中医管这种病统称为产后风，其实这是一种围产导致的反应性关节炎，这种关节炎如果不及时治疗，它会向风湿关、类风关、强直关、退行关过度。治疗就必须通过辨证，没有辨证的基础开出的处方是没有根据的。

**6. xppddtm：小孩两岁八个月，站立时，两腿后弯，膝盖向后凹陷明显，这个该怎么办啊？**

答：这是缺钙，孩子吸收不好，发展到一定程度就形成佝偻病，要赶快补钙，也不能乱补。中医治疗此病，务在调节胃肠功能，以健脾益气为大法，据辨证论治效果明显。

**7. 云轻轻飘过：我姐姐今年28岁，五年前怀孕生过一个女孩，现在想再怀一个，但好久都没有怀上，经检查说是一侧输卵管堵塞，想问一下，还能怀上吗？**

答：按道理仅单侧输卵管不通是可以怀孕的，中医经治怀孕的患者大部属于此类，我建议先服妇科再造丸、丹栀逍遥丸、桂枝茯苓丸试试，如果效果不理想再请中医辨证论治，怀孕的可能性很大。

## 2014年9月19日

**1. 向日葵：我今年30岁，女性，8年前患上肾病综合征，一直以激素治疗，途中试过停药半年左右，但总是减到一两颗激素的时候出现蛋白尿，5年前加上环胞素一起治疗，效果并不理想，请问裴医生我能改用中药治疗，不吃西药吗？**

答：中药治疗肾病综合征是其强项，可以将激素停下来，但病情较长，疗效较慢，虽慢，但能治本，一部分患者可达到治愈。

**2. 黄华：我老婆32岁，最近40天内月经来了3次，在第3次前开过中药调理，请问该怎么办？**

答：这是中医的强项，中医通过活血化瘀、调节冲任的方法可使月经达到正常。

**3. 白可可：我孩子七岁九个月得了过敏性紫癜，她每天晚上睡觉嘴像在吃东西，喜欢咬指甲，有时候吮手指，这个情况是不是体内有寄生虫？如果有怎么办？我从网上看到寄生虫也会导致紫癜反复，请您给予指导意见。**

答：这样的孩子，有寄生虫是可能的，肠道内的寄生虫除了可引起腹痛外，还能引起全身植物神经功能紊乱，你说的症候大体与此相一致，当然有一部分没有肠道寄生虫的患儿也可产生肠道植物神经功能紊乱。

**4. 安祥保：乙型肝炎病毒表面抗体阳性，其余都是阴性，注射过乙肝疫苗，是什么意思？**

答：这是一个健康人，不是乙肝患者，表面抗体阳性说明对乙肝病毒已经具备抵抗，无需再注射乙肝疫苗，通常注射乙肝疫苗的目的就是要让该抗体变为阳性。

## 2014年9月21日

**1. 荣妈：女性，32岁，最近每餐吃完饭，胃都隐隐作痛，饿着也难受。吃点什么药调理一下呢？**

答：你这是慢性胃炎合并糜烂，要不就是溃疡，先服奥美拉唑、雷尼替丁等，要真正治好还需中药辨证施治。

**2. 玲：一孕妇25岁，还有十来天就快生了，最近一星期早起左臂和左手特别麻，手指也是肿，一弯就疼，坐下来的时候左手一会就麻，您觉得有必要去看吗，是不是生完宝宝就好了？**

答：老百姓管这叫胎气，大部分妊娠晚期妇女都有这种情况，胎儿需要各种营养、维生素、微量元素、钙剂，尤其是维生素B族，消耗多了孕妇就会出现浮肿手麻等，会引起一系列症状，饮食适当加强一点。

**3.5135：我21岁，精索静脉曲张，可能要做手术，不知道这个病中医效果怎么样？**

答：精索静脉曲张还是手术最好，但是也不要认为是小手术，随便找个街道、社区就行了，还得去大医院，因为这个手术做不好往往有后遗症，影响睾丸和附睾的供血，破坏了局部的神经传导，都会形成终身遗憾。

**4. 尘缘：我今年40岁，男性，晚上睡觉脑子里总是出现最近几天顺心和不顺心的事情，在脑子里一遍一遍地过，导致失眠或睡不好，白天无精打采，我这是病吗？我自己该怎么调理？**

答：那是神经衰弱，先服服天王补心丹、柏子养心丸试试，如果还不行必须找中医辨证施治。舒乐安定只能治疗失眠，不能治疗多梦，而中药辨证施治则既治疗失眠又能治疗多梦，还能治疗心急烦躁等。

**5. 独处山林间：哺乳期的乳腺炎该怎么治疗？乳房痛，吸出来的奶有血。**

答：买一个高质量的吸奶器，除了婴幼儿的哺乳外，经常将乳汁吸干吸净，同时再服用清热解毒、疏肝通乳制剂，必要时西药抗生素可配合使用。

**6. Freeda：一个9月大的孩子，之前患过感冒，感冒好了之后留下支气管炎，现在几个月下来总是有很多痰咳不出来，咳得厉害时带喘，容易感冒和发热。已经吃过好多西药、中药但不见明显效果，请问该如何调理？**

答：孩子有慢性扁桃腺炎或者是慢性咽炎，这样的孩子容易感冒且感冒后病程长不易好转，治疗的关键是彻底治好扁桃腺炎。

7. 涳濛：我丈夫58岁，嗜睡，每晚睡眠9~10小时，白天总是坐下就打瞌睡，感觉疲乏无力，手不能紧握，行走200~300米就开始腿软，其他一切都还正常。这是什么情况？该怎么治疗？

答：查查血脂、血黏、血压，中年人出现这种症状首先要考虑动脉硬化、脑动脉硬化，必要时拍颅脑CT、MRI，以排除腔隙性脑梗。

8. 龙啸评论：我30岁，双耳鸣4年多了，最近耳鸣比较严重，且伴有头晕，做了一些检查（耳道核磁）没有发现有器质性的病变，请问有什么好的治疗方法？

答：年轻人双侧耳鸣伴头晕大多数是上感、卡他性中耳炎导致的耳源性眩晕和神经性耳鸣。

9. 茉茉：我28岁，2009年得过胸膜炎，吃了两年多的三联药（中间有眼睛模糊直到现在）好了后又是乳腺增生。之后才注意月经量少，后来怀孕生下我女儿一个多月就来月经了（我女儿现在一岁半了），现在量特别少，每次第一天肚子疼，腰酸腿困。夏天手脚热，冬天又凉，洗头发现还有点掉头发，脸上还老长痘。应该怎么治疗？

答：胸膜炎其实仅仅是一种结核杆菌引起的变态反应，这个时候抗结核治疗并非绝对必要，现在你的妇科情况，当然不一定是抗结核治疗所引起，但是抗结核药物确实能导致内分泌的改变，你的月经少、经来腹痛等症状，可以概括为附件炎症，雌性激素减少。

10. 海葵：我母亲63岁，2011年患上上眼睑下垂，平时安静地坐着就能睁开眼睛，一紧张就睁不开了。兰州、成都等医院中医、神经内科看了，重症肌无力也被否认，大脑磁共振、颈椎多普勒、胸腔CT等都做了，没其他病变，药吃了刚开始有一点效果，再继续吃就没效果了。请您诊断一下。

答：眼睑下垂首先要考虑重症肌无力，重症肌无力是肌肉接头处的神经介质分泌障碍所致，靠一两次检查完全排除是不客观的，除了重症肌无力之外，多发性硬化的初发期也能引起眼睑下垂，总之检查还应该继续，诊断还要进一步确切，必要时先服强的松，如果有效仍然要考虑为重症肌无力。

**11. 鋾鋾宝贝：本人31岁，已育一胎，今年彩超发现子宫后壁内膜面可见多个强光点，较大的直径约1.6mm，后不伴声影，宫颈内可见多个液暗区，较大约5mm×4mm。检查结果宫腔内强回声光点，考虑钙化或其他？请问该怎么治疗，是否需进一步检查？目前月经量偏少，有慢性宫颈炎，无经前腹痛等症状。**

答：宫颈内的暗区考虑纳氏囊肿，后壁的强光点考虑子宫肌瘤，如无症状可暂不治疗，如有症状则需积极治疗，中医辨证施治疗效最好。

## 2014年9月24日

**1.身体发肤受之父母不敢轻易：18岁，还没懂事受不良刊物影响导致手淫史7年，还有慢性前列腺炎，请问这两个病能用中药治好吗？**

答：你很诚实，能公开面对青少年普遍存在的手淫这个毛病，你的前列腺炎和早期手淫有关，增加了感染的机会，从而产生了前列腺炎。首先要放宽思想，不要整天拘泥于当年长期手淫的忏悔，说实在话只要自己不介意这一问题，手淫对自身并不会带来损害，过分的忏悔使许多人神经衰弱，形成植物神经功能紊乱，从而使身体每况愈下，前列腺炎的问题不是什么大问题，青少年前列腺炎尤其比较好治，建议服用前列康之类，症状轻微可服用桂附八味丸试试。

**2. 知己：我今年33岁，有环，最近经期明显延长，原来经期5天，最近两月，经量多，时间延续15天，无其他不适，应该如何治疗？**

答:中医管这种病叫作漏症，西医则称为内分泌紊乱（雌激素偏少），雌激素这东西多了也不行，少了也不行，前者可使月经过多或提前，中医谓“血热妄行”；后者可引起经期延长或月经量少，中医谓“气不统血”或“气不生血”，治疗这种病西药的雌激素、孕激素都有效，但是我个人意见中医的活血化瘀、调节冲任，疗效稳当确切无副作用。西医的疗法治的太具体了，没有的月经可产生太多的弊病，太多的月经可形成太少的弊病，而且服药后很长一段时间月经仍不正常。

**3. sb：我今年23岁，睾丸右侧硬而痛，有胀感，请问这是不是睾丸炎？疗程大概多长时间？**

答：这是附睾炎，所有的睾丸炎都是从附睾炎开始，不管是特异性感染（结核、梅毒、淋病、非淋），还是非特异性感染（大肠杆菌、化脓球菌），欢迎你来我的门诊。

**4. 蓝天：女性，37岁，这几天排卵期，今天有出血，稀的淡红色，以前是左侧小腹疼痛，像是卵巢，估计这是怎么了，严重吗？是不是宫颈病，请问宫颈炎、宫颈糜烂、宫颈癌中药能治好吗？用不用做检查，挺害怕的。**

答：排卵期出血是育龄期妇女常见的疾患，其原因是内分泌紊乱，雌性激素水平低下，中医叫气不统血，中医用扶正固本、行气活血的方法疗效确切。

**5. 周珍珍：前几天咨询乙肝病毒的事，肝功能正常，现在DNA结果是8.91E+07，最低检测下限5.00E+02。医生让去省医检查，我很害怕，请问该怎么办？**

答：不要害怕，这是乙型肝炎大三阳。拉米夫定、恩替卡韦、阿德福韦酯服用一到两年，再配合中药辨证施治，大部分患者都能转为小三阳，欲速则不达，事缓则圆。

6.丫丫：我今年28岁，女性未婚未育，不胖，我常年感觉没有精神，脸上皮肤偏黄，这该怎么调理？

答：男大当婚，女大当嫁，28岁的未婚妇女多半存在内分泌紊乱，颜面失去光泽，形象较前略差，月经较前变少，其实质是雌性激素分泌偏少，大多数人在婚后逐步恢复。

7. 爱你一万年：今年21岁，男性，以前头发很多，最近两年开始脱落，只掉了前面2边，其他所有地方正常，现在前面2边有很多细小的头发长了出来，前面头发容易出油，后面头发没有，这种情况该怎么办？要不要治疗？怎么治疗？

答：这是脂溢性脱发，俗称教授头，这种脱发不好治，因为和遗传基因有关。

8. 笑语嫣然：我母亲半月前在家干农活后自觉手臂麻木，尤其是双手指尖，后来连着手腕也麻，现右手有所缓解，还是麻木，拿东西会觉得麻木不能抓握，需戴手套才能干一些活，请问这是什么原因？以前有颈椎病，吃药治疗后如不劳累，颈椎无不适感，和这个有关系吗？如果去医院，应该检查哪些项目？

答：这是周围神经炎，和维生素B族缺乏有一定关系，当然严重的颈椎病、腰椎病也会引起这种情况，要做颈、腰CT。

## 2014年9月25日

1. 冰凌：孩子7岁，男孩。最近几天总流鼻血，手心、脚心热。原来也出鼻血，没这几天频繁。原来去医院查过血没事。孩子爸爸小时候也出鼻血，遗传吗？不知道怎样解决，孩子也难受。

答：和遗传有关，个别人群鼻黏膜血管裸露就容易出血，中医中药对此有很好的疗效。

2. 忘忧草：我35岁，鼻子下面嘴巴周围不停地长痘，有的是很大一个硬疮慢慢灌脓挤掉才会消，有的又像痤疮粉刺，困扰了好几年了。有人说是内分泌失调，有人又说是卵巢有问题，中西药都吃过没有好转，您看这是怎么回事？

答：那是痤疮，其实也是毛囊炎，女性雌性激素水平偏低时雄性激素相对高，就容易出现痤疮，中医中药对此有很好的疗效。一两个单方是不行的，还需辨证施治。

3. 二涛：我头皮上长了许多小红疙瘩，老是反复，就跟青春痘似的，有的熟了就挤了，有的根本挤不出来，这是怎么回事？我应该吃点什么药？

答：刚才说了青春痘属于毛囊炎范畴，头皮小疖肿也属于这一范畴，虽然属于毛囊炎但与代谢有关，尤其与脂肪代谢有关，因此单纯的消炎药并不一定解决问题，中医采用活血化瘀、清热解毒、托里排脓的综合理念疗效甚佳。

4. 中国人：我这两天正在难受中，还发低烧，37.7℃左右，吃的息斯敏、左氧氟沙星和咳特灵，今天感觉好点，但是痰特别浓，吐出来像葡萄瓤一样！像我这种过敏性鼻炎能彻底根除吗？真的很痛苦，原来从没发作过哮喘，就这一个月连续三次犯病，而且都发低烧！

答：过敏性鼻炎是个很麻烦的病，它经常引起咳嗽变异性哮喘，又能引起鼻后滴流综合征，日久向上引起副鼻窦炎，向下引起肺的间质纤维化、肺气肿、肺心病、心衰。上述疾患都能引起化脓性病变，由于通气不良，血氧饱和度下降，代偿性的引起血红蛋白增高，如果不及时治疗，或治疗不得法就会影响健康和生命。





5. 夏雨：小儿一岁了，头发少，前囟闭合慢，是不是缺钙？三个月了体重不增加有什么方法改善？

答：不要心急，还是让孩子正常发展，尽量采用标准化的乳制品科学喂养，孩子的发育尽量拥有一个好的自然环境，过度的期盼、药物反而对孩子不利，过去一个母亲生很多孩子，孩子都是正常的，现在一个孩子六个长辈，倒搞的孩子天天是病，当然有了病又是另一回事。

6. 薄荷苹果：高一的孩子膝盖前交叉韧带断裂应该怎么保护？医生建议停止长高再做手术，到时再做手术会留后遗症吗？

答：前交叉韧带损伤是常见的，完全断裂并不多见，急性期的处理过后应该尽量减少关节局部的活动，大部分患者会自然愈合，不急于考虑手术，往往手术后形成的瘢痕比损伤更严重，这样的病例我见得多了。

7. 慕杉：请问膜性肾病是用西医治疗好还是吃中药比较好呢？

答：膜性肾病实际上就是慢性肾小球肾炎的微小病变型，曾经将它称为局灶型肾炎，说句实在话，西医治疗此类病除了激素和免疫抑制剂外真没有什么好办法，中医的治疗有活血化瘀、祛风胜湿、利水消肿、健脾补肾等大法，经验丰富的中医通过辨证论治、加减进退，往往能取得较好的疗效。

8. 乐一游：耳朵里的分泌物常年都是湿的，是什么原因，可以治疗吗？

答：好多人把外耳道的湿疹当作中耳炎，其实分泌物是湿疹形成，它的特点是痒而不痛，不知你是否属于此类。

9. 一枝独秀：我40岁，今年6月腹部左侧疼痛伴有腹泻，胰腺尿淀粉酶500，检查后是慢性胰腺炎。6到7月份一直服用头孢类消炎药疼痛减轻，8月份到现在一直服用胰胆舒胶囊，可胰腺尾部还是疼痛，但症状比6月发病时轻微（饮食清淡按照医嘱）。望您推荐治疗方法和适合的药物。

答：你是急性胰腺炎的水肿型（较轻型），不能忽略，要去大医院进行系统治疗，吃一两样成药是会延误病情的，饮食应严格控制，禁肉、蛋、奶和肉汤之类。

10. 孙波：我今年25岁，男性，已有口臭十来年了，中药西药吃了好多都不管用，消化挺好的，鼻子也干疼干疼的好几年了，早上起来最严重，大夫说是鼻前庭溃烂，打一个星期吊瓶也没有好，还有经常腰痛，耳鸣，有时会遗精，早上起来尿色黄，有时会尿出白色浑浊的尿，该怎么治疗呢？

答：你起码有三种病：①慢性鼻炎；②慢性胃炎；③泌尿系包括前列腺炎症。应进行全面检查，确诊后再行治疗。

11. 蜩：女性，36岁，中枢性尿崩症，磁共振显示垂体柄增粗，现在靠长效尿崩停维持，您看能不能治愈呢？

答：垂体后叶分泌抗利尿激素，该系统的障碍出现尿崩症，应该查明有无器质性病变（肿瘤、先天畸形或缺陷），再进行治疗比较妥当。

## 2014年9月26日

1. 找回自己：男性，62岁，既往无乙肝，不抽烟，不喝酒，在总院经检查确诊为隐源性肝硬化失代偿期，肝硬化腹水，脾功能亢进，门脉高压并栓子。现已住院综合治疗第8天，未见明显效果。目前主要是腹胀，乏力。这种病人能否加用中药？

答：可应用中药，你这大半是自免肝、肝硬化、失代偿，门脉有血栓说明凝血机制有障碍，估计有继发再障，或脾功能亢进，病情严重要重视治疗，中西医结合治疗此病疗效较单纯西医治疗好。

2. 吴升标：我朋友得了尿结石，以前是几年长一次，现在是一年长一次，一直腰酸痛。之前都是自己排除掉的，没吃药。想问下这个能不能根治。需要吃什么药？

答：小的结石中医中药完全可以排掉，尿血、尿痛、腰痛随之消除，1.5厘米以上的结石则需碎石与中药治疗相结合。

3. 赵娟：女性，22岁，今年大概3、4月的时候发现舌头两边和舌尖有一些小黑点，没什么不适，所以没管它，现在这么久了还是那样，我想问一下这是怎么回事？要怎么把它消除？

答：这种情况大多数属于瘀血点，中医对此的看法是有血瘀证，首先考虑妇科，其次考虑血液病、动脉硬化、冠心病也有这种表现。当然你说的黑点到底是什么颜色，还需仔细分辨。是深黑还是浅黑？带不带青紫？

4. 王令娟：小儿3岁风疹，经常全身反复发作，这段时间不固定、发作不是很痒。风疹大小不一。请问有什么医治方法？

答：婴幼儿风疹是常见的外感疾患，通常以感冒论治，西医的治法比较单一、简单，一药无效，医生便束手无策。中医的治法则灵活多变，一法无效，还有良策。

5. 素颜：本人，女性，41岁，今年开始左腿膝盖在蹲下时觉得疼痛，起来时要休息一会才能走路，不知道是怎么回事？

答：这是退行性骨关节炎，也叫退行关，属于慢性关节磨损所致，中药西药都有很多办法，我的经验是活血化瘀、祛风胜湿相结合，辨证处方，既可内服又可局部外敷。

6. 钟意FM：我家一孕妇，第一胎，26岁，八个月，预产期农历九月初，胎儿现在是臀部朝下，孕妇从六个月就开始浮肿，怎么调胎位？

答：这是臀位，八个月稍微有点晚，如果从6、7月份开始，膝胸卧位，每天坚持，临产前可望变为头位，不过不要紧，现在的孕妇即便胎位正也要求剖腹生产，因为无疼、省劲、母子健康。

7. 纸醉金迷：男性，56岁，15年前小腿动过两次手术，上过钢板，去年肋骨断了三根，遇到黄梅天，腿发胀难受，为了呼吸新鲜空气，最近四年经常住在山里，每天都会很早起来劳作，山里早晚湿气很重，车玻璃上像下过雨一样，今年经常生病，与住山里有关系吗？

答：有关系。这是外伤后反应性的疼痛，潮湿的气候、阴霾的天气都会引起反应加重，中药祛风胜湿、活血化瘀就能解决这个问题。

8. 地震后的风筝：鹿茸10g，菟丝子15g，牛膝15g，淫羊霍10g，破骨纸10g，巴戟天10g，仙茅10g，五味子3g，覆盆子15g，金樱子20g，芡实20g，枸杞子15g，生地12g，玄参10g，黄芪 20 山药 10 肉桂3g，杜仲10g，当归10g，大云20g，韭菜子15g，这方子能不能长期服用？手淫后遗症起码吃中药调理多久？

答：手淫后遗症这是我自己起的名称，书本上查不到，因为现在年轻人手淫的太多了，据我国著名男性科专科李银河在京、沪、津调查，高中男学生95%都犯手淫病，这不是个小数字，手淫的本身对青年人并没有什么大害，主要是我国传统的礼教影响认为这是道德上的大错，让青年们形成了巨大的思想压力，屡犯屡后悔，又改不掉，最后形成了植物神经功能紊乱和性功能紊乱，今后男女生活稍有不遂，则跌入了精神紊乱之深渊，我在门诊上遇到这样的青少年太多了，我给定了个手淫综合征这个名称，你说的这个方子可以长服，当然刚才对你的说教可能比药方更有效。

## 2014年9月29日

1. 何玲：孩子说肚子是那种隐隐作痛，肚脐处最痛，最近一直说浑身软软的，没一点力气。从6月份开始吃中药治疗咽炎，现在咽炎、鼻窦炎未好，又出现腹痛、浑身无力病症。您看是怎么回事？

答：治疗咽炎、鼻窦炎的药物大部分偏凉，凉药过度则可伤及胃肠；另外孩子消化道有虫，凉药服下虫动则腹痛。治疗则需辨证施治。

2. 爱你一万年：有个朋友这几年老是对工作不感兴趣，好像就是提不上热情，对以前做的工作，现在还后悔辞职，我现在怀疑他是不是有抑郁症了？

答：是的，抑郁症的最重要表现就是对任何事都不感兴趣，甚至于产生厌世、自杀情绪。

3. 谢伟云：我奶奶今年76岁，皮肤上出来大量疱疹、痒，这怎么治？

答：如果是痒多痛少，那是单纯疱疹，这种情况好治；如果痛多痒少，那是带状疱疹，需好好治疗，需注射高浓度干扰素，否则疼痛不会停止。

4. 王天柱：男宝宝五个半月拉肚子第五天了，泡沫样水便，化验粪便白细胞3~5，红细胞0~2，门诊大夫让输头孢，到住院部遇见同学，建议服用利福平和丙酸蛋白，继续服用以前吃的胖得生和参苓白术散，我该听谁的？

答：这是小儿消化不良，补点液体是正确的，不必要应用抗生素利福平，服用以前吃的胖得生和参苓白术散可以。

**5. OZJ：我两边无名指甲红肿有脓，应该擦什么药好得快？本人正在哺乳中能擦药吗？**

答：指甲有脓可不是简单的事，要赶紧治疗，这样的患者往往带有自免倾向，需全身检查，如抗“O”、C-反应蛋白等。

**6. 夏天：我23岁，五月中旬得了滑膜炎，吃了好多中药还是下蹲不了，有什么见效好的办法吗？**

答：你是什么地方的滑膜炎？我先说膝关节滑膜炎，此为退行性关节炎，西医的玻璃酸钠注入仅有一时之效，中药效果较好。

**7. 虔祭：我老婆今年29岁，老是掉头发，每次梳头掉一堆，现在头发明显稀了。胃也不大好，这该怎么办，挂什么科，有什么办法治疗没？**

答：你可以挂中医科，可以进行全身调理，比较恰当。

**8. 琪琪：男孩，一岁半，稍微哭急的时候，脸、嘴都是紫的，请问这个有什么办法医治没？是什么原因造成的呢？**

答：赶紧到心血管科，听听心脏，排除先天性心脏病。

## 2014年10月8日

**1. 芊斤竹翠：十个月大的小孩舌苔发灰色怎么办？**

答：主要还要看症状，舌苔灰色能吃能喝能睡，大小便无异常，不哭闹，也不一定有病，舌苔的问题是一个参考指标，有了症状结合舌苔才有意义，没有症状则舌苔本身的意义就不存在了。

**2. 琴子：我原来右侧甲状腺疼痛。医生说是亚甲炎，现在慢慢吃强的松在好转之中，可是现在左侧又开始疼起来了，这是怎么回事？**

答：这还是亚甲炎，激素治疗是亚甲炎的首选，但它不是治本之法。中医中药在这方面积累了很好的经验，在用激素的同时可以合并用中药，中药的主要作用在于：①在用激素的同时成倍增加疗效；②可以防止撤掉激素后的反弹现象。

**3. 横江钓二郎：女性，88岁，慢性支气管和肺气肿有十多年了，希望您指点怎么治疗？**

答：十多年的气管炎、肺气肿，估计不但有了肺心病而且还有不同程度的心衰，治疗的原则是：①及时防治、治疗感冒；②抗炎治疗；③利水，减少心脏的前负荷，治疗不同程度的心衰。

**4. 木子李：我女儿三岁多，小便完了内裤上有黄色的印记，是不是水喝少了？**

答：你太多心了，尿胆原、尿素、尿酸是尿的主要成分，正常人小便肯定有黄色的印记，只有肾功能衰竭的患者小便才是清亮的。

**5. 琴：我在产后一年半左右的时候得了过敏性鼻炎，请问要怎么治疗？还要注意些什么？**

答：我多次说过过敏性鼻炎看起来不是什么大病，实际上如不及时治疗它会产生诸多合并症，如鼻后滴流综合征、咳嗽变异性哮喘、慢性气管炎、肺气肿、肺心病、高血红蛋白血症、心功能障碍等。

**6. 爱你一万年：我是个抑郁症患者，可还没严重到自杀，怎么解决这种状态？大脑会提醒自己保护自己，还请您指点该怎么治疗？**

答：抑郁症的核心表现就是失掉了自信，说什么他都不相信，这就与人情隔离了，西医用单纯的镇静如奋乃静、西泮类、二氮卓类、丙戊酸盐类等，充其量都是单纯的；中医疗效较佳，活血化瘀、重镇潜阳、养心安神，调和阴阳、气血等法，方法多样，因人而异，疗效往往很好。

**7. 丫丫：五个月宝宝先前就流清涕，后来又咳嗽还有痰，现在的鼻涕有点稠有点白，还爱出汗，汗也是冷的，该怎么治呢？**

答：宝宝感冒了，应该属风寒中之表虚感冒，根据伤寒论它是标准的桂枝汤证，根据临床还需要加减。

**8. 谢伟云：我今年21岁，感觉自己鼻子通气不畅，早上经常感觉头部缺氧，头昏，去医院检查说鼻中隔左偏，腺体样肥大，医生建议手术切除，我想听听您的意见。**

答：你这是慢性鼻炎并带有过敏倾向，鼻中隔弯曲仅仅能增加病情，手术只能解除弯曲的问题而不能解决慢性鼻炎的问题。

**9. 梦想翅膀：我前些天喝了冷饮料，突然肚子疼痛厉害，去打了点滴后，第二天腰右侧痛，检查右肾结石5mm×7mm，医生开了排石颗粒喝了一袋后就呕吐，两天没有食欲，腰部疼痛，该如何治疗？**

答：你有两个病：①慢性胃炎合并急性胃肠炎；②肾结石。应该先治胃的急性病变，古人云："新病与痼疾相兼者，先治新病而后治痼疾也"，等胃病完全治好了，再用排石汤之类，这是两全之策。

**10. 荧芙朵：请问浅层巩膜炎发病原因可能是什么？我7月右眼得过一次，用了医生开的两种眼药水（妥布霉素地塞米松滴眼液，氧氟沙星滴眼液），当时好了，结果今天左眼又疼，下眼皮又肿了，再用之前的那两种眼药水可以吗？**

答：这是卡他性结膜炎，春秋易得，有一定传染性，点眼药可以，但要根治还需服用其他药物，中药疗效很好，很多方药为本病的治疗提供了很好的借鉴。

**11. OZJ：宝宝38天，吃人奶兼奶粉，睡眠一般，易醒总要人抱，白天睡眠较多，经常呕奶，有时还从鼻孔出奶，之前小孩有**

鼻涕、鼻塞，喉咙侧边红好像有点肿，是扁桃体炎吗？要去看医生吗？宝宝这么小能打针吗？

答：38 天的小儿，关键在于喂养，应该以母乳为主，暂时不要加用奶粉之类，消化系统健全了各个系统都会好，落地小儿免疫力是很强的，我的意见不要轻易吃药。

## 2014年10月9日

1. 罗：27岁，治疗乳腺增生有什么好方法吗？

答：中医效果很好，但必须辨证论治，效果才能最理想，市面上有很多可吃之中成药，如安乳丸、乳块消等，你可试试。

2. 802：左耳朵突然像飞机飞过头顶一样响个不停，有半个月了，坐车耳朵发胀，以前好好的，晚上19时以后更为严重，严重到影响睡觉，请问这是怎么回事？

答：如果单纯地左耳响，应该考虑中耳或内耳的毛病，治疗需一个漫长过程，这样的耳鸣西医统称为神经性耳鸣，维生素$B_{12}$、甲钴胺有效，但不一定有大效，中医的办法很多，特别强调因人而异，这就需要通过望、闻、问、切，辨证施治。

3. 简单爱：我现在感觉一只眼睛大一只眼睛小，半边脸高半边脸低，我近视500多度，但两只眼睛只相差50度，不知道是近视原因还是生活习惯造成的（我喜欢右侧睡觉），还是有其他原因？

答：近视眼双眼度数不一样，可以引起此症状，但更重要的要检查眼底、视力，更要排除胸腺疾患和重症肌无力。

4. 尘芥：男性，31岁，上半身出汗严重，尤其是额头鼻尖，平时吃饭、干活、稍微一运动或者身处在比较闷的环境时就满头大汗，且出汗后不容易停止，晚上睡觉不盗汗，夏天特别怕热，

**怎么回事？**

答：《金匮要略》说“发热汗出此为热越，身不黄也；但头汗出，身无热，剂颈而还，此为瘀热在里，身必发黄”，如果你身体发黄要考虑肝胆疾患，如果身体不发黄则为热越，热越包括两种情况，一种是植物神经功能紊乱；一种是感染性疾患，如果你没有感染性疾患的话，当属前者。

**5. 王国己：我弟弟食道炎，胆汁反流性胃炎，吃些什么药？**

答：胆汁反流性胃炎、食管炎大部分与胆囊炎和胆道感染相合并，胆汁何以反流就是因为胆、胃之间液流动力学发生了改变，我的经验是中医辨证，必须重视肝气郁结、肝木克土的这一病机。

**6. tzhzhx：急性鼻窦炎应吃什么药？**

答：鼻窦炎中医辨证论治最好，我的经验是麻杏石甘汤为其治疗之核心，此方为治疗上呼吸道感染所导致之一切合并症之圣方，伤寒论说“发汗后不可更行桂枝汤，汗出而喘，身无大热，麻黄杏仁石膏甘草汤主之”，这就是说感冒后或有咳嗽或有发汗，后人认为此方居于呼吸道之上端，通鼻、通耳、通眼、通喉之胜尔，所谓通鼻则能打开通道。

**7. tzhzhx：请问65岁患者的类风关，中医疗效如何？**

答：65岁的类风关，如果没有形成关节畸形、疼痛症状则无大碍，中医中药治疗当需通过辨证施治。

## 2014年10月10日

**1. 安：男孩15岁，手脚凉，手心潮湿有汗，请问吃什么药？**

答：如果其他方面都正常，这不算是病，营养搭配加强运动就可以了。



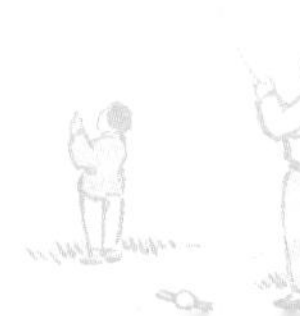

2. 孙璠瑜：我最近掉头发很多，舌头有点辣和干，早晨起来眼睛也干，我早晨一直吃一丸金匮肾气丸，求告知！

答：如果你是个女的，建议服逍遥丸、归脾丸，而桂附八味丸对女性并不适用。

## 2014年10月13日

1.如意：25岁未婚女性，体型偏瘦，一年多月经量少，脸上常长痘痘，最近两个月掉头发。血常规、微量元素正常，本月月经第五天查了性激素六项，雌二醇偏低。

答：你的雌性激素偏低，对于未婚女青年来说，不宜西药激素疗法，可以找中医看看，采用活血化瘀、疏肝解郁、调节冲任之法。

2.朱婷：我老公脚上长了个类似瘊子的疙瘩，之前有被他抠破抓掉，后来又长出来，不能除根，请问有什么办法去除？

答：这是寻常疣，不要乱抓，越抓越糟糕。生苡仁、鸦胆子研末，过箩，陈醋适量相和，外敷有效，留下药粉，用药一次和一次。

3.虔祭：女性，31岁，患双肾多发性囊肿，肾衰竭，尿毒症3年。移植抗体又高。该怎么治疗？这种情况下，中药能起到效果吗？

答：现在只有透析，透析中间可适当加服中药，可减少透析次数。

4.牛胜娟：我父亲53岁，患有高血压、糖尿病，控制得不错，但是最近夜尿频，睡不好觉，请问需要化验肝肾功吗？怎么调理？

答：必须化验肝肾功，因为2型糖尿病的合并症不仅仅是高血压，还有糖尿病肾病，很容易引起慢性肾功能衰竭。你的夜尿多，就应该向这方面考虑。

**5.享主恩颖颖：女性，49岁，头皮一块一块的发紫红，头皮上有很多地方都长了，有时很痒，有点痛，摸着患处皮肤有点发硬，很多年了，一直抹药膏控制，她这是什么病？**

答：头皮有紫红，有可能是先天性的血管痣，越刺激越明显。不要乱涂抹药了。如果需要明确诊断，可以来门诊。

**6.云雀2007：女性，26岁，产后三月，7日突发异常：借口买东西搭出租车到几十里外的山上割腕自杀，曾昏迷后自己呼叫得救，自己说是其已故奶奶叫她去那里割的，又是她已故的爷爷逼她呼救的，现仍说不想活。主治医师说是产后抑郁，请教您中医怎么调理？**

答：产后抑郁症是常见病，是围产过程中形成的植物神经功能紊乱所致，抑郁症的核心就是对任何事物都不感兴趣，包括性欲和食欲。严重的就会轻生，西医对此证采用西泮类、二氮卓类、丙戊酸类镇静之剂，中医则用调节阴阳、水火、气血等方法，较西医疗效好。

**7.王伊一：患上子宫内膜癌，因为年纪太大又有高血压不能手术，所以改用中药治疗，可是服用后出现腰痛，小肚痛，请问有没有什么更好的治疗方案？**

答：子宫内膜癌是仅次于宫颈癌的妇科癌症，多见于中老年女性，单纯的中药拿不下此病的治疗，可以不做手术，但必须适当放、化疗。中药相配合可以延长生存时间，改善生存质量。

**8.享主恩颖颖：我儿子三周岁，鼻子经常不通气，特别是秋天屋里没供暖早上起床的时候鼻子就会不通气，晚上睡觉的时候鼻子也总是不通气，很难受的样子，鼻子里都经常有鼻屎结痂，这是不是鼻炎，吃点什么药能好？**

答：这是鼻炎，鼻炎大多数有过敏倾向，3岁小儿鼻炎多有先天性的鼻甲肥大或鼻中隔弯曲，建议先外用麻黄素类滴鼻。稍大之后做系统检查。

**9.梁：我右腿小腿肚十年前被烫伤(一小伤)未做任何处理，现在伤口周围都是出血点(红点)，越来越多，这是什么情况？**

答：这是创伤瘢痕导致的变态反应，如不及时治疗，它会愈演愈烈，向内侵犯骨皮质，向外形成各类皮肤病变。

**10.鑫珂：我偶尔咬东西时感觉耳朵里刺痛，不咬的时候就没啥感觉，该怎么治疗呢？**

答：这是颞颌关节炎，就和膝关节、腕关节一样，长期磨损导致退行性改变。

**11.夏天：我一直宫寒，我妈妈听老家亲戚说鹿胎是暖宫的。能吃吗？是要配中药吃吗？**

答：能吃，当然你所谓的宫寒是否是真正的宫寒还有待确诊。

**12.沐霏妈妈：我妈妈今年51岁，最近眼疼、眼干，还会流泪，昏昏沉沉的，看东西都是黑点点，这些都是什么情况？**

答：应该去眼科查查眼压，首先排除青光眼，其次排除卡他性的角膜炎。

## 2014年10月14日

**1.胡淑娟：女性，38岁，最近身上好像过敏，吃一粒西替利嗪，身上不痒了，过两天又痒。连续吃一个星期西替利嗪，过两天又痒。这样有一个月了。我有过敏性鼻炎20年了。不知是怎么回事？**

答：你是个过敏体质，既有过敏性鼻炎又有皮肤过敏，所有的五羟色胺、组织胺、内皮素抑制剂，都能治疗此病，但没有根治的疗效，中药祛风胜湿、活血化瘀药长期服用，可以根治，但必须有计划的服用，并需医生通过望闻问切辨证施治。

**2.路人甲：女性，59岁，胆结石40年，胆囊切除术后8年，现肝管仍有结石，最近发现肾结石，无明显症状，中医有能治愈结石的好办法吗？**

答：治疗胆囊残留结石还是中医疗效好，胆囊切除后除了胆管残留结石外还合并一定程度的炎症会产生疼痛和不适，西医诊断为胆囊切除后综合征，治疗此综合征现阶段西医还没有好办法，长期服用中药不但能减轻症状，还能排石。

**3.无名：我妈妈才47岁就长了好多白头发，该吃些什么好呢？**

答：白发是很难治疗的，建议服用首乌延寿丹试试。

**4.谭小妞：请问耳垂里面长了一个硬块，一压就痛，不压就没事，过段时间又会慢慢消掉。这是什么原因引起的呢？**

答：有两种可能：①皮脂腺囊肿；②皮下钙化结节，都没有什么大碍，如无不适可暂不管它。

**5.中国人：空腹血糖7.0~8.5，餐后2小时8~9.5。用药:早、中餐前及睡前服0.5mg二甲双胍肠溶片，晚餐前30分钟内注射诺和灵30R30u。2000年发现糖尿病（空腹8.0），同时服用二甲双胍，2008年3月开始注射诺和灵。即便打胰岛素，也不稳定，有什么好方法治疗？**

答：你的治疗极其不正规，应该在医院内分泌科住院，系统测定血糖、糖耐量，胰岛素定量，C-肽，按其规律重新制定治疗方案以及饮食调理和适当运动等，争取好的效果。

**6.支康莉：女性，25岁，这两年经常感冒，都为低烧，且每次检查血样都是白细胞高，并且每次发烧都很难好，需要输液，您说我是打流感疫苗预防感冒还是打胸腺五肽提高免疫力？**

答：你估计还有慢性咽炎和扁桃体肿大，因为你的血象升高，在感冒病毒感染的同时还有细菌感染。先要将咽炎和扁桃腺炎治好，不治好它会随时招致感冒，中医说“邪之所凑，其气必虚”，就是咽炎和扁桃腺炎把你的身体弄虚了才出现了经常感冒的现象。





7.流年似水：男性，30岁，从半年前开始头痛，主要是头顶痛，但平常工作忙的时候，疼痛就减少了。去医院做了CT、脑电图，都没有问题，没事干的时候，头就感觉越发的痛。不知道问题出在哪？

答：这是神经性头痛，也就是没有器质性病变的头痛，这样的头痛每个人一生都有过。不要紧，吃吃药就会好转。

8.一：24岁，女性，未婚，痛经10年，这两个月经期血块特别多，多半都是，血块颜色不一，有黑色光滑的，也有紫红色肉坨状的，还有白带状的，内阴口偶尔会痛，早起嘴唇发白，这是怎么回事？以后结婚还能怀孕吗？

答：这是痛经，引起痛经的主要原因是妇科的炎症，当然还有子宫内膜异位和子宫的位置不正常等，是女性的常见病，如果没有其他的器质性病变对结婚生育都没有影响。

9.一：我同学今年25岁，有一子，不来月经两三个月了，没有怀孕，雌激素偏高，医生开过益母草，没有作用，该怎么办？

答：先查HCG如果不高，那就是真正没怀孕。月经不来的原因很多，过分的劳累、过分的激动、过分的伤心都能引起停经，服一些逍遥丸、桂枝茯苓丸、乌鸡白凤丸、妇科再造丸试试，如果长期不来那就不正常了。

10.魏维刚：前两天去医院做了个泌尿系B超检查，查出右肾内可见大小约3mmx3mm的无回声区，右肾囊性占位性病变。这病严重吗？会不会引起肾炎？

答：你那是个小囊肿，属先天性改变，不算病。

11.玲：我母亲60岁了，最近三天没有大便，腿还有些肿。

平常有这毛病自己很注意，这次出门坐车的缘故吧，她不能吃普通的泻药，请问有什么好办法没？

答：60岁的人腿肿首先要考虑心功能不全，3天不大便不会引起下肢浮肿，那是另一回事，属于习惯性便秘，服用中药麻子仁丸、济川煎试试，先做系统检查排除心功能不全。

12. LUCKLY：灰指甲中医有办法治疗吗？

答：灰指甲是霉菌感染，服用斯皮仁诺试试，此药不能长服，100毫克，一日两次，服6片就停药。

13. May：我得了酒糟鼻，应该还在红斑期，时好时坏，去皮肤科看了，拿了药吃和药膏抹，没什么效果，怎么办？

答：酒糟鼻，其实80%属螨虫所致的毛细血管炎和皮炎，西医还真没什么好的办法，中药通窍活血汤内服有效，但因麝香价值昂贵，真货较少，大大影响了它的使用。

## 2014年10月17日

1.行走水云间：男孩4岁多，咳嗽，喉咙有痰，医生开了4天阿奇霉素，氨溴特罗口服液，酮替芬片，辅舒酮喷雾，吃完4天药后未好，喉咙痛，还咳黄痰，医生说是鼻窦炎，他不流鼻涕，请问是鼻窦炎吗？

答：小孩有慢性咽炎是肯定的，有没有鼻窦炎还需进一步检查，不过慢性咽炎经常合并慢性鼻炎，慢性鼻炎经常合并鼻窦炎，单纯的消炎对慢性咽炎或慢性鼻炎来说不一定完全有效，因为此病经常有过敏倾向，中医治疗此病既清热解毒又祛风胜湿，这里包含了去除过敏的因素，因此疗效较好。

2.独行天使：我最近两个月，每天晚上3~4时之间会醒来，怎

**么都睡不着，因为我最近犯了腰椎间盘突出症，不知道是不是这个原因造成的。请问我该检查什么?**

答：椎突本身就能引起疼痛，影响睡眠是肯定的，治疗椎突减少疼痛应是当务之急。

**3.一：我的左侧阴唇肥大，走路时会摩擦裤子，内阴左侧也会痛，我一直害怕结婚，该怎么办啊?**

答：首先应考虑左侧巴氏腺是否有炎症，位于阴唇内侧左右各一，左侧有了炎症则会产生你所说的症状，不是什么大病，找妇科治疗一下就会好的，按时结婚。

**4.徐凡采：我老婆30多岁，无论是白天还是晚上尿的次数多，量也不是很大，特别是晚上，尿有异味，请问怎么办?**

答：首先考虑尿路感染，要查一个尿常规，如果有白球或脓球即可确诊，如有蛋白或潜血还要考虑上尿路疾患（肾或输尿管)。此病不是一半个成药所能解决的，需检查完后再进行治疗。

**5.夏天：我是前段时间看的中医大夫，说是小腹寒瘀，是宫寒的一种。如果吃鹿胎的话是不是就单纯的吃，不用配中药吗?每次大概吃多少比较合理?**

答：鹿胎并不能治疗器质性病变，宫寒的内涵也很多，不能以一半句话来做定论，时下有些人想用一种单味药去治疗一种复杂的疾病，往往事与愿违，不但病没治好甚至加重病情。我的经验是此药只能治疗没有器质性病变的少腹冷、腰微酸、腿微困等症状。

**6. 上善若水：头屑特别多怎么办，一摸头跟下雪似的，去屑洗头膏没用，一直感到口干舌燥的，还老上火，是不是跟这有关?**

答：你的皮脂腺功能偏亢，上皮代谢强于常人，建议用侧柏叶30~60g，煎水待温洗头，每日一次试试。

**7. 明媚：女性，23岁，这三年开始，天气一冷，就会觉得头**

**两边痛，然后脚也冰凉，不知道是不是偏头痛，需要怎样调理？**

答：这属于偏头痛范畴，两侧的头痛中医属于少阳头痛，中药疗效很好，但仍需辨证施治。

## 2014年10月20日

**1．梦醒了：女性，36岁，手指甲肿胀化脓已经打了3天吊瓶，未完全好，我经常一不小心就会烂手脚，之前看您微博有说要查自免抗体，具体要查什么？**

答：反复的指端化脓感染，首先考虑自免病（雷诺氏病），其次考虑甲沟炎合并化脓感染。自免抗体首先要查ANA、SSA、SMA。这个病要中西医结合治疗，用西药消炎，抑制感染，用中药改变机体的反应性。

**2．HOPE：早年得了强直性脊柱炎一直得不到好的解决，一直以正清风痛宁之类的药物来缓释。最近特别关注了这个病的论坛才知严重性，现在心中十分不安，麻烦能告知这个病该如何治疗？**

答：此病不好治，通常可以和类风关、风湿关、退行关合并，就更不好治了。诊断此病必须HLA-B27阳性，应该说是终生服药，最好采用中西医结合治疗，西医的布洛芬、芬必得、消炎痛、塞来昔布，结合中医的活血化瘀、祛风胜湿、清热解毒，有一小部分病人可以暂时缓解。

**3．琳子：女性，30岁，身上特别容易出现紫一块青一块，而且腿后血管特别明显。是怎么回事呢？**

答：要考虑：①血小板减少；②毛细血管通透性改变。前者属于器质性病变，可见于各种血液病，当然最常见的是特发性血小板减少症，后者亦见于各种器质性病变，但最常见的是植物神经功能紊乱，如果属于此类则无大碍，服服甲钴胺片、维生素C或可见效。

**4. 天行健：我妈妈70多岁了，偏瘦，饮食后经常吐，去县医院检查是食道癌。请问有什么好的中药调理吗？**

答：70多岁的食道癌如果是早中期，位于食管下段，我还建议去手术，术后配合适当的放化疗。如果是食管上段（距门齿24厘米以内）或已到二期或三期以上则不应手术，采取保守治疗，所谓保守治疗就是中药，适当放化疗。

**5. 婷：请问得了产后风怎么办？自从生了孩子后睡觉时下肢总是觉得凉凉的、麻麻的，脚腕特别明显，这是产后风吗？**

答：这是产后风，中医的产后风实际上是围产期形成的所有病症，其中以反应性关节炎为核心，此病的形成，是分娩这一特定事件在导致机体虚弱的前提下，致病因子乘虚而入，即中医所谓的“邪之所凑，其气必虚”，西医将此称为免疫系统之紊乱，中医将此称为风寒湿三气杂至，合而为痹也。

**6. 羅慶：我妈妈于今年4月切除了一个胃部肿瘤（22cm×20cm×8cm），送检显示胃肠间质瘤。出院刚三个月出现腹痛，CT检查显示又出现一个14cm肿瘤，且腹膜后多个淋巴肿大、肝多发性囊肿、腹水。现已服用伊马替尼一月余。还有更好的治疗方法吗？**

答：胃间质瘤是一个不是癌症胜似癌症之病，此病过去叫作平滑肌瘤，还不是肉瘤所以并非恶性，对放化疗不敏感，但此病的转移和复发的本领并不亚于癌症，尤其是手术后引起的胃肠胰的内分泌紊乱，更甚于其他胃肠癌症。

**7. 多多：宝宝一岁五个月，早上和晚上天变凉了她就会咳嗽，怎么办？**

答：孩子有慢性咽炎或慢性鼻炎，这样的患者反复咳嗽。

**8. 君拂柳动吾心：我哥的手指头粉碎性骨折怎么办?**

答：粉碎性骨折是个大问题，必须要专科医生处理，剔除粉碎性骨片（死骨），根据情况适当复位，然后采用小夹板或石膏固定。

**9. 江海：干燥综合征有治疗良方吗?**

答：干燥综合征属于自免病，是当前自免病中发病最多的一种，一定要重视起来，它经常合并类风关，要系统治疗，有一点应该切记，长期大量服用激素不是好办法。

**10. 张秀鹏：我患酒糟鼻快五年了，一直治不好，很苦恼，可以给我些好的治疗方法吗?**

答：80%的酒糟鼻是螨虫感染，要检查你的床垫，检查住房的死角，保持通风干净，剔除螨虫的生存环境为其一，中药通窍活血汤治疗此证有效，但是需要在医生指导下服用，麝香一位用量虽少，务求货真。

## 2014年10月22日

**1. 铛铛：我在您处看病两月有余，头昏头痛脑子不清楚四个多月了，诊断习惯性感冒，用药后症状减轻。但最近又出现流鼻涕，打喷嚏，头痛、头昏，怎样才能改变这样的体质呢?**

答：你主要是习惯性感冒，经常反复感冒就叫作习惯性感冒，这是个俗话，不是个医学术语，说明你免疫系统不健全，建议除及时治疗感冒外，还需注射一些胸腺五肽、静丙等。

**2. 娟娟：我老公有斑秃的迹象，他经常熬夜，还喜欢喝酒，有什么办法吗?**

答：熬夜喝酒都是促进斑秃的因素，斑秃是脱发中最好治的，只要坚持服药，没有治不好的。应该做到：①坚持服药；②禁酒，不能过于繁忙；③禁焦躁。

**3. 沐霏妈妈：我老公26岁，不吸烟喝酒，胃不好有四五年了。什么中药都吃过可就是不好，最近胃有烧灼感，还跟大石头似的，现在还有口臭，怎么治疗？**

答：要检查一下，首先做一个胃镜，胃病尚有浅表、萎缩、糜烂、溃疡、增生、肠化、幽门螺杆菌感染、胃酸过高……了解了上述特点，对症下药才有疗效。

**4. 王利童：女性，25岁，最近手掌脱皮，手指肚干瘪，下巴老长痘痘，请问是怎么回事？**

答：手掌脱皮干裂有两种情况：①鹅掌风；②干性湿疹。前者其实就是手癣；脸上爱出痘痘是另外一回事，属于痤疮范畴，女性痤疮多半合并月经较少，实质是雌性激素偏低，雄性激素相对较高，在治疗上手癣、痤疮各有不同，不能眉毛胡子一把抓，可到专科去治疗，我的经验是中医辨证论治对你的三个病综合治疗会产生更好的效果。

**5. 李道青：我初中时因为睡眠不足导致两鬓有白发，请问还有得治吗？**

答：睡眠不足和白发是两码事，白发和先天遗传有关，当然后天的繁忙、焦虑等可促进白发。睡眠不好和先天的关系不多，主要属于植物神经功能紊乱，西药的西泮类、噻嗪类、二氮卓类仅有对症作用，无治本作用，中药辨证施治疗效往往较西药好。

**6. 雪宇：男性，29岁，有腰突四五年了，看过中医，贴过膏药，医生建议做微创，一种是射频，一种是德国进口技术切掉突出，哪种好？保守治疗怎么样？**

答：椎突加上闪腰（腰肌劳损），疼痛就会加重，应该先治疗腰肌劳损，中医活血化瘀有很好的疗效，汉三七、云南白药等都有很好的疗效，椎突的问题我的经验是不要急于手术，最好最简便的办法就是脱去衣裤、仰卧或侧卧木板床，每日坚持16小时，半年后大部分都可恢复，当然椎突较重，椎管已经明显狭窄，届时再考虑按摩、针灸、理疗、微创等。

**7. 姚雨：四个多月的孩子，有时手冰凉，手上血管花纹特别明显，指甲是乌的，请问这是什么原因？**

答：婴幼儿是在急剧成长发育中，他的植物神经系统、代谢系统、内分泌系统还有待发育完善，你刚才说的这些症状就属于这种情况。

**8. 铃：女性，34岁，从小有风湿，开始是膝关节左右游走，现在已经到了手指关节，早上起床手指都是麻木的，很僵硬，通常要上班三四个钟头才缓解，长时间流水线作业，手指关节痛得好似车碾过一样。请问要怎样才能治好？**

答：你估计是风湿性关节炎，因为小的关节僵硬明显，也不能排除类风关，要检查抗“O”、类风湿因子，确定诊断后抓紧治疗，前者可导致心脏瓣膜损害，后者可引起关节变形，都是大问题，不可掉以轻心。

**9. 山海潮：我母亲65岁了，她双脚发烧很多年了，就是冬天晚上睡觉时还要把脚顶在墙壁上才会舒服点，该怎么治疗？**

答：这是阴虚症候群之一，女性“阳常有余，阴常不足”，五心烦热的妇女特多，建议你常服乌鸡白凤丸，乌鸡白凤丸就是主治妇女阴虚之症，因为它的成分中包含了生地、熟地，柴胡、龟板等。

**10. 木木子子：我孩子骨头痛了2天，就马上去医院看了，检查说是强直性脊柱炎，为什么会得这种病？现在不痛也没吃药。以后会怎样？**

答：强直性脊柱炎其实是和类风关一样的变态反应，60年前归于类风关的中枢型，自从HLA-B27应用与诊断后将其分开，单独成为强直性脊柱炎，病程缓慢，预后不好，虽不丧命，但功能的减退也是个大问题。





**11. 蓝：我睡着的时候咽喉很难受会醒过来，不痛，就是睡觉每次吸气的时候感觉咽喉冻得难受，呼气的时候不会。天比较冷的时候感觉鼻腔深处有鼻涕流进咽喉。怎么办？**

答：估计有慢性咽炎或慢性鼻炎，应该还有鼻后滴流综合征。

**12. 志庆-广州天信-3C数码：自闭症和抑郁症是可以同时存在吗，催眠是否可以治愈这两种疾病？**

答：可以同时存在，正确的名称应该就叫作抑郁症，至于行为上的特异并不属于疾病定名的依据，抑郁症的根本问题就是自卑，由此转化为自闭，也是经常见到的。

## 2014年10月23日

**1. 远方的梦想：80岁老人小腿静脉曲张怎样治疗？**

答：①减少腿部活动；②推荐一个泡脚方：赤芍10g、川芎10g、红花6g、降香10g、丹参20g、羌独活各10g、川牛膝15g、明矾10g，加水3000ml，煎至2000ml，待温泡脚。

**2. 清平乐：我去您的门诊，您给我诊断的是高血压脑动脉硬化。我现在脱发，吃饭时头顶出汗，晨起口干、眼干，BP160/110mmHg，失眠，我这个病还需要做什么检查，用喝西药系统治疗吗？能在多大程度上控制或是逆转，我才26岁。**

答：你所说的症状都是高血压动脉硬化引起的症候，首先要把血压、血脂降下来，再查查血脂、尿酸、血黏度高不高，都要一揽子治疗，症候就会逐步消失。

3. 九寨沟的瀑布：我有额窦炎，鼻子胀，希望得到您的帮助。

答：这是慢性鼻炎所引起的，额窦内积攒了分泌物，有些是属于脓性，积攒的越多就越疼，西医要穿刺排脓，中医用托里排脓法都有效果。

4. 一：如果是巴氏腺炎引起的阴唇肥大，需要手术吗？

答：不一定要手术，中医用清热解毒、托里排脓、消肿止痛之法，可以使感染性巴氏腺肥大完全消失，阴唇部位最好不要乱开刀，以免影响以后的生活。

5. 铃：我腰痛、酸胀，痛时不能躺只能坐着，每次我都用暖宝贴在背上才舒服，我的手指没变形，以前偶尔会有心慌心悸的现象，心电图说是正常，能感觉心跳得很快，难道已经心脏瓣膜损坏？

答：要检查抗“O”，这是很重要的，不但检查一次，还要连续跟踪，如果确定是风湿性关节炎，必须找专科医生做检查，俄国著名病理学家斯别兰斯基说：“风湿从咽喉进入人体，舔一下关节，最后死死咬住心脏不放”。

6. 老屁股：甲状腺肿大有什么按摩方法或者中药吗？

答：甲状腺肿大要有确切的诊断：①地方性甲状腺肿；②结节性甲状腺肿；③甲状腺腺瘤；④亚甲炎；⑤桥本氏病。是哪一种就按哪一种治，无论是哪一种，按摩是绝对不允许的，那不是关节、腰背痛，那是一个内分泌器官，按摩是绝对不行的。

## 2014年10月24日

1. 欢迎：28岁，怀孕3个多月。从怀孕2周开始肚脐周围就长湿疹，特痒，而且肚脐里面还有臭味，去医院看过医生也不敢开

**药。有什么办法呢？**

答：这还是妊娠反应的一部分，中医称之为胎气，西医则对此不屑一顾，认为无病可治，其实这对孕妇来说也是一种思想压力，中医的保产无忧方对此有效，保产无忧方是为什么吃上皮肤就不痒了，肚脐就不臭了还需要现代医学去研究。

**2. 故人言忘：我今年21岁，之前痛经特别严重。这两个月来痛经突然减少了许多。月经量也减少了。我2天前突发左侧腹股沟疼痛。在医院做B超，医生说是左侧输卵管增粗有炎症，让输液。**

答：这是妇科炎症，炎症影响了雌性激素的分泌，月经随之减少，经来腹痛亦随之减轻，这是常见的妇科表现。

**3. 双儿：我爸爸检查有肺气肿，一直不好，很苦恼，可以告诉些好的治疗方法吗？**

答：肺气肿是慢性气管系统炎症的常见合并症，与肺气肿同时会产生不同程度的肺间质纤维化，也可以这样说肺泡内有气肿，肺泡之间间质纤维化，二者相辅相成，相得益彰，最后形成肺动脉高压，西医称之为肺心病，再发展就形成心衰，这一系列的过程就叫作COPD。必须系统治疗，单纯的西医或中医都有不足之处，采取中西医结合是目前最有效的方法，我的经验是消炎以西药为主，改善肺的功能以中药为主，持之以恒，很多肺气肿患者能够和常人一样工作、生活。

**4. 花锦离：我好似有鼻窦炎，感冒时鼻腔深处会出血，我小时候就有这毛病，直到现在40岁，到底是什么原因？**

答：鼻窦炎有五分之一可以见血性分泌物，不要害怕，这不是鼻咽癌，关于鼻窦炎的治疗我讲过多次了，你不妨去翻翻。

**5. Miss_阿杜：男孩，3岁，感冒后稍有咳嗽症状很快就发展成支气管炎，请问有什么好的预防方法吗？**

答：这样的小儿很可能有慢性咽炎或扁桃腺炎，也可能还有慢性鼻炎，这样的患者：①容易感冒；②容易进一步发展为支气管炎。治疗的重点是把慢性鼻炎、慢性咽炎或扁桃腺炎治好，同时还要注射一些胸腺肽之类防止重感。

**6. 爱荷如初：女性，43岁，人瘦弱，从去年开始总感觉累，尤其是双腿酸软疲劳，不红不肿每天总像爬了山很累，睡着后也无法缓解，月经量少但很准时，偶尔有烘热的感觉，晚上爱起夜，很健忘，还爱闪腰，检查肝肾和风湿都没问题，如何调理？**

答：你这是内分泌紊乱，雌性激素偏少，用中医的话来说就是肾虚，这样的患者如果不及时治疗，就会出现卵巢功能减退，更年期提前到来，我不主张采用西医激素代替疗法（IPT），因为这是治标不治本，就像演员的胡子那样，戏罢了胡子也就卸了。

**7. 雨中慢步：我这几个月感觉每隔十几天就感觉喉咙右边痛，咽唾沫都痛，外面观察没有肿，用手电筒照里面有红肿。这是怎么回事？**

答：这是慢性咽炎，有一定程度的急性发作，很可能右侧扁桃体也发炎。要积极治疗，西医的消炎药有作用，但不如中医的清热解毒、解表清里、祛风胜湿，总的效果中医略优于西医。

**8. 杨玉泉：我一直感冒，大脑不清楚，全身没力，不知吃什么药好？**

答：你这叫习惯性感冒，在这方面西药有很多免疫制剂优于中医的扶正固本，如胸腺五肽、流感疫苗、静脉注射丙种球蛋白等，中药补中益气汤、升阳益胃汤、玉屏风散也有疗效，但较之于上述西药略逊一筹。





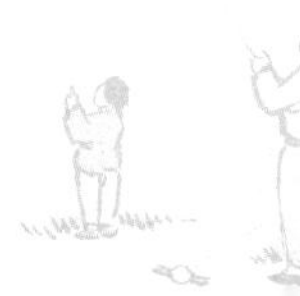

# 2014年10月27日

**1.铃：我去检查了一下血清，C反应蛋白是11mg/L，抗“O”试验是50IU/ml，类风湿因子5.4IU/ml，请问这严重吗？好不好治？该怎么治？**

答：不严重，基本上没有什么大问题，如果你有关节疼痛，属反应性的关节炎或风湿，类风湿早期，抓紧治疗，是容易好的。

**2.铛铛：您诊断我为习惯性感冒，这两天头昏特别严重，恶心欲吐、气短、乏力、腿抬不起来，自我感觉感冒好了，但感觉出口气都困难，到底是怎么回事？**

答：习惯性感冒一两次是治不好的，在服用中药的同时，还需用一点免疫调节药，如胸腺五肽，只有免疫系统逐渐好转，才能杜绝感冒复发。

**3.落花星雨：宫颈Ⅱ度糜烂用了几个月药不见好，医生建议微波治疗？是否有副作用？**

答：宫颈Ⅱ度糜烂，中医中药活血化瘀、清热解毒、调经止带既抑制了局部病原的致病性，又调节了全身机体的反应性，从而使宫颈炎症好转。我在临床上遇到不少用微波治疗的患者，效果都不理想，原因是它只着眼于局部，未能照顾到全身对局部的作用。

**4. OZJ：产后两个多月阴道有血，B超宫内强回声光点大小约8mm×5mm，考虑组织残留物，是胎盘残留吗？我怕清宫，能吃中药排出来吗？如果不治疗会怎样？**

答：是的，这叫胎盘残留，原则上必须清宫，如果要采用中药，虽然也能治愈，但是要拖好长时间，对病人的健康不利，甚至会合并严重的感染，形成终生遗憾。

**5. 怀念小时候：我从生完小孩，第一次来月经就发低烧，这是病吗？该怎么办？**

答：经来发烧，中医叫热入血室，西医叫内分泌紊乱导致的免疫系统紊乱，生后第一次月经是什么时候？这很重要，如果是产后近期，那还要检查产后有无感染，有无胎盘残置。

**6. 雪宇：我儿子19个月，经常咳嗽，有痰，还有扁桃体发炎，请问有什么治疗的方法吗？**

答：扁桃体是上呼吸道的上口，俗话说是咽喉重地，它的发炎和肿大，可以导致慢性咽炎、上气道咳嗽综合征、鼻后滴流综合征、咳嗽变异型哮喘等等。

**7. 陈健：我有2型糖尿病，随机指尖血糖为11.7mmol/L，β－羟基丁酸0.2mmol/L。腹部B超示：脂肪肝，肝大。请问我饮食要注意什么，还有什么东西不能吃的？**

答：你的糖尿病已经很严重了，要引起重视，否则会引起一系列的后遗症，比如：①高血压，动脉硬化；②糖尿病肾病；③周围神经炎；④眼底病变；⑤肺结核及肺感染；⑥脂肪肝及肝病变。因此糖尿病是危险的疾病，需注意：①控制饮食；②加强运动；③合理用药。使空腹血糖7mmol/L以下，糖化血红蛋白达6.1%以下，餐后血糖8.9mmol/L以下，则可享受天年。

**8. 刘安平：我父亲左耳耳鸣，两个手指麻木，需要做什么检查？**

答：中老年人的耳鸣，80%都是动脉硬化引起，不管是单侧耳鸣还是双侧。你有双手发麻，更加说明了这个问题，首先要检查血压、血脂，确定诊断后再进行治疗。

**9. 梅岭：我女儿17岁，最近半年在月经第一天小腹疼痛难以忍受，伴有恶心、呕吐、脸色苍白，饮食、二便都正常，经量适**

**中，血色较深红。该怎么办呢？**

答：这是正常现象，少女初潮时，机体状况还不太适应，多半有这个问题，如果症状轻微，无需治疗，当然非常严重的痛经，不仅需要治疗，还需要专科检查。

**10.心缘：女性，24岁，月经不太正常，周期28天左右，量很少，基本就三四天，头两天稍多点，后几天基本没有了，月经比较干甚至是块状，已持续半年多，该如何治疗？**

答：28天的经期就是标准经期，月经量少，有血块也是正常现象，如果特别严重，血块很多，月经量特少，就需要治疗，建议口服丹栀逍遥丸、桂枝茯苓丸、八珍益母丸试试。

**11.蒙蒙：4岁小孩眨眼很厉害，很用力眨的那种，看了眼科没查出什么，会是什么原因导致的呢？**

答：这样的小孩现在很多，严重的可以诊断为小儿多动症，中医中药疗效很好。西药二氮卓类、丙戊甲酸钠类都有效，但不治本。

**12.我头昏、头重、头痛，有时两手手指发麻，核磁检查头颈椎都没有问题，这是怎么回事呢？**

答：你应该说明你的年龄，中老年的头晕头痛多半源于高血压、动脉硬化；年轻人则多见于贫血、低血压和植物神经功能紊乱。

**13.铛铛：我妹妹25岁，前天梳头转了下脖子，疼痛难忍，做CT显示寰枢椎半脱位，现在在我们医院做牵引治疗，怎么治疗好呢？**

答：你妹妹的颈椎问题仍然属于落枕范围，大部分属于颈部肌肉劳损，小部分属于颈椎错位，治疗不能急于求成，通过按摩、理疗、针灸都能恢复正常，但须假以时日。

# 2014年10月29日

**1.我的一生：我妈42岁，最近乳房胀痛，经前也痛，不知是什么原因，能吃点什么药？**

答：估计你妈有乳腺增生，其实乳腺增生是乳腺慢性炎症，月经来时疼痛是乳腺增生的基本症状，凡是市面上销售的乳腺灵，乳腺痛之类都可试试。

**2.娟娟：我做完引产手术两个月了，很胖，尤其是腰腹部的肉很多，请问中医有好的方法吗？**

答：这是内分泌紊乱，引产引起了内分泌的失调，这样的患者往往月经量偏少，向心性肥胖，是肾上腺皮质功能偏亢，需加强运动，注意饮食。可以试试妇科再造丸。

**3.元老：我儿子15岁，体格健壮，但从小到大一直特爱出汗，小学时还少点，现在读初三了，有点运动就出汗把衣服都浸湿。**

答：中医谓胖人多虚，肾阳虚则自汗多。

**4.梁小宇：女性，24岁，有性生活。排卵期出血，大概有四个月了，每个月都有出血，一两天就没有了。这次大概白带带血有4天左右，量很少，彩超检查没有问题，这样的症状严重吗？**

答：排卵期出血，中医辨证属气虚不能统血。用西医观点看就是雌性激素偏少。理冲汤是治疗该病的理想效方，攻补兼施。三棱、莪术为攻，软坚散结，补用党参、白术、黄芪。

**5.0402：女性，27岁，睡觉磨牙，肚脐眼下方偶尔会抽着痛，这是不是肚子里有虫？怎么治疗较好？**

答：腹痛有虫，一般不会引起磨牙，腹痛间或有之。当然胆道蛔虫属例外，你可以查查是否缺钙、维生素缺乏等。

6.怀旧：25岁，男性，晚上睡前刚尿完，总感觉玩一会手机之后又要上厕所，然后早上经常七点左右就憋醒了，需要怎么改善呢？

答：说明你的泌尿系主要指前列腺有轻度的炎症。再加上你的植物神经系统比常人敏感。这种情况单纯的消炎是不解决问题的。因为病原的致病性（炎症）不起主要作用，机体的反应性是矛盾的焦点。

7.hyacinth：女性，26岁，从今年五月到现在睡眠一直不好，刚换了工作以为不适应，睡得不太好，可是现在越来越严重，去看了医生，开了阿普唑仑和其他一些药，还是睡不着，脸上起痘，中医治疗失眠可以吗？

答：失眠是各种原因造成的，你脸上有痘，说明雌性激素偏少，雄性激素偏多，中医治疗此证，既能调节内分泌，又能宁心重镇安神，因此较单纯的西医西药好，可以试试八珍益母丸、天王补心丹合服试试。

8. 锆锆：我做的腹腔镜手术，是子宫内膜异位症，发现子宫、卵巢与腹膜粘连，生孩子时会阴撕裂处也是，同时做了切除，我这是先天的吗？以前也只是爱感冒，自从做腹腔镜手术后就头昏、头痛、胃酸、恶心、小腹乳腺两肋痛，能治好吗？

答：妇科手术，尤其是子宫内膜异位症手术，往往能引起肠粘连，此病反复发作，影响消化功能及全身免疫系统，胆囊、胰腺、子宫内膜感染，感染则正气虚，正气虚则加重感染，形成恶性循环，使患者体质下降。

9. 歌未央：我刚生完孩子半个月了，这两天口干、发苦、舌苔发黑是怎么回事？该怎么办？

答：产后半月，围产期的内分泌功能紊乱还没有完全恢复，就产生了上述症状。

**10. 钱云才：反复痛风怎么治？**

答：今后肉、蛋、奶不要再吃了，这些都是蛋白质，就会产生尿酸。男性尿酸超过450就会导致脚趾关节疼痛，治疗的药物比如秋水仙碱等，没有根治的。中医的疗效也没有立竿见影的。

**11. 故人言忘：结婚后除了几个月不痛经跟经量少之外，平时没什么症状，医生说我输卵管增粗，具体的治疗需要注意什么？**

答：月经量偏少属于内分泌紊乱，雌性激素偏少。输卵管增粗属于输卵管慢性炎症。说明你有过附件炎并引起了内分泌的紊乱，不过不严重，应该及时抓紧治疗，否则还会有合并症。

**12. 余生唯爱-绵米：6岁女孩夜里睡觉，第一觉的时候身上出大量的汗，之后便可一夜安枕，也不会有汗。这是怎么回事？**

答：睡着有汗，中医叫作盗汗。盗汗是阴虚证候的表现之一。小儿阴虚少见，因为婴幼儿属稚阳之体，你要去检查孩子有无：①扁桃腺炎；②慢性鼻炎；③结核。小便一次后就没汗了，这个情况请继续观察。

**13. 君拂柳动吾心：侄子现在1岁半，身上一直有痒疙瘩，去医院检查说是胎毒，请问该怎么办？**

答：1岁半的孩子就不叫胎毒了，确切地说应该是过敏，这样的孩子很多，本身就是过敏体质，通常和父母的遗传基因有关，大部分孩子随着年龄的增大，过敏体质会逐步减弱，甚至不复存在。

## 2014年10月30日

**1. 泥奴鱼：宝宝两岁九个月，习惯趴着睡，最近总是惊醒，哭着闹着要找东西，说一直有东西缠着他的手，比正常发育的孩**

子要矮许多，体重25千克，肚子有点大，医生体检说没什么，只是肋骨比较开，需要补钙。血常规结果正常，要做什么检查呢？

答：孩子属营养不良。最多的可能是有肠蛔虫症，此症影响吸收，日久则营养不良，中医在这方面有极其丰富的经验，既有驱虫，又有消食健胃行气等方法，形成了综合治疗的复方，疗效较单纯的驱虫药好。

2.anne：女性，45岁，每天大便4~5次，都是饭后，没有任何典型症状，无腹痛，大便不成形，7月份做了肠镜，没有任何症状，医生没开药让回家自己调理，吃了几盒培菲康不见效，请您指教！

答：这是易激性肠炎（IBD），属于胃肠功能紊乱范畴，建议服附子理中丸、参苓白术散试试。

3.赵龙：同学爱感冒，扁桃体炎反复发作，总是感觉自己发热，量体温又不高。请问吃什么药效果好点？

答：有扁桃腺炎的人就容易感冒。扁桃腺炎犹如一个火种，埋藏在咽喉要壁，风来必发，中医叫作风火相煽。西医叫作习惯性感冒，治疗的关键在于治疗扁桃腺炎，将其彻底治愈，即便风来也无火可生。

4.锆锆：我29岁，血常规、血压都正常，今年一直胃不好，吃不进去饭，恶心、胃痛、胃酸，在老家吃中药将近两月，突然头昏之后就每天昏昏沉沉站立不稳，头困的厉害，头痛、浑身乏力，睡眠不好，多梦。请问这是怎么回事？

答：你主要是胃病，不是萎缩性胃炎就是浅表性胃炎，如有疼痛就说明合并糜烂或溃疡。我曾多次说过植物神经最敏感的部位在胃肠，你的上述所有症状都是植物神经功能紊乱的症状，西医只治疗了胃部的病变，对于全身引起的植物神经功能紊乱未予重视，因此中医治疗这种病比西医好。

## 2014年10月31日

**1. 健康的味道：30岁，男性，睡眠不好，晚上醒来难以再次入睡。请问您有什么好的方子治疗失眠的？**

答：如果你没有器质性病变，饮酒、吸烟、过食肥甘等都能引起植物神经功能紊乱，交感神经占优势；工作压力大，忧愁等同样能引起植物神经功能紊乱，交感神经占优势；先天性植物神经系统一贯敏感都能引起睡眠不好。西医的安眠药，如西泮类、二氮卓类、氯氮平类、丙戊酸类都有疗效，但只能减轻症状，不能治本，中医辨证施治属标本兼治之法，但需长期治疗一段时间才能见效。

**2. 曾广才：我的双手很痒，摊开手能看到一个个的小泡，有的泡泡慢慢地会干瘪形成硬的脱皮，我的手每年都会有两次脱皮。请问有没有什么药能让手停止脱皮呢？**

答：那多半是手癣，因为手掌部位的神经末梢较敏感。易继发湿疹，中医叫作鹅掌风，建议斯皮仁诺100mg，一日两次，共6片，服完为止。

**3. 淡泊-晋：男性，26岁，早泄，有包皮，看中医好还是西医好？**

答：如果婚后早泄就要及时治疗，如果是婚前自己认为是早泄，无需治疗，请你将情况说的再确切点。

## 2014年11月3日

**1. 张斌：女性，24岁，口腔溃疡，反复发作，输抗生素，西**

医的治疗效果不明显，这是不是“复发性阿弗它性溃疡”，中医如何治疗？

答：我曾多次说过，口腔溃疡不简单，具有自免倾向，需及时治疗，否则它可能是自免病的信号，阿弗它性溃疡还是比较容易治的，大多数反复发作的难治性口腔溃疡不属于此类，不是消炎药所能解决的，中医通过活血化瘀、祛风胜湿、扶正固本的综合疗法对此病有效，你可找中医看看。

2. 张慧娟：我弟弟无意中检查出大三阳，但是肝功能正常，医生不让吃药，让加强自身营养，请问有什么中药可以吃吗？

答：这个说法有误，必须立即进行抗病毒治疗，拉米夫定、阿德福韦酯、恩替卡韦等，选择一种长期服药，直至变为小三阳，才可以停止一段时间。

3. 小路：宝宝两个月大，一直是一到两周不大便，常放屁，味臭，我们在她十多天不大便情况下，用开塞露后接着就大便。请问什么原因，有什么解决方法没？

答：小儿胃肠植物神经功能紊乱，肠蠕动功能较差，这就影响了消化和吸收，这不是什么大病，建议服用枳实导滞丸、槟榔四消丸试试（小儿用量需请医生指导）。

4. 璞真：我母亲60岁，患反流性食管炎近3年，食道镜检查有溃疡，其他正常。西医治疗就是一些抑制胃酸的药物，效果不是很好，晚间不敢吃东西，一吃就返酸的厉害，非常痛苦，人也消瘦。中医有没有好的治疗方案？

答：中医治疗此病较西医略全面，既要消食健胃又要制酸止痛还要清热泻火、降逆止呕、健脾益气，因此疗效较确切，但必须要有经验丰富的医生才能正确搭配，从而产生更好的效果。

5. 月涯：我家女儿吃的母乳，刚出生时3千克，身高50厘米，三个月5.4千克，身高57厘米，头围37.9厘米，是不是有点营养不良，需要做什么检查吗？

答：这是正常现象，出生儿一般有一定程度的水肿，在出生半月到一月时体重往往较出生时减轻，两个月时体重增加，正常喂养，继续观察体重、身高、头围等变化。

6. 小苹果:我今年21岁，早上发现我的牙第二臼齿有一颗完全变黑是怎么回事？可不可以通过治疗让它变回来。

答：牙齿变黑经常是牙髓神经坏死，当然吸烟、咖啡、浓茶等也能使牙齿变黑，但后者可使整个口腔的牙齿都变黑。

## 2014年11月5日

1. judy：女性，23岁，一到冬天就特别怕冷，手脚冰凉，而且每次来月经肚子都很痛，去看医生说是体质偏寒，吃点什么可以改变这种情况？

答：冬天怕冷是人之常情，手脚冰凉也是每个人冬天常有的事。经来腹痛经常发作需要治疗，估计你可能有：①腹腔有炎症；②子宫位置有严重的前倾或后倒。

2. OZJ：宝宝75天，一出生右眼皮上有红色的，后来观察他不哭或不生气就没了，本地医生说可能是血管瘤，要去治疗吗？

答：是血管瘤俗称胎记，像这样的隐匿性血管瘤不要管，随着孩子的长大会逐渐消失。

3. 慕杉：女性，26岁，牙齿畸形，平时血压低、腰痛好多年了，近几年掉头发特别严重，牙齿感觉有些松动，我这样的情况矫正牙齿会对以后各方面的健康有影响吗？

答：牙齿松动就不要矫正，首先应该加强营养及体育锻炼，尤其是维生素、钙剂、微量元素等的补充，当然微量元素对于一个大人来说无需刻意去补充，只要饭量好了什么元素都正常了，我看你的问题关键是体质问题。





**4. 璞真：我在您那里看亚甲炎，效果非常好，经2个月的治疗已经基本痊愈，我以前睡眠基本不做梦，自从患亚甲炎以来，每晚能睡着，但是梦很多。是不是患病期间发烧，把脑子烧坏了？**

答：没有烧坏，不用怕，这是亚甲炎后之余波未平，需要再开几副药以善其后。

**5. 流浪在外：我侄子一哭就咳，咳的还很严重，不哭就不咳，这是怎么回事？**

答：你侄子多大了？如果是个小孩，估计他有慢性咽炎，这样的患儿一哭便加强了咽部的刺激，就会产生咳嗽，西医将此称为上气道咳嗽综合征。

**6. 芦荟：女性，25岁，上个月25号来的月经，今天4号小腹不舒伴随出血，血量不是很多。最近一年多每次来完月经后7天左右出血，做过性激素六项检查，医生说没什么问题，月经周期正常。请问该如何治疗？**

答：这是排卵期出血，中医称为气虚不能统血，我的经验是这样的妇女多半雌性激素偏低，要看她的卵泡期的雌二醇（E2）水平，如果E2少于50ng/ml，则可确定诊断。

**7. 罗少伟：我鼻外庭鼻中隔上用手摸有个硬点，上面结痂。用双氧水清洗后上面有个白色的点，请问怎么治疗？**

答：你有慢性鼻炎，尤其下鼻甲发炎，你所说的硬点可能是脓点，建议去专科诊断治疗。

**8. 杨波：我父亲是胃癌晚期，术后三年左颈部淋巴结转移。后背感觉发烧，还有点反胃。请问有没有什么治疗方法？**

答：三年是胃癌术后的一大门槛，大多数患者在此时出现复发，你可去专科医院化疗或放疗，同时要配合中药治疗。

9. 江潭落月：我儿子今年10岁，双手脱皮，严重时手指头开裂，每年两次。已经有3~4年了。看了好多医生，但每年还是会复发，请问该怎么治？

答：这是手癣合并湿疹，裂口是慢性湿疹的表现之一，叫作皲裂。手癣中医叫鹅掌风，是霉菌感染，有些人不注意卫生就容易感染霉菌。

10. 铛铛：我奶奶75岁，自诉眼睛内部肿、憋，感觉往下坠，可是检查不出啥毛病，有好多年了，一直大便干结，平时乏力、消瘦、易感冒，请问这是怎么回事？

答：首先考虑有无沙眼，该病近年来急剧增加，原因是衣原体、病毒泛滥成灾。75岁的人，还要检查有没有脑血管病变，如脑动脉硬化、脑梗塞之类，首先要查查血脂。

11. 心缘：重度宫颈糜烂可以彻底治好吗？

答：按照现在宫颈糜烂分期，Ⅲ度以上则考虑有不典型增生即癌前病变，要认真对待，请专科治疗，大部分都能治愈。

## 2014年11月6日

1. 婷：母亲70多岁，近四个月以来大便总是不正常，时而便秘时而腹泻，稀时一天上两三次厕所，拉一点点就没了，这几天又是便秘，胃口不好，请问这是什么原因所致？

答：70岁以上的老人，大便次数、规律改变，应该排除一下结肠占位病变（结肠癌），其次要考虑胃部病变引起的胃肠综合征(易激性肠炎)。

2. max：6、7岁小孩的慢性咽炎怎么治疗？

答：慢性咽炎光用消炎药是不行的，西医除了消炎药以外再没有其他很有效的办法。中药就不同了，通过养阴清肺、清热解毒、软坚散结、扶正固本等辨证施治常会有理想的疗效。





**3. 农民中的草根：我儿子两岁半，大便有时带血丝，大夫说好像是肛肠息肉，请问保守治疗行吗？**

答：小孩的肛肠息肉，我建议早期手术，来日方长，不定因素很多，如出血、溃疡、癌变等，虽然发病率很小，但不怕一万就怕万一。

**4. 钟意FM：这几年我身上一直长痣，脸上出的多些，左后肩上的痣经常会出火气疙瘩，近几年脸上陆续长了近十个小痣。这是不是要得皮肤癌的征兆啊？**

答：这和皮肤癌没有关系，其实一般人不大留意，每个人都会长痣的，发育的不同时期在皮肤表面的不同部位经常出现，不要管。用激光、冷冻等愈处理愈不好，我遇到的这种病人很多，没有几个用激光、冷冻等方法彻底治愈的。

## 2014年11月7日

**1. 王坤：女儿才19天，有时干咳，鼻子还不怎么通气。吃了三天的感冒药还是不见好，这是怎么回事？**

答：这是慢性鼻炎，容易招致感冒（西医叫鼻后滴流综合征，上气道咳嗽综合征，或咳嗽变异性哮喘），首先要将慢性鼻炎治好才能把频发的感冒治愈，在治鼻炎的同时，当然还需要注射胸腺五肽之类以增强机体抵抗力。

**2. 银杏叶落：我儿子六岁半，牙掉了快两个月，还没长出来，正常吗？怎么办？**

答：不要着急，有些孩子长得快，有些孩子长得慢，当然营养不良的孩子相对长得慢些，要加强孩子的营养。

**3. Apple：我的舌苔正中经常有裂纹，这是不是中医所说的阴虚体质？**

答：舌苔有裂纹，大部分属于胃部有慢性疾患的表现，但有一部分患者胃部没有慢性疾患也可以出现舌苔的异常，总之，如无症状则不必太注意舌苔的轻微变化。

**4. 慕杉：我是从出生就营养不良，昨天看有些牙齿有碎纹，腰也痛，掉头发，牙齿松动，会不会是肾不好，需要做哪些检查呢？现在虎牙感觉有点碍事，磨的上嘴唇有点痛。调理好可以矫正牙齿吗？**

答：这和营养不良有关，另外还要看看你的消化系统及其他系统有无器质性病变，因为身体各系统的慢性病变都可以引起患者的营养不良状态，牙齿局部的不适可找牙科看看，适合矫正则矫正之。

**5. 尔–雅：我今年24岁，总是打嗝，感觉胃里有气，不知怎么回事？**

答：首先考虑你有无胆汁反流性胃炎，这种病开始起病就有上述症状，有胆汁反流堵塞患者经常合并慢性胆囊炎，你还要做B超看看胆囊，确定诊断后再做治疗。

**6. 唯语言：我前天做了药流，出血颜色都比较暗，这是什么情况？吃些什么可以活血化瘀的吗？**

答：建议找中医看看，我是不赞成药流的，凡是药流后的青年女性，有一大部分日后出现月经紊乱乃至卵巢早衰，更年期提前出现，一两次药流就让青春年华提前消失，多不划算，如果需要流产还是进行人工流产为好。

**7. 赛克强：男孩一岁四个月，腹胀腹泻，咽炎，舌尖烂，医**

**生说脾阳虚，用中药有好转，但停药又不行，我总感觉没对症，需继续服中药吗？拖下去会影响小儿的脏器功能吗？**

答：有慢性咽炎容易招致感冒，这种感冒如不及时治疗就会影响胃肠道消化功能从而产生腹泻，腹泻（脾虚）是标，咽痛（风热）是本，治病必求于本，撇掉本去治标，当然不会收到预期效果，你的怀疑是正确的。

## 2014年11月10日

**1. 王伊一：我老公每次吃面食都会腹泻，会不会是肠胃上有问题？**

答：面食是最好消化的食物，食面食出现腹泻通常是易激性肠炎，也就是肠黏膜有一定的过敏，这种情况和胃黏膜过敏相关，做个胃镜检查一下你是否有浅表性胃炎，不要紧，是个小病，建议先服服参苓白术散、附子理中丸试试。

**2. LV：25岁，男性，好像从十几岁的时候发现舌头上有好多裂纹，不疼不痒，不知道怎么回事？**

答：这样的舌象中医称之为阴虚津液干枯，这一传统概念是植物神经功能中交感神经占优势，有一部分这样的患者就有口苦咽干、急躁易怒、欲饮不饮；一部分患者毫无症状可言，前者是病态应当治疗，后者属于先天因素可不必治疗。

**3. 豫南布衣：我女儿15周岁，手老是出汗，已严重影响她的学习，一会儿就能把书打湿，看过中西医，效果不明显，现天气冷了，又开始干裂，有什么好方子吗？**

答：这仍然属于植物神经功能紊乱，15岁的姑娘除此之外还应该有月经不调，总的症候属于青春期综合征范畴，不是一两个单方所能解决的，要找中医全面调节。

**4．咖啡小屋：我儿子14岁了，夏天他比别人出的汗多，冬天他比别人穿的厚还冷，这是什么原因？**

答：这还是植物神经功能紊乱，和刚才回答过的那个女孩一样，也属于青春期综合征，有些男孩子不听话，逆反心理很强也属于青春期综合征。

**5．阿果：中医治疗鼻咽癌肺转移的效果怎么样？**

答：鼻咽癌最好的办法就是尽早放疗，手术难度一般较大，创伤面很广，我的经验是能做则做，不能做则不必勉强。但是放疗是重中之重，必须照射4000~6000Cgrey。肺转仍然需要放疗，由放射医生去决定。

**6.啊赖：我儿子3岁，近段时间中指指甲从里面月牙处翘起慢慢坏死，刚开始是一个指甲，现在另一个中指也是这样了，这是怎么回事？他今年得过两次手足口病。**

答：这是手足口病的后遗症，病毒的感染引起了霉菌的感染。

**7．周珍珍：我弟弟今年25岁，一个月前去检查乙肝病毒8.19E+07，肝功正常，在医院开了拉米夫定和中药一起吃了20天后检查肝功不正常了，两项转氨酶和白蛋白都升高，DAN 结果还没出来，这是怎么回事？**

答：这是一种常见现象，并不是拉米夫定引起了肝损害，而是拉米夫定碰上了肝损害，继续治疗不可放弃。

**8．杨杨：我母亲67岁，后脚跟一直痛，拍片说有骨刺，有什么好方法可以解除痛苦？**

答：骨刺归骨刺，神经疼痛是主要的，不管是中药还是西药，是要人体适应骨刺而不是去掉骨刺，方法很多，都不是非常理想，中药相对较好。

# 2014年11月12日

**1. 叶玲玲：我父亲今年60岁，偶尔抽烟，每天早上起来要喝点酒，这两年老咳嗽，特别是晚上，到底是什么原因？该如何治疗？**

答：你爸爸估计有慢性咽炎，有烟酒嗜好的人90%都有慢性咽炎，这样的人就容易咳嗽，西医称之为鼻后滴流综合征、上气道咳嗽综合征，光治疗咳嗽是不行的，关键是在咽，要标本同治才能见效。

**2. 若兰：我家小孩男，7岁，每天晚上睡着后背和头部出汗特别多，睡前会喝牛奶，不知与这有没有关系，需要吃些什么药调理一下吗？**

答：小孩出汗经常是由于植物神经功能紊乱，如无其他大病，可暂不刻意去治疗，过了这个阶段就会自然好转。

**3. 黄心山芋：我父亲于五年前患口腔肿瘤在上海九院手术治疗，去年复发转移到肺、肋骨，目前在吃药，他老说耳根后疼痛，医生说没什么，您老认为是怎么回事？能减少疼痛吗？**

答：口腔肿瘤通常属于鳞癌范畴，容易转移，主要的转移部位是肺和皮肤，耳根的疼痛有两种可能：①癌组织或手术后瘢痕侵犯了神经；②有新的转移。

**4. 顺其自然：我妈妈五十多岁，近段时间左手大拇指发麻，右胳膊痛，有时麻和痛的睡不着觉，该做哪些检查？**

答：有三种可能。①颈椎病影响了神经；②肩周炎影响了神经；3. 动脉硬化，周围血管供血不好。

**5. 学习：我颌下淋巴结肿大好长时间了，输液好几天不见好**

**转，该怎么办呢？**

答：颌下淋巴结的肿大如果有疼痛，通常是由咽喉部慢性炎症所引起的，如果毫无疼痛，则应做血液系统的检查和肿瘤标志物的检查。

6. tangtang：**朋友去年查体，尿酸偏高500多，现在腿稍微翘一会就麻了，天冷更严重，像这样饮食上该注意什么，吃中药可以调理吗？**

答：这是痛风，如果不能够及时治疗，不仅局部的疼痛会发展，严重的还会形成指端坏死、破溃。不仅如此因尿酸在肾脏的沉积会引起肾功能的损害，甚至会形成肾病综合征。

7. **静飞儿：我得过精神分裂症，后来好了，还继续吃精神药，有没有什么问题？**

答：你能够说你有精神分裂症，说明你的病已经好了，如果你的药有效可继续服用。

8. **大圣：我父亲75岁，以前有下肢静脉曲张已手术治疗，现脚腕边有一块伤疤一直不好，创口不愈合，该如何治疗才好？**

答：静脉曲张手术后出现伤疤非常难治，因为这样的伤疤经常合并营养不良、供血不好，单纯的消炎疗效不佳。中医用托里透脓、清热解毒、扶正固本的方法治疗有效。

## 2014年11月13日

1. **耶愣盖：精索静脉曲张是严重的疾病吗？需要尽早治疗吗？怎样治疗？**

答：不严重，要及时治疗，过去此病的治疗以手术结扎为主要方法，但由于术后后遗症较多，个别患者可形成睾丸功能衰退，出现阳痿、早泄、不孕，因此采用保守疗法也不失为一种较好的选择。中医中药疗效较为满意，但疗程较长，需要有耐心才能事缓则圆。

**2. Ⅲ：艾滋病的发病原理是什么？病人该怎么办？**

答：艾滋病是HIV的感染，感染的主要渠道是生殖系统的感染，在全身免疫系统高度紊乱的人群中迅速传播，嫖娼、吸毒及患有自身免疫疾患的人群中广为传播，当然乱套的性生活是传染的主要方式，无此恶习的正常人是不会传染的，国家规定这种病人一经发现要登记注册，严格管理，当然在医疗上给予免费治疗，在心理上要温情爱护，使其早日康复。

**3. 无为之行：我姐肝硬化，脾功能亢进。4月份吐过血，住院治疗一段时间。现在吃乙肝康丸，乙肝灵冲剂，阿德福韦酯胶囊和汤药。已经吃了11剂，昨晚和今天下午又吐血了，每次有半盆之多，该怎么办？**

答：再三向病人叮咛不能吃肉蛋奶和肉汤（牛肉面和臊子面），要吃素食、半流食、少量多餐，只有这样才能预防出血，因为肝硬化失代偿期的患者，食道静脉及整个消化系统的黏膜都处在充血状态，饮食不适当加重胃肠黏膜的负担就会引起出血。我们所给予的丸药、汤药，其中有包含预防出血的成分，如果饮食配合得法是不会出血的。

**4. 咖啡小屋：我儿子冷一点鼻子就不通气了，暖和一点就通了，这是啥原因？**

答：这仍然是慢性鼻炎，慢性鼻炎大部分有过敏倾向，对热、冷等刺激都有反应，要治疗，因为它会引起一系列的合并症，如上气道咳嗽综合征、鼻后滴流综合征等。

**5. 汐风宸影：成人髋关节滑膜积液，是不是不能治愈？有什么治疗方法？**

答：髋关节的滑膜炎可不是个小问题，属于强直关的信号，要诊断此种关节病变必须HLA-B27阳性，你先去检查这个指标，确定以后抓紧治疗，否则会形成功能障碍，届时严重的会丧失活动能力。

**6. 802：我的嘴里经常白色片状腐烂，流口水，疼痛，一般10天才能好，反复发作有七八年了。请问中药治疗好还是西药治疗好呢？**

答：我多次说过，反复发作的口腔溃疡带有自免倾向，往往是自身免疫反应的信号。目前知道的是白塞氏病、Reiter病等，其实许多自身免疫疾患在其发病过程中都有不同程度的口腔溃疡，治疗方面局部的漱口如硼砂、冰硼散外敷都是小意思，必须系统的采用中药辨证施治，不光治标还要治本，将自免病消灭在萌芽状态。

**7. 闲散人员：患者40岁，颈椎病，经常头昏、恶心呕吐、耳塞、耳鸣。医院开了一些扩血管的针，短时间有效。几天后又复发。请问有什么方法治疗？**

答：颈椎病可以引起很多合并症，你的合并症属于颈椎病的血管型和神经型，必须对颈椎病进行正确的治疗。按摩、理疗、小针刀都能治疗颈椎病，但属于双刃剑，也有使颈椎病更加严重的病例，我认为还要配合一些中药，请中医辨证施治。

**8. 情归何处：我是乙肝患者，谷丙转氨酶超了一倍，伴有右侧肋下酸痛，胆管有0.3cm的息肉，该怎么治疗？**

答：乙肝患者大多数都合并胆囊炎，转氨酶升高一倍不算多，没有关系，坚持治疗可以痊愈，当然不是几副药就能痊愈的，要有耐心，事缓则圆。





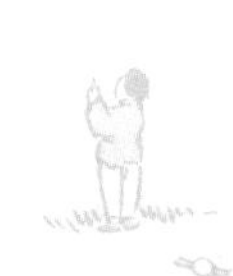

# 2014年11月14日

**1. 明天更好：甲状腺肿瘤，不做手术，吃什么中药能治好？**

答：如果是甲状腺癌，必须做手术。除此而外，结节性甲状腺肿、地方性甲状腺肿、纤维腺瘤均不宜手术，即便是甲癌，手术后因其对放化疗不敏感，一般不适合做放化疗。

**2. 李东平：4岁小孩高烧39℃，扁桃体肿大，吞咽困难。脚冷，看过西医效果不明显。该怎么办？**

答：这是急性上感，扁桃腺肿大，说明除病毒感染外还有细菌感染，最好在静滴抗生素的同时服用中药，调节机体的反应性，便会得到事半功倍的功效，上感治愈的时间要缩短一倍以上。

**3. 山海潮：儿童慢性鼻炎如何治疗？医生检查螨虫过敏。**

答：慢性鼻炎的过敏不一定局限在螨虫上，也不一定就是螨虫引起的，所有的鼻炎都带有过敏性质，中医有很多治疗慢性鼻炎的方法，其实质既包含有消炎，又包含脱敏，还具有调节免疫、内分泌、植物神经系统的作用。因此作用较西医全面，疗效较西医好。

**4. 随清风漫舞：脚腕关节膜损伤后是不是恢复的慢？**

答：脚腕的慢性损伤，因为经常要负重，负重不但会增加原有磨损，而且还会产生新的磨损。

**5. 无尘：我父亲上身发冷，眼睛和颜面浮肿，晚上胃满，这是怎么了？**

答：颜面的浮肿要考虑肾脏疾患，查查小便有无蛋白、潜血之类，腿上浮肿要看心脏，有无心衰。两个浮肿都是很重要的，不要掉以轻心。肾脏疾患所产生的浮肿是全身性的，眼睑部的组织比较松弛就容易被发现，其实胃肠黏膜也有一定程度的水肿，这样就产生了胃满，当然也不能排除你父亲本身就有慢性胃炎。

6. 琳子：门牙的下牙龈上长了一个白色脓包，有半年了都没好，另外刷牙容易出血是怎么回事？

答：牙龈炎感染了，说明你可能有龋齿，也有可能你平常刷牙不彻底，细菌感染化脓就出现了脓包，要设法弄破让脓流出（医学上叫切开引流）。

## 2014年11月17日

1. 地低成海：我目前咽炎症状加重，吃中西药不好，请问用做手术治疗吗？

答：咽炎再重也不能做手术，过去把扁桃腺慢性肿大采用手术，事实证明对整个机体的免疫功能有一定破坏，慢性咽炎从来没有人主张过要做手术。

2. 冰凌女巫：我父亲82岁，2009年查出糖尿病和肾病（血肌酐280），打胰岛素和吃中药，一直控制得还可以，今年8月胃镜检查确诊为贲门癌，西医没有办法，喝中药两个多月，现在症状加重，只能进食半流食，吃饭时呃逆，有呕吐感，进食后甚至喝水都腹胀，不消化，请问有治疗办法吗？

答：高龄胃癌，一般都主张保守治疗，在保守治疗中中医中药应该首选，贲门癌出现吞咽困难是首先解决的大问题，在这方面中医中药有很多办法，主要是让贲门平滑肌、括约肌松弛，从而达到治疗的目的，你可以找中医看看，如果方便你可以来我的门诊。

3. 牛文：我25岁，有手淫史3年了，头发早白，夏天特别爱出汗，尤其是额头，额头跟后背容易出油，偶尔有痘痘，腰膝酸软、乏力，注意力不集中，四肢冰凉，特别是膝盖跟腰，有时心悸气短、有痰、尿等待、失眠多梦、阴囊潮湿，有耳鸣、盗汗、早泄，有点勃起不坚，这该怎么办？

答：你说的所有症状都是手淫引起的，这可以叫作手淫综合征，不过现在还有办法治疗，据我了解西医没有治疗的有效药物，中医采用辨证的办法加减进退能够使大多数患者恢复健康。

4. 仰望天空：我最近一个月每天睡醒必咳嗽一阵，每次都有痰，咳完后这一天都没事了，每天都重复，这是什么情况？

答：你大概有轻度慢性咽炎，这样的患者晚上由于局部分泌物没有随时排除就会积攒到次日早上。

## 2014年11月19日

1. 流浪在外：我有个朋友支气管炎，很严重，咳了十多天了，消炎药吃了好多也不见效，这要怎么治才能好？

答：这是咳嗽变异性哮喘或者是上气道咳嗽综合征，多半是由慢性咽炎和慢性鼻炎所造成的，要先治慢性咽炎或慢性鼻炎，才能达到对咳嗽的治疗作用。

2. 向日葵：我是肾病综合征患者，最近好像出现低钾的现象，头晕、乏力、心悸，还一直胃胀，吃不下饭，有时还会有轻微的腹泻，怎么做才能改善这些症状？

答：肾病综合征因为要利水才能减轻肾脏负担，因此低钾是常见的合并症，反过来看低钾对肾病又有好处，一个肾病综合征的患者，如果发现高钾那就严重，说明肾功能有不同程度的损害。吃点水果，如香蕉、菠萝等，因为这些水果中含钾量很高，果味钾难喝，对胃不好，你就不要服了。

**3. 无为之行：肝硬化失代偿期，脾功能亢进患者，这两天做了检查。麻烦你帮我们看一下，现在什么情况，该怎么办？WBC：0.78；RBC：1.83；HGB：51；PLT：33，总蛋白：46.2；白蛋白：25.4；碱性磷酸酶：43；总胆固醇：1.48；$C_3$：0.38；$C_4$：0.06；CRP：0.20。**

答：你什么都低，低蛋白血症已经到了极限，再不补就会有生命危险，三系细胞也已经低到极限了，说明你还合并继发再障或脾功能亢进，如不及时纠正也有可能发生生命危险，总之要立即住院，积极配合治疗！

## 2014年11月20日

**1. 漂浮的云：我小时候得过哮喘，治愈了，几十年再没犯过，但在5年前因感冒久治没好就又发作了，住院治了半月，后又坚持吸沙美特罗替卡松粉两年，现在刚入秋，晚上就有哮喘现象，有没有什么中药可治哮喘的？**

答：哮喘是一种常见病、多发病，尤其近几年来，环境污染等因素使发病率逐年增加，要及时治疗，不治疗会产生气管炎、肺气肿、肺心病、慢阻肺（COPD）、心衰等一系列呼吸系统疾患。西医的治疗往往立竿见影，使用现行的舒利迭、布地奈德、沙丁胺醇见效快，但复发率几乎100%，尤其是沙丁胺醇，它属肾上腺皮质激素类，反复应用则可成瘾（药物依赖），就更不好办了，我建议你采用中医中药治疗，必要时结合一些抗生素，疗效确切，有标本兼治之作用。

**2. 张宗秉：我妈现在身上有些关节会发出响声，还有拇指关**

**节弯下去就不能伸直，手关节疼痛，做了一些相关检查都没问题，吃了不少中药也没啥成效？您看这是怎么回事？**

答：注意：凡是关节发响那就是慢性劳损，也就是退行性关节炎，这种慢性的磨损就会招致各种生物活化因子的侵扰，易合并类风湿性关节炎和风湿性关节炎，所以退行性关节炎的患者都有关节疼痛、变形，只是轻重不同，部位不同而已，不要紧，先买些活络效灵丹服一服。

**3. li蓉0107：我每天都跑步半小时，最近一个月跑步10分钟以上时，后背左肾部位疼痛，跑完后一点事都没有，怎么回事？**

答：那是腰肌劳损，你平常的活动免不了有这里或那里的肌肉形成劳损，平常所说的闪腰岔气、落枕之类都是急性劳损，有了这些疾病，你平常活动时会产生疼痛，这种病最好的办法就是按摩理疗。

**4. 尐仙粄：女性，25岁，每到秋冬季节就会出现喉咙干痛，主要是从晚上开始感觉到很干，到第二天早上起床后几个小时就好了，夏天如果吹空调也会这样，吃什么药？**

答：你是慢性咽炎或者还合并扁桃腺炎，这是一个火种，要立即将其治愈，否则就会复燃，久而久之就会引起习惯性感冒，你的免疫功能就会受到影响。

**5. 宏观世界：肾囊肿中医怎么治？应该注意什么？**

答：肾囊肿直径在30毫米以下的无需治疗，30毫米以上的可进行穿刺消炎等治疗。

**6. 狼吻互听：我老婆乳腺癌手术完第5天，她身体本来就很虚弱，要怎样给她食疗？**

答：5天还不需要食疗，因为术后正在恢复，消化系统的功能还不是很健全，鸡汤、鱼肉倒损害了胃肠的功能，所以不建议术后就开始食疗。

**7. 坏坏：男性，68岁，由于常年从事电焊工作，八年前视力急剧下降直至今日几乎失明！您觉得能治吗？**

答：这是防护设备不全，长期的电光刺激了角膜，使角膜形成了溃疡或白斑，如果他的眼底和球后视神经没有受到损伤，角膜移植是其治疗方法之一。

## 2014年11月21日

**1. 雪宇：我妈60岁，她有腰椎间盘突出症，买的药吃了两天，然后摔了一跤，胸口疼痛，到医院检查胃没事，开的药吃了不见效果，请问她这是什么情况？**

答：你疼痛的部位比较高，这样的疼痛除了胃以外，还得考虑胆囊，大部分胆囊疾患的病人，右胁下都有不同程度的疼痛，有些还向后背和左胁放射，如果方便，你可以来我门诊。

**2. 雪宇：30岁，女性，左侧腰痛，拍X片没有突出，$L_5$~$S_1$之间软骨变薄，但是左侧坐骨上面一直有点疼痛，请问这是什么原因？我现在在吃增加骨密度胶囊，有没有帮助呢？**

答：和软骨关系不一定很大，增加骨密度也未必使你的腰痛缓解，你的腰痛是腰肌劳损，建议口服大、小活络丹试试。

**3. 娟娟：我老公的斑秃发展得很快，三个月的时间都六块了，请问有什么好的方法治疗吗？**

答：这是圆形脱发，也叫鬼剃头，中医中药对这种病有特效，但必须坚持服药，最少服药半年，如果方便，欢迎来我的门诊就诊。

**4. 李德胜：男性，24岁，每天都头晕脑涨的，每天下午四点以后就开始恶心、头痛，身上有点发热、出汗，头部有时特别烫，**

腿困乏力，早晨起来头痛，有时中午不睡觉的话，嘴皮马上就蜕皮，吃藿香正气水后可以缓解，已经四年有余，我该怎么办？

答：你这是神经性头痛，估计胃肠道也有些小毛病，产生了植物神经功能紊乱，和头痛相互促进，使病情加重。建议先服服川芎茶调丸试试。

5. 墨鱼：女性，25岁，8月开始出现头晕症状，从昏昏沉沉发展到眩晕，10月去医院，血常规、血压、耳朵、脑电图、脊椎拍片全部正常，医生说是耳石症，做完第一次复位，症状有所减轻，半个月后眩晕复发，又做了两次，但眩晕一直无法减轻，这是什么病？

答：你这是耳石症合并耳源性眩晕，两者结合治疗，才能事半功倍。

6. 铛铛：我头胀痛、恶心、乏力、太阳穴紧痛，您诊断我为习惯性感冒，可我不打喷嚏不流鼻涕，药一停头又胀痛、恶心，为什么会反复发作呢？

答：两颞的头痛属于少阳，这种头痛多半由习惯性感冒引起，你的抵抗力低下，免疫系统不健全，所以会经常感冒，建议你先注射胸腺五肽，10支（每支1毫克），隔日一次，肌肉注射。

7. 明天更好：我有个朋友快要来月经的前一天晚上睡觉时就会全身出冷汗，是什么原因？

答：中医将这叫热入血室，这是月经前后所导致的植物神经功能紊乱，建议找中医看看。

## 2014年11月24日

1. 无为之行：我姐肝硬化，脾功能亢进。4月份吐过血，住院治疗过一段时间。一周前又吐血了。昨天检查结果是：①食道静脉曲张（中–重度）；②慢性萎缩性胃窦炎。在10月8日在你处看病，开乙肝康丸、乙肝灵冲剂、阿德福韦酯胶囊和汤药。已经吃了11副，现在是做手术呢，还是继续吃您的药？

答：你姐这个病不能做手术，手术无非就是将脾脏切除，并不能从根本上减少门脉高压、改善肝硬化症状，反而使你姐无形中缺少了一个免疫器官，今后的前途更加渺茫。我建议必要时用中药配合白蛋白、支链氨基酸，这样会活的时间很长。

2. 叶子：请问子宫内膜癌术后饮食方面怎样吃比较好？

答：癌症手术后以保证人体的基本营养为原则，不能过分，因为术后，尤其是在放化疗中人体的消化功能偏于低下，大量的高营养食品会伤害人体的消化功能，这对癌症术后患者于事无补，反而还有伤害。

3. 微记录：女孩，8岁，经常不太吃饭消化也不好，服用健胃消食片，而且容易感冒。请问您有什么好的治疗办法？

答：健胃消食片不是治疗小儿消化不良的最佳选择，小儿植物神经功能发育尚不健全，而植物神经最敏感的部位在胃肠，中医辨证论治是调节植物神经功能紊乱的强项，找中医看看，服服中药，可以使小儿走向健康。

4. 春枫：我姐的喉咙里有红色小包，一点烟味都不能闻，闻了感觉浑身难受，出不来气，做饭也要戴口罩。到医院看时有的医生说是咽喉炎，有的说是咽炎，现在越来越严重，有什么办法吗？

答：这是比较严重的慢性咽炎，你所说的“小包”是咽后壁的滤泡增生，要抓紧治疗，否则就会向慢性气管炎、肺气肿、肺心病等逐步发展，先买些养阴清肺丸或百合固金丸，同时配合黄连解毒丸试试，方便的话，欢迎来我的门诊。

5. 狼吻互听：乳腺癌除了化疗没有更好的治疗方法吗？

答：乳腺癌的标准治疗：①根治手术；②化疗6~8次，适当放疗。

6. 林蔚：男性，40岁，肠镜诊断：①结肠及直肠黏膜炎症改变；②乙状结肠及直肠多发息肉（距肛门约20cm以下见散在大小约0.2cmx0.2cmx0.1cm~0.3cmx0.3cmx0.1cm局部息肉样隆起，表面光滑）。息肉活检病理诊断：(乙状结肠)黏膜轻度慢性炎症。请问：①这样大小的息肉要做手术切除吗？②吃中药加灌肠治疗，息肉能消吗？

答：这样的息肉必须手术，不做手术就会癌变，手术后还要长期服用一段时间中药，这样才能使肠黏膜逐步恢复正常的功能。

7. 凤：女性，27岁，早上起来闻到厕所难闻的味道和车上空调的味道就会干呕一两下，有两年多了，平时没有什么不舒服，该怎么调理？

答：这是异味引起的植物神经功能紊乱，植物神经最敏感的部位在胃肠，所以首发症状是恶心、呕吐，建议长期口服防风通圣丸试试。

8. 永远微笑：我今年29岁，胃下垂已有10年，感觉气血虚，爬3楼都气喘，不爱讲话，这2~3年反反复复长痘，五心烦热，舌苔很厚白，食无味，脸色越来越晦暗，一睡着就是做梦，没精神，怕冷，我该怎么调理？

答：你可能有先天不足（早产儿、先天性心脏疾患、胃肠疾患），或全身某系统的器质性病变，否则20多岁的年轻人是不会有胃下垂的；另外你有典型的阴虚症候群，应该做全身系统检查，必要时来我的门诊。

9. 美玲：怀孕11周，感冒、咳嗽，鼻子不通气怎么办？

答：你这是妊娠感冒，建议你去找中医辨证论治，妊娠时期感冒选择中医调治是最好的办法，中医有很多治疗妊娠感冒的药物，比如羌活、独活、荆芥等，这些药不但可以治疗感冒，而且还有保胎的作用。

**10. zsx：针对支原体感染引起的顽固性咳嗽，中医有什么好的办法?**

答：支原体感染引起的顽固性咳嗽正是非典型肺炎，但不同于前几年所说的非典，治疗时较一般感染病程长，但是可以治愈，必要时，欢迎你来我的门诊。

**11. 欢迎：孕妇27岁，怀孕期间感染霉菌怎么办?**

答：那不要紧，应该治疗霉菌，该坐浴的坐浴，不过两性霉素类、酮康唑类、棘白霉素类不能服用，你最好找中医辨证施治。

**12. 慎言：男性，55岁，胸椎8至12做了手术，现术后2个月小便不利，自己尿不出来，腹股沟潮湿，腰部经常出汗，下肢走动后水肿，大便基本正常，饮食可，无口苦。该用什么中药?真武汤行吗?**

答：不行！胸椎8~12是一个危险高度，要做核磁看看有无椎管狭窄、有无死骨存在，必须要有明确的西医诊断，检查清楚后对症下药，不要乱服药！

**13. 牵手：房子冷，在房间多坐了会，感觉后背冷就感冒了，就吃感冒清热颗粒，感冒好了，最近感觉后背冷的严重，穿的也多，我每次感冒都有同样症状，该怎么治疗?**

答：感冒后要及时治疗，你的免疫系统较常人低下，建议注射一段时间胸腺五肽，肌肉注射，每次1支（1毫克），隔日一次。



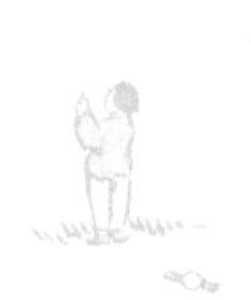

# 2014年11月25日

**1. 王凤好：我今年25岁，头发发黄并且有点稀疏掉发，这是什么症状呢，怎么办？**

答：你这是脾胃气虚，中医将脾胃称之为中焦，气虚就是中焦功能低下，《难经》说："中焦受气取汁，变化而赤，是谓血"，还有"发为血之余"之说，因此头发变黄、稀疏是脾胃消化吸收功能不足的表现，应该重点调节脾胃功能，调节脾胃功能是中医的强项，你可找中医进行诊治。

**2. 罗：我28岁，输卵管堵塞不能怀孕，做了三次试管婴儿，卵泡不发育，有什么办法可以治疗吗？**

答：你在输卵管堵塞的同时，估计还存在卵巢功能低下、雌激素（E2）分泌不足，这样的患者往往月经量少，或者错后，或者隔月，首先应该调经，使月经正常，也就是卵巢功能正常之后，再去做试管婴儿，这样卵泡就不会停止发育。

**3. Andy：我爱人30岁，胰腺结石，慢性胰腺炎，2008年做过手术切除胆囊，胰肠吻合术，2013年怀孕28周胰腺炎发作，先剖腹拿出了小孩，后用西药善宁，前后十五天出院，入院做了各种检查，CT、磁共振，请问该如何治疗？**

答：中医治疗慢性胰腺炎是强项，这样的患者关键在于饮食调节，我主张吃素食，肉、蛋、奶都在严禁之内，肉即天上、水中、地上所有的动物肉，也包括肉汤，另外坚持服用一段时间中药，通过这样治疗，大部分患者的症状都能得到缓解。

**4. 爱人：我这两天鼻梁很疼痛，用手一触摸两侧就很痛，这是怎么回事？**

答：这是鼻窦炎，属于副鼻窦之筛窦，要去五官科检查，确定诊断后再进行治疗。

**5. 小小：我从15岁左右起开始掉发，吃过中药、中成药，效果不是很理想，有没有简单有效的方法？**

答：中医讲“发为血之余”，你这是血虚引起的，建议常服归脾丸试试。

**6. 元夕：我的黏液腺囊肿是在右下唇内侧，当时吃饭不小心咬到的。手术切除后感觉那个疤痕很大，跟之前的囊肿差不多大。该怎么办？**

答：手术做了，就只能吃些中药，如软坚散结、清热泻火、止痛消肿之类的中药都有很好的作用，我不赞成反复手术，因为这样瘢痕会更大。

**7. 心醉：我家宝宝3周岁，便秘，4~5天大便一次，该吃的都吃了就是不见效，该怎么办？**

答：小孩子便秘，我建议服用大黄苏打片，3岁的孩子口服1~2片，一日三次，即可。

**8. songkai：男性，24岁，头痛（左）、头晕，没感冒也不发烧，这种情况有一个多月了，最近发现头发（左）也白了很多，这种情况是什么病？**

答：这是神经性头痛，白发与遗传有关，当然后天的劳累、营养不良均可促进白发的产生，神经性头痛可轻可重，大部分都能治愈，但需要坚持服药，只有一小部分非常顽固。

**9. 寻蜜之蜂：为什么会患肠道息肉？与肠道内微生物间有什么关系吗？**

答：胃肠道的息肉，原因是多方面的，与遗传、饮食习惯、肠内幽门螺杆菌都有关系，但确切的病因还不能肯定，对于胃肠道息肉，我建议首选手术。

**10. 行者：我母亲68岁，现右侧乳房有一核桃大小肿块，无痛感，今早去当地医院检查B超提示乳腺内下2.4×1.3偏低回声包块，考虑乳腺癌，右侧腋窝多发淋巴结肿大。医生建议先做化疗配合后期手术。该如何治疗，是否手术？**

答：你妈妈应该首先考虑乳腺癌，乳腺癌是当前西医手术、放化疗远期疗效最好的癌症之一，我建议手术，腋窝淋巴结肿大，说明前哨淋巴结已有感染，乳腺癌根治手术时会把淋巴结问题考虑进去，请你放心。

## 2014年11月26日

**1. 流浪在外：我今年28岁，前几天乙肝复查HBV-DNA结果是<500，这个结果是不是还很严重，现在一直在吃拉米夫定片，我是选用中药好还是西药好？**

答：你已经是小三阳了，病毒的复制已经微乎其微，这样的患者可以不服拉米夫定，但根据最新发表的国际乙型肝炎临床治疗指南认为拉米夫定可以继续长服一段时间，我个人的看法是现在应该服用中药，现在正是中药治疗的最佳时期，拉米呋定也有副作用，其最显著的副作用就是胃肠道的植物神经功能紊乱。

**2. Nina：本人20岁，未婚，月经一直推后，月经量不少，痛经，不知道怎么办？去医院应该检查什么？**

答：20岁的未婚女性，不要轻易去做妇科检查，尤其是内诊是绝对禁止的，我初步看你属于一般的月经不调和轻度的痛经，妇科也有轻度的炎症，建议你找中医看看，中医辨证论治治疗一段时间就会好转。

**3. 庞敏：请问打呼噜有什么办法治疗？**

答：现在打呼噜的人很多，西医叫作鼾症，现在各三甲医院都有鼾症科，他们治疗的方法是用一特殊的夹子治疗，我个人的看法这种夹子也有副作用长期使用会加重慢性咽炎，“偷鸡不成蚀一把米”。这样的患者经常有：①肥胖；②咽炎；③动脉硬化，酌情进行治疗和预防则可。

**4.华：在中医里，小肠与心相表里，非常重要，这样做直肠息肉手术，风险是否很大？能从中医辨证的角度分析一下此病吗？**

答：中医的小肠并非完全指小肠，实际上指膀胱，所谓心火移热于小肠就是指现代的膀胱炎或尿道炎，肠的吸收作用大体与中医的脾主运化相联系，西医的胃肠即中医的脾胃，小肠息肉的手术并不直接和心脏相关，当然全身的任何部分和整体是相关联的，你不要考虑小肠做了手术就和心脏相关。

## 2014年11月27日

**1. 穷梦_Kongmoon：14岁女孩，3岁地贫筛查时确诊为地中海贫血携带者，但一直没什么事。去年9月因脸色苍白去做检查，诊断为自身免疫性溶血性贫血，吃了一年激素，今年10月因肺部感染诱发溶血，血色素低至37，双眼浮肿，血压152/101mmHg。这种病您有办法吗？**

答：地中海贫血属溶血性贫血的一种，此病有两个特点：①先天遗传基因；②自免因素。这样的患者可随时发作，感染是导致本病急性发作的重要因素，应该及时进行治疗，急性期过后会有一个相对平稳的阶段，如果方便，欢迎来我的门诊，我给你治疗。

2. 欢迎：我奶奶夏天在山上放牛，晚上回家就有耳鸣、头晕目眩的症状。我爸带她去医院看过。打过针，吃过药。安宫牛黄也吃过，头晕是好了，耳朵听不到了。有什么办法治疗吗？

答：老年人头晕目眩，首先考虑高血压、动脉硬化，安宫牛黄丸是不解决问题的，当然该药中有牛黄、犀角，有清热泻火之功效，但是治疗你奶奶的这个病作用比较局限，建议找中医看看。

3. wpwbq：我今年28岁，小肚子右侧连带睾丸经常持续性疼痛。看了好多医生不怎么见效。请您帮我分析一下病情。

答：你这是睾丸炎，这样的患者经常是年轻时手淫的结果，这是个恶习导致睾丸、精索及前列腺感染，当然我一说这个现象你可能很害怕（男病科专家李银河经过调查发现，现在的年轻人90%都犯这个病），不要紧，思想上不要太重视，也不要放松，抓紧治疗，西医的抗生素就可解决这种问题，如果效果不好，你可以来我的门诊就诊。

4. 鋾鋾宝贝：我先生和婆婆今年体检都查出幽门螺杆菌阳性，两人均无明显的胃肠症状。我们家目前有2岁的孩子，请问在日常生活中饮食是否需要分开，怎么样避免交叉传染？

答：饮食不需要分开，大多数人的消化器官都存在幽门螺杆菌（HP），但是能引起病变的只占三分之一，提高机体抵抗力、改善饮食习惯，幽门螺杆菌阳性的几率就会减少。你婆婆、先生、孩子幽门螺杆菌呈阳性，不必要隔离，如有症状及时治疗，全家的饮食应该以清淡为主，当然肉、蛋、奶适当补充一点，现代的火锅，给幽门螺杆菌的滋生创造了一定条件，因此建议少吃辛辣刺激食物。

5. 小黑妞：25岁已婚女性，今天大便完了发现纸上有暗红色的血，一看大便上也有，刚又去大便了，又有血，纸上还发现有透明黄色黏稠液。现在感冒，鼻塞。早几年上学从初中到高中一直都是便秘，严重时一周都不大便，工作后挺正常的。这要不要紧啊？

答：最有可能的病是痔疮与肛裂，你大便有透明色的黏液，还不能排除慢性痢疾，总之都是小病，但是不能小看。

6. 娜里：我有鼻、咽炎，经常感冒咽喉痛、痰多、鼻塞。还失眠，一年都在看病中，我今年才30岁，如何改变我的体质？

答：前面说过多次，慢性咽炎、慢性鼻炎会招致感冒，而且是频繁感冒，通常是习惯性，不要小看，反复发作可引起一系列后遗症，如上气道咳嗽综合征、咳嗽变异性哮喘、慢性气管炎、肺气肿、肺心病、心衰，合起来就叫作（COPD），只要积极治疗慢性咽炎和慢性鼻炎，症状都会好转的，要坚持服药，疗程较长。

7. 姚雨：六个月婴儿四天没大便了，怎么办？

答：用一些局部的办法为好，婴儿服药往往对消化系统有影响，尽量减少服药。

8. 情高致远：男孩8岁，偏胖，左侧阴囊疝气，每天晚上睡到12点都哭，情绪很激动，感觉很生气的样子。总是翻来翻去闹一会就又睡着了，第二天问，自己想不起来，看医生了，说肚子里有蛔虫，吃了打虫药，还是哭闹。课堂上小动作也多。该怎么检查治疗呢？

答：如果确诊斜疝，8岁的小孩是手术的最好时机，手术后消化功能逐渐转为正常，引起的其他不舒也会改善，我建议趁早去手术。

## 2014年11月28日

1. 刘轶：我女儿一周岁，三四个月的时候左眼总是有异物在



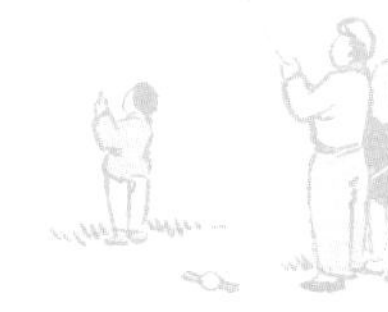

**眼睛里，而且泪眼汪汪的，一直延续到现在。右眼正常，请问这是怎么回事？**

答：这样的情况大多数是卡他性结膜炎，和过敏有关系，买些氢化可的松眼药水滴一滴试试。

**2. li荟0107：我在备孕中，想下个月要孩子，去医院检查医生说我有细菌性阴道炎，短时间要不了孩子，请问如何快速治疗？**

答：要赶紧治疗妇科炎症，治疗妇科炎症，单纯的抗生素疗效有限，中医中药采用清热解毒、调节冲任、活血化瘀等方法，是治疗妇科炎症的强项，应该找中医看看。

**3. 802：29岁，男性，平时右侧髋骨和大腿接壤处外侧经常感觉发热、发烫、麻木，掐上去不太疼，尤其是坐的时间稍微一长，就感觉越明显。右脚踏在地上的感觉和左脚不一样，似乎有一部分翘在空中。请问这是怎么回事？**

答：髋骨的发热不舒，应该检查一下是否有骶髂关节炎，大腿根部的发热，与骶髂关节炎也有关系，骶髂关节炎经常是强直关的信号，因此应该查查HLA-B27，如果是阳性，就可确诊为强直关，早期治疗是有好处的。当然大腿根部的疼痛还可以由输精管疾患和坐骨神经疾患引起，但是这个情况很少。

**4. 0402：我妈52岁，月经量特别多，之前大夫说这个年龄就停经了，在医院做了刮宫手术，现在术后一年，还是每月来月经，量特别多，怎么办？**

答：这是更年期的功能性子宫出血，再不能刮宫了，中医讲这是气不统血，实际上是雌性激素下降，提不住、统不住了，中医采用调节冲任、益气摄血、活血化瘀、固经止带，疗效非常好，西医则采用睾丸酮治疗。